高等医学院校系列教材

医学免疫学学习指南

司传平　主编

科学出版社

北京

内 容 简 介

  医学免疫学是高等医学院校学生的必修课程之一。为帮助学生更好地学习和掌握医学免疫学知识,特组织编写了这本《医学免疫学学习指南》。

  本书作为全国高等学校规划教材《医学免疫学》的配套教材,共分 23 章,每章内容包括教材精要与重点提示、测试题和参考答案三部分。教材精要与重点提示是编者根据多年教学实践对每章内容的归纳总结;测试题包括名词解释、选择题和问答题。这些试题涵盖了各种考试中经常涉及的内容,针对性强,便于学生记忆。每章后附有参考答案,供学习者自测时参考。

  本书读者对象为医学院校本、专科各专业学生,是学习、应试和考研的必备辅导书;同时也可作为参加各类医学考试的医生和免疫学教师备课及教学的参考书。

图书在版编目(CIP)数据

医学免疫学学习指南/司传平主编.—北京:科学出版社,2011.3
 高等医学院校系列教材
 ISBN 987-7-03-030422-3

 Ⅰ.①医⋯　Ⅱ.①司⋯　Ⅲ.①医药学:免疫学-高等学校-教学参考资料
Ⅳ.①R392

 中国版本图书馆 CIP 数据核字(2011)第 033254 号

责任编辑:王玉时　刘　晶 / 责任校对:张凤琴
责任印制:张　伟 / 封面设计:耕者设计工作室

科 学 出 版 社 出版
北京东黄城根北街 16 号
邮政编码:100717
http://www.sciencep.com

北京凌奇印刷有限责任公司 印刷
科学出版社发行　各地新华书店经销
*

2011 年 3 月第　一　版　　开本:787×1092 1/16
2023 年 8 月第四次印刷　印张:14 3/4
字数:350 000

定价:59.80 元
(如有印装质量问题,我社负责调换)

《医学免疫学学习指南》编委会

前　言

教育、科技、人才是全面建设社会主义现代化国家的基础性、战略性支撑。必须坚持科技是第一生产力、人才是第一资源、创新是第一动力，深入实施科教兴国战略、人才强国战略、创新驱动发展战略，开辟发展新领域新赛道，不断塑造发展新动能新优势。

免疫学是一门研究机体免疫系统的组成和功能的学科。现代免疫学与细胞生物学、分子生物学、分子遗传学及生物化学等互相渗透，发展迅猛，已成为生命科学和医学领域的前沿学科。医学免疫学是高等医学院校的主干课程和必修课程之一，其任务是通过学习医学免疫学，使学生掌握人体免疫系统的组成、结构与功能之间的关系，掌握免疫应答的规律和免疫相关疾病的发病机制、免疫学诊断、预防和治疗方法，为学习临床医学课程和从事医学研究奠定基础。

由于免疫学具有广泛交叉、发展迅速、内容更新周期短等特点，对于初学者来说，普遍感到难理解、难掌握、难记忆。为帮助学生更好地学习和掌握免疫学知识，培养综合分析问题和解决问题的能力，特组织编写了这本《医学免疫学学习指南》。本书以人民卫生出版社出版的《医学免疫学》第 5 版（金伯泉主编）为蓝本，着重强调免疫学基础理论、基本知识和基本技能，突出重点，解析难点，既可与教材配套使用，也可作为自学教材或各种考试的考前辅导用书。

本书共分 23 章，每章内容包括教材精要与重点提示、测试题和参考答案三部分。教材精要与重点提示是编者根据多年教学实践对每章内容的归纳总结，要求学生重点掌握。测试题包括名词解释、选择题和问答题，其中选择题部分包括 A 型题和 X 型题。这些试题涵盖了各种考试中经常涉及的内容，针对性强，便于学生记忆。每章后附有参考答案，供学习者自测时参考。

本书读者对象为医学院校本科各专业学生、考研学生；同时也可供医学院校专升本、专科生和参加各类医学考试的医生参考。

由于编者水平有限，编写时间仓促，书中难免有疏漏和不足之处，恳切希望读者批评指正。在编写过程中，编者参阅了部分兄弟院校编写的有关试题集和辅导资料，在此一并致谢！

司传平

2010 年 11 月

目　录

第一章　免疫学概论

【教材精要与重点提示】

第一节　医学免疫学简介

医学免疫学（medical immunology）是研究人体免疫系统的结构和功能的科学，其任务在于阐明免疫系统识别抗原后发生免疫应答及其清除抗原的规律，并探讨免疫功能异常所致病理过程和疾病的机制。通过掌握免疫学的基本理论和技术，为诊断、预防和治疗某些免疫相关疾病奠定基础。免疫学在生命科学和医学中有着重要的作用和地位，已成为当今生命科学的前沿学科和现代医学的支撑学科之一。

一、免疫系统的基本功能

2000多年前，人类就发现曾在瘟疫流行中患过某种传染病而康复的人，对这种疾病的再次感染具有抵抗力，称之为免疫（immunity）。人体有一个完善的免疫系统来执行免疫功能，免疫系统包括免疫器官、免疫细胞和免疫分子。

机体的免疫功能可以概括为免疫防御（immune defense）、免疫监视（immune surveillance）和免疫稳定（immune homeostasis）。

二、免疫应答的种类及其特点

免疫应答（immune response）是指免疫系统识别和清除抗原的整个过程。根据免疫应答识别的特点、获得形式以及效应机制，可分为固有免疫（innate immunity）和适应性免疫（adaptive immunity）两大类。

（1）固有免疫是生物在长期进化中逐渐形成的，是机体抵御病原体入侵的第一道防线。参与固有免疫的细胞包括单核-巨噬细胞、树突状细胞、粒细胞、NK 细胞和 NK T 细胞等。

（2）适应性免疫应答是由抗原刺激诱导产生的特异性免疫应答，由 T 细胞、B 细胞介导。其应答过程包括识别阶段、活化增殖阶段和效应阶段，并具有特异性、耐受性和记忆性等特点。

三、免疫性疾病

免疫系统通过免疫应答发挥免疫保护作用，但在某些情况下，如当免疫应答过高或过低，或针对自身的免疫耐受被打破，或免疫调节功能发生紊乱时，将出现异常免疫应答而导致免疫相关疾病的发生，如超敏反应、自身免疫病、免疫缺陷病等。

第二节　免疫学发展简史

一、经验免疫学时期

人类对免疫的认识首先是从与传染病作斗争中开始的。公元 16 世纪，我国已有有关种痘的医书记载，为日后牛痘苗的发现提供了宝贵的经验。

公元 18 世纪后叶，英国医生 Edward Jenner 进行了接种"牛痘"预防天花的试验，取得了成功。1798 年 Jenner 发表了关于"vaccination"的论文，开人工自动免疫之先河。经过人类将近 180 年的努力，世界卫生组织（WHO）于 1980 年庄严宣布，全球已经消灭了天花，这是一个具有划时代意义的伟大事件。

二、科学免疫学时期

病原菌的发现和疫苗的研制推动了免疫学的发展。19 世纪 70 年代，Pasteur 成功制备了炭疽杆菌减毒疫苗、减毒狂犬疫苗。随后，多种多样的疫苗相继问世。

19 世纪后叶，Metchnikoff 提出了吞噬细胞理论，开创了固有免疫，并为细胞免疫奠定了基础。1891 年，von Behring 和 Kitasato 用白喉抗毒素血清成功救治白喉患儿，开创了免疫血清疗法，即人工被动免疫，促进了体液免疫的研究。1899 年，Bordet 发现补体（complement）。20 世纪初，Landsteiner 发现抗原特异性由抗原分子表面特定的化学基因所决定，开启了抗体与半抗原关系的研究。此后，他先后发现了 ABO 和 Rh 等血型系统。1937 年，Tiselius 和 Kabat 提出了抗体就是 γ 球蛋白。1959 年，Porter 和 Edelman 阐明了免疫球蛋白分子结构。

在 20 世纪，创立了免疫学三个重要的理论，对免疫学的深入发展产生了深远的影响。

1. 侧链学说　1897 年，Ehrlich 提出了抗体产生的侧链学说（side chain theory），成为后来关于 B 细胞抗原识别受体，以及抗原刺激后 B 细胞分化为浆细胞产生大量特异性抗体这一理论的雏形。

2. 克隆选择学说　1957 年，澳大利亚免疫学家 MacFarlane Burnet 提出的克隆选择学说（clonal selection theory）是免疫学发展史中最为重要的理论。该学说认为，机体的免疫细胞由众多识别不同抗原的细胞克隆所组成，同一种克隆细胞表达相同的特异性受体，淋巴细胞识别抗原的多样性是机体接触抗原以前就预先形成的，是生物在长期进化中获得的。抗原进入机体只是从免疫细胞库中选择出能识别这种抗原的相应淋巴细胞克隆，并使其活化、增殖，扩增出许多具有相同特异性的子代细胞，产生大量特异性抗体，清除入侵的抗原。机体自身的组织抗原成分在胚胎期就被相应细胞克隆所识别，这些在胚胎期识别了自身成分的细胞克隆产生了特异性自身免疫耐受，从而赋予机体免疫系统区分"自我"和"非己"的能力。

3. 网络学说　Jerne 在 1974 年提出了抗体分子上的独特型和抗独特型相互识别而形成免疫网络，在免疫应答调节中起着重要作用。

三、现代免疫学时期

分子生物学的迅速兴起，使得对免疫应答的研究深入到基因水平和分子水平，分子免疫学应运而生，而且成为免疫学诸多分支中的核心。1978 年 Tonegawa 揭示抗体多样性的机制，1984 年 Davis 和 Saito 等成功克隆了 T 细胞受体（TCR）的基因。从 20 世纪 80 年代开始，大量细胞因子和信号转导的研究成为免疫研究的热点。

【测　试　题】

一、名词解释

1. 免疫（immunity）
2. 免疫防御（immune defense）
3. 免疫监视（immune surveillance）
4. 免疫稳定（immune homeostasis）
5. 固有免疫（innate immunity）
6. 适应性免疫（adaptive immunity）

二、选择题

A 型题

1. 免疫的确切概念是：
   A. 机体抗感染的防御功能
   B. 机体清除损伤和衰老细胞的功能
   C. 机体排除病原微生物的功能
   D. 机体识别和排除抗原性异物的功能
   E. 机体识别杀伤肿瘤细胞的功能
2. 免疫防御功能低下容易发生：
   A. 肿瘤　　　　　　　　B. 超敏反应　　　　　　　C. 持续病毒感染
   D. 反复感染　　　　　　E. 自身免疫病
3. 免疫稳定功能下降，容易发生：
   A. 反复感染　　　　　　B. 自身免疫病　　　　　　C. 超敏反应
   D. 免疫缺陷病　　　　　E. 肿瘤
4. 免疫监视功能低下，容易发生：
   A. 肿瘤　　　　　　　　B. 反复感染　　　　　　　C. 超敏反应
   D. 移植排斥反应　　　　E. 遗传病
5. 适应性免疫应答的特点不包括：
   A. 特异性　　　　　　　B. 耐受性
   C. 由 T/B 淋巴细胞介导　D. 非特异性
   E. 记忆性

6. 关于免疫应答的说法，正确的是：

A. 免疫应答对机体都是有利的

B. 免疫应答都是特异性的

C. 免疫应答对机体都是有害的

D. 免疫应答对机体既有利也有害

E. 免疫应答都是有记忆性的

7. 免疫学发展史上，最早的时期是：

A. 分子免疫学时期　　　　B. 细胞免疫学时期　　　　C. 科学免疫学时期

D. 经验免疫学时期　　　　E. 现代免疫学时期

8. 最早采用人工接种"牛痘"预防天花的是：

A. 公元 16 世纪的中国人民　B. Jenner　　　　　　　C. Jerne

D. Pasteur　　　　　　　　E. Burnet

9. 提出克隆选择学说的科学家是：

A. Bordet　　B. Pasteur　　C. Jenner　　D. Burnet　　E. Jerne

10. 最早制备炭疽杆菌减毒疫苗的科学家是：

A. Jenner　　B. Pasteur　　C. Burnet　　D. Behring　　E. Bordet

11. 最早使用白喉抗毒素治疗白喉患儿的科学家是：

A. Jenner　　　　　　　　B. Behring 和 Kitasato　　C. Porter 和 Edelman

D. Medawar　　　　　　　E. Pasteur

12. 人类 ABO 血型的发现者是：

A. Jenner　　　　　　　　B. Jerne　　　　　　　　C. Landsteiner

D. Pasteur　　　　　　　　E. Koch

13. 第一个证明抗体是 γ 球蛋白的科学家是：

A. Porter 和 Edelman　　　B. Tiselius 和 Kabat　　C. Kohler 和 Milstein

D. Behring 和 Kitasato　　　E. Behring 和 Ehrlich

14. 阐明了免疫球蛋白基因结构和抗体多样性的科学家是：

A. Pasteur　B. Tonegawa　C. Kitasato　D. Bordet　　E. Behring

15. Porter 和 Edelman 的重要贡献是：

A. 阐明了免疫球蛋白基因结构

B. 证明抗体是 γ 球蛋白

C. 发明了单克隆抗体技术

D. 证明了抗体是四肽链结构

E. 提出了抗体形成的模板学说

16. 历史上最早采用免疫学方法预防传染病的记载是：

A. 英国人接种"牛痘"预防天花

B. 中国人接种"牛痘"预防天花

C. 中国人接种"人痘"预防天花

D. 英国人接种"人痘"预防天花

E. 以上都不是

17. 动物在胚胎期接触抗原可导致：

A. 自身免疫病　　　　　B. 免疫缺陷病　　　　　C. 超敏反应

D. 免疫耐受　　　　　E. 持续感染

X 型题

1. 免疫系统的组成包括：

A. 免疫细胞　B. 免疫器官　C. 免疫组织　D. 免疫分子　E. 免疫应答

2. 机体的免疫功能包括：

A. 免疫防御　　　　　B. 免疫监视　　　　　C. 免疫耐受

D. 免疫稳定　　　　　E. 超敏反应

3. 适应性免疫应答的特点有：

A. 先天固有　B. 特异性　C. 耐受性　D. 记忆性　E. 多反应性

4. 下列参与固有免疫的细胞有：

A. 单核-巨噬细胞　　　　　B. 树突状细胞　　　　　C. NK 细胞

D. 淋巴细胞　　　　　E. NKT 细胞

5. 免疫学的发展包括以下几个时期：

A. 感性免疫学时期　　　　　B. 经验免疫学时期　　　　　C. 科学免疫学时期

D. 现代免疫学时期　　　　　E. 分子免疫学时期

6. 在科学免疫学时期，重要的免疫学发现有：

A. 减毒疫苗的发明　　　　　B. 细胞免疫学的兴起　　　　　C. 体液免疫学的兴起

D. 补体的发现　　　　　E. 抗体基因多样性的基因机制研究

7. 科学免疫学时期提出的三个免疫学重大学说包括：

A. 侧链学说　　　　　B. 免疫网络学说　　　　　C. 克隆选择学说

D. 危险信号学说　　　　　E. 模板学说

8. 现代免疫学时期的重要研究包括：

A. 抗体多样性的基因机制　B. MHC 限制性的发现

C. 新型细胞因子的研究应用　D. 信号转导的研究

E. TCR 的基因结构

9. Pasteur 研究并用来预防接种的疫苗有：

A. 牛痘　　　　　B. 炭疽杆菌减毒疫苗　　　　　C. 白喉抗毒素

D. 鸡霍乱减毒疫苗　　　　　E. 狂犬病病毒减毒疫苗

10. 克隆选择学说的观点包括：

A. 免疫细胞包括众多识别不同抗原的细胞克隆

B. 每一克隆的细胞表达同一特异性的受体

C. 细胞表面受体结合抗原后可导致细胞克隆扩增

D. 克隆扩增后的细胞合成大量特异性抗体

E. 胚胎期遇到抗原，将产生特异性耐受

三、问答题

1. 简述免疫应答的种类及其特点。

2. 试述克隆选择学说的主要内容。

3. 试列举科学免疫学时期的几个重大发现及其意义。

【参 考 答 案】

一、名词解释

1. 免疫：免疫是机体识别"自己"和"非己"的一种生理功能，其作用是排除非己抗原性异物，借以维持机体的生理平衡和稳定。

2. 免疫防御：免疫系统防止外界病原体的入侵及清除已入侵病原体和其他有害物质的功能。免疫防御功能过低或缺如，可发生免疫缺陷病；但若应答过强或持续时间过长，可发生超敏反应。

3. 免疫监视：免疫系统随时发现和清除体内出现的"非己"成分，如由基因突变而发生的肿瘤细胞，以及衰老、凋亡细胞。免疫监视功能低下，可导致肿瘤的发生和持续性病毒感染。

4. 免疫稳定：免疫系统通过自身免疫耐受和免疫调节两种主要的机制来达到免疫系统内环境的稳定。一旦免疫耐受被打破，免疫调节功能紊乱，会导致自身免疫病和过敏性疾病的发生。

5. 固有免疫：是生物在长期进化中逐渐形成的，是机体抵御病原体入侵的第一道防线。参与固有免疫的细胞包括单核-巨噬细胞、树突状细胞、粒细胞、NK 细胞和 NKT 细胞等。

6. 适应性免疫：是指体内抗原特异性 T/B 淋巴细胞接受抗原刺激后，自身活化、增殖、分化为效应细胞，产生一系列生物学效应的全过程。其具有特异性、记忆性和耐受性等特点。

二、选择题

A 型题

1. D 2. D 3. B 4. A 5. D 6. D 7. D 8. B 9. D 10. B 11. B 12. C
13. B 14. B 15. D 16. C 17. D

X 型题

1. ABCD 2. ABCDE 3. BCD 4. ABCE 5. BCD 6. ABCD 7. ABC
8. ABCDE 9. BDE 10. ABCDE

三、问答题

1. 答：免疫应答是指免疫系统识别和清除抗原的整个过程。根据免疫应答识别的特点、获得形式及效应机制，可分为固有免疫和适应性免疫两大类。

（1）固有免疫是生物在长期进化中逐渐形成的，是机体抵御病原体入侵的第一道防线，又称为天然免疫或非特异性免疫。参与固有免疫的细胞主要有单核-巨噬细胞、树突状细胞、粒细胞、NK 细胞和 NK T 细胞等。

（2）适应性免疫应答是由抗原刺激诱导产生的特异性免疫应答，由 T 细胞、B 细胞介导，又称为特异性免疫。它包括识别阶段、活化增殖阶段和效应阶段三个阶段，并具有特异性、耐受性和记忆性等特点。

2. 答：1957 年 Burnet 提出的克隆选择学说是免疫学发展史中最为重要的理论。该学说认为，机体的免疫细胞由众多识别不同抗原的细胞克隆所组成，同一种克隆细胞表达相同的特异性受体，淋巴细胞识别抗原的多样性是机体接触抗原以前就预先形成的，是生物在长期进化中获得的。抗原进入机体只是从免疫细胞库中选择出能识别这种抗原的相应的淋巴细胞克隆，并使其活化、增殖，扩增出许多具有相同特异性的子代细胞，产生大量特异性抗体，清除入侵的抗原。机体自身的组织抗原成分在胚胎期就被相应的细胞克隆所识别，这些在胚胎期识别了自身成分的细胞克隆产生了特异性免疫耐受，赋予机体免疫系统区分"自我"和"非己"的能力。

3. 答：（1）1881 年，Pasteur 制成减毒炭疽杆菌疫苗，其后又制备了减毒狂犬疫苗。

（2）19 世纪后叶，Metchnikoff 提出了吞噬细胞理论。

（3）1891 年，Behring 和 Kitasato 用白喉抗毒素血清成功救治白喉患儿，开创了人工被动免疫的先河，也兴起了体液免疫的研究。

（4）1899 年，比利时医生 Bordet 发现补体。

（5）20 世纪初，Landsteiner 发现抗原决定簇。此后，他先后发现了 ABO 和 Rh 等血型系统。

（6）1937 年，Tiselius 和 Kabat 提出了抗体就是 γ 球蛋白。1959 年，Porter 和 Edelman 阐明了免疫球蛋白分子结构。

（司传平）

第二章　免疫器官和组织

【教材精要与重点提示】

免疫系统（immune system）是机体执行免疫应答及免疫功能的重要系统，由免疫器官和组织、免疫细胞及免疫分子三部分组成。免疫器官按其发生和功能不同，可分为中枢免疫器官和外周免疫器官，二者通过血液循环及淋巴循环互相联系。

第一节　中枢免疫器官和组织

中枢免疫器官（central immune organ）是免疫细胞发生、分化、发育和成熟的场所。人或其他哺乳类动物的中枢免疫器官包括骨髓和胸腺。

一、骨　　髓

骨髓（bone marrow）是各类血细胞和免疫细胞发生及成熟的场所，是机体重要的中枢免疫器官。

（一）骨髓的结构与造血微环境

骨髓位于骨髓腔中，分为红骨髓和黄骨髓。红骨髓具有活跃的造血功能，由造血组织和血窦构成。造血组织主要由基质细胞和造血细胞组成。基质细胞包括网状细胞、成纤维细胞、血管内皮细胞、巨噬细胞等。由基质细胞及其所分泌的多种细胞因子（IL-3、IL-4、IL-6、IL-7、SCF、GM-CSF等）与细胞外基质共同构成了造血细胞赖以分化发育的环境，称为造血诱导微环境（hemopoietic inductive microenvironment，HIM）。

（二）骨髓的功能

（1）各类血细胞和免疫细胞发生的场所。

（2）B细胞分化成熟的场所。

（3）再次体液免疫应答中产生抗体的主要部位。

（三）造血干细胞与免疫细胞的生成

1. 造血干细胞的特点　早期的多能造血干细胞具有自我更新和分化两种重要的潜能，赋予机体在整个生命过程中始终保持造血的能力。

2. 造血干细胞的表面标志　人造血干细胞的主要表面标记为CD34和c-kit（CD117），不表达谱系特异性标志。

3. 造血干细胞的分化及免疫细胞的生成　多能造血干细胞最初分化为定向干细胞，包括淋巴样祖细胞和髓样祖细胞。淋巴样祖细胞继续分化为T细胞、B细胞、NK细胞和一部分树突状细胞；髓样祖细胞最终分化为红细胞、嗜酸性粒细胞、嗜碱性粒细胞、肥大细胞、巨核细胞/血小板、中性粒细胞、单核/巨噬细胞和一部分树突状细胞。

二、胸　　腺

胸腺（thymus）是 T 细胞分化、发育、成熟的场所。

（一）胸腺的结构

1. 皮质　皮质分为浅皮质区和深皮质区。皮质内 85%～90%的细胞为未成熟 T 细胞（胸腺细胞），并有胸腺上皮细胞、巨噬细胞和树突状细胞等。胸腺浅皮质区内的胸腺上皮细胞可包绕胸腺细胞，称为胸腺抚育细胞（thymic nursing cell），可产生某些促进胸腺细胞分化发育的激素和细胞因子。

2. 髓质　髓质内含有大量胸腺上皮细胞和疏散分布的较成熟的胸腺细胞、Mo/Mφ和 DC。髓质内常见胸腺小体，是胸腺结构的重要特征。

（二）胸腺微环境

胸腺基质细胞（TSC）以胸腺上皮细胞为主，还包括 Mφ、DC 及成纤维细胞等，构成了决定 T 细胞分化、增殖和选择性发育的胸腺微环境。TSC 以两种方式参与胸腺细胞的分化。

（1）分泌多种细胞因子，调节胸腺细胞的发育和细胞间相互作用。分泌的胸腺肽类分子包括胸腺素、胸腺肽、胸腺生成素等，具有促进胸腺细胞增殖、分化和发育等功能。

（2）与胸腺细胞相互接触，诱导和促进胸腺细胞的分化、发育和成熟。

细胞外基质也是胸腺微环境的重要组成部分，包括多种胶原、网状纤维蛋白、葡萄糖胺聚糖等，可促进上皮细胞与胸腺细胞接触，并促进胸腺细胞在胸腺内移行和成熟。

（三）胸腺的功能

胸腺是 T 细胞（特别 αβT 细胞）分化、发育、成熟的场所。发育成熟的初始 T 细胞进入血循环，定位于外周淋巴器官。

第二节　外周免疫器官和组织

外周免疫器官（peripheral immune organ）是成熟淋巴细胞（T 细胞、B 细胞）定居的场所，也是这些淋巴细胞针对外来抗原刺激后启动初次免疫应答的主要部位。外周免疫器官包括淋巴结、脾和黏膜相关淋巴组织等。

一、淋　巴　结

人体全身有 500～600 个淋巴结（lymph node），是结构最完备的外周免疫器官，广泛存在于全身非黏膜部位的淋巴通道上。

（一）淋巴结的结构

1. 皮质区　皮质区分为浅皮质区和深皮质区。浅皮质区是 B 细胞定居的场所，称为非胸腺依赖区。浅皮质区与髓质之间的深皮质区又称副皮质区，是 T 细胞定居的场所，称为胸腺依赖区。

副皮质区有许多高内皮微静脉（high endothelial venule，HEV），在淋巴细胞再循环中起主要作用，随血流来的淋巴细胞由此部位进入淋巴结。

2. 髓质区　髓质区由髓索和髓窦组成。髓索由致密聚集的淋巴细胞组成，髓窦内富含 Mφ，有较强的滤过作用。

（二）淋巴结的功能

1. T 细胞和 B 细胞定居的场所　T 细胞约占淋巴结内淋巴细胞总数的 75％，B 细胞约占 25％。

2. 免疫应答发生的场所　抗原在外周被 DC 捕获、处理，进入局部引流淋巴结，激活特异性淋巴细胞。

3. 参与淋巴细胞再循环　来自血液循环的淋巴细胞穿过 HEV 进入淋巴结实质，然后通过输出淋巴管汇入胸导管，最终经左锁骨下静脉返回血液循环。

4. 过滤作用　侵入机体的病原微生物、毒素或其他有害异物，通常随组织淋巴液进入局部引流淋巴结，被淋巴窦内 Mφ 吞噬、清除，从而发挥过滤作用。

二、脾

脾（spleen）是人体最大的外周免疫器官。

（一）脾的结构

1. 白髓　白髓由围绕中央动脉而分布的动脉周围淋巴鞘、淋巴小结和边缘区组成。动脉周围淋巴鞘主要由密集的 T 细胞构成，为 T 细胞区。其旁侧有淋巴小结，为 B 细胞区。边缘区内含 T 细胞、B 细胞和较多 Mφ。

2. 红髓　红髓由脾索和脾血窦组成。脾索为索条状组织，主要含 B 细胞、浆细胞、Mφ 和 DC。脾索之间为脾血窦。脾索和脾血窦中的 Mφ 能吞噬并清除衰老的血细胞、抗原抗体复合物或其他异物，并具有抗原提呈作用。

（二）脾的功能

1. T 细胞和 B 细胞定居的场所　B 细胞约占脾淋巴细胞总数的 60％，T 细胞约占 40％。

2. 免疫应答发生的场所　血液中的病原体等抗原性异物经血液循环进入脾脏，可刺激 T 细胞、B 细胞活化。

3. 合成某些生物活性物质　脾可合成并分泌某些重要生物活性物质，如某些补体成分等。

4. 过滤作用　体内约 90％的循环血液要流经脾脏，脾内的 Mφ 和树突状细胞均有较强的吞噬作用，发挥过滤作用，使血液得到净化。

三、黏膜相关淋巴组织

黏膜相关淋巴组织（mucosal-associated lymphoid tissue，MALT）主要指呼吸道、胃肠道及泌尿生殖道黏膜固有层和上皮细胞下散在的无被膜淋巴组织，以及某些带有生发中心的器官化的淋巴组织，如扁桃体、小肠的派氏集合淋巴结及阑尾等，是人体重要的防御屏障。

（一）MALT 的组成

MALT 主要包括肠相关淋巴组织、鼻相关淋巴组织和支气管相关淋巴组织等。其中，肠相关淋巴组织（GALT）包括派氏集合淋巴结、淋巴小结（淋巴滤泡）、上皮间淋巴细胞、固有层中弥散分布的淋巴细胞等，主要作用是抵御侵入肠道的病原微生物感染。鼻相关淋巴组织（NALT）包括咽扁桃体、腭扁桃体、舌扁桃体及鼻后部其他淋巴组织，其主要作用是抵御经空气传播的病原微生物的感染。支气管相关淋巴组织（BALT）主要分布于各肺叶的支气管上皮下。

（二）MALT 的功能

MALT 中的 B 细胞在黏膜局部受抗原刺激后产生分泌型 IgA，经黏膜上皮细胞分泌至黏膜表面，在黏膜局部抗感染免疫防御中发挥关键作用。MALT 在肠道、呼吸道和泌尿生殖道黏膜构成了一道抗感染免疫屏障，也是黏膜局部特异性免疫应答的主要部位。

第三节　淋巴细胞归巢与再循环

一、淋巴细胞归巢

淋巴细胞经血液循环趋向性迁移并定居于外周免疫器官或组织的特定区域，称为淋巴细胞归巢（lymphocyte homing）。其分子基础是淋巴细胞表面的归巢受体与内皮细胞表面相应黏附分子——血管地址素的相互作用。

二、淋巴细胞再循环及其生物学意义

定居在外周免疫器官（淋巴结）的淋巴细胞，可由输出淋巴管经淋巴干、胸导管或右淋巴导管进入血液循环；淋巴细胞随血液循环到达外周免疫器官后，可穿越 HEV，并重新分布于全身淋巴器官和组织。淋巴细胞在血液、淋巴液、淋巴器官或组织间反复循环的过程称为淋巴细胞再循环（lymphocyte recirculation）。淋巴细胞在机体内的迁移和流动是发挥免疫功能的重要条件。

淋巴细胞再循环的作用有：①体内淋巴细胞在外周免疫器官和组织的分布更趋合理；②淋巴组织可不断地从循环池中得到新的淋巴细胞补充，有助于增强整个机体的免疫功能；③增加了 T 细胞、B 细胞与特异性抗原接触的机会；④可将免疫信息传递给全身各处的淋巴细胞和其他免疫细胞，有利于动员各种免疫细胞和效应细胞迁移至病原体、肿瘤或其他抗原性异物所在部位，从而发挥免疫效应。

【测　试　题】

一、名词解释

1. 中枢免疫器官（central immune organ）

2. 外周免疫器官 （peripheral immune organ）

3. 造血诱导微环境 （hemopoietic inductive microenvironment，HIM）

4. 造血干细胞 （hematopoietic stem cell，HSC）

5. 淋巴样干细胞 （lymphoid stem cell）

6. 髓样干细胞 （myeloid stem cell）

7. 胸腺小体 （thymic corpuscle）

8. 黏膜相关淋巴组织 （mucosal-associated lymphoid tissue，MALT）

9. 淋巴细胞归巢 （lymphocyte homing）

10. 淋巴细胞再循环 （lymphocyte recirculation）

二、选择题

A 型题

1. 属于中枢免疫器官的是：

A. 骨髓　　　　B. 淋巴结　　　　C. 脾脏　　　　D. MALT　　　　E. 扁桃体

2. B 细胞发育成熟的场所是：

A. 骨髓　　　　B. 淋巴结　　　　C. 胸腺　　　　D. 外周血　　　　E. 外周组织

3. T 细胞分化成熟的场所是：

A. 法氏囊　　　B. 骨髓　　　　C. 淋巴结　　　　D. 胸腺　　　　E. 脾脏

4. B 细胞主要定居于淋巴结的：

A. 髓窦　　　　B. 边缘窦　　　C. 浅皮质区　　D. 副皮质区　　E. 深皮质区

5. 免疫系统的组成是：

A. 外周免疫器官、中枢免疫器官

B. 免疫细胞、免疫分子、免疫组织和器官

C. 淋巴结、脾、MALT

D. 固有免疫、适应性免疫

E. 免疫分子、免疫细胞

6. 造血诱导微环境不包括：

A. 基质细胞　　　　　　　B. 细胞外基质　　　　　　　C. 细胞因子

D. 造血细胞　　　　　　　E. 成纤维细胞

7. 髓样祖细胞可分化为多种细胞，不包括：

A. 巨噬细胞　　　　　　　B. 树突状细胞　　　　　　　C. 自然杀伤细胞

D. 中性粒细胞　　　　　　E. 嗜酸性粒细胞

8. 下列各组细胞，均由淋巴样祖细胞分化而来的是：

A. 淋巴细胞、红细胞　　　B. 嗜酸性粒细胞、嗜碱性粒细胞、中性粒细胞

C. 树突状细胞　　　　　　D. T 细胞、B 细胞、NK 细胞

E. 红细胞、血小板

9. 关于骨髓的功能，说法错误的是：

A. 是所有血细胞发生、发育的场所

B. 是血液中抗体的主要产生场所

C. 是所有血细胞发育成熟的场所

D. 是重要的中枢免疫器官

E. 也是外周免疫器官

10. 关于骨髓的说法，错误的是：

A. 骨髓是重要的造血器官，也是重要的免疫器官

B. 骨髓功能缺陷，可引起体液免疫功能严重缺陷

C. 骨髓功能缺陷，对细胞免疫功能影响不大

D. 骨髓功能缺陷，只有植入正常骨髓才能重建造血和免疫功能

E. 大剂量放射线照射，可导致骨髓功能缺陷

11. 人造血干细胞的主要来源是：

A. 胸腺　　　 B. 骨髓　　　 C. 淋巴结　　　 D. 脾　　　　 E. 外周血

12. 关于造血干细胞，下列哪项是错误的：

A. 具有强大的自我更新和分化潜能

B. 在造血组织中，所占比例甚小

C. CD34 是其特有的表面标志

D. 所有血细胞均来源于造血干细胞

E. 最初分化为定向干细胞

13. 红系祖细胞分化中，最为重要的生长因子是：

A. TPO　　　 B. EPO　　　 C. IL-7　　　 D. IL-3　　　 E. GM-CSF

14. 在 TPO 的诱导下，髓样祖细胞主要向哪个谱系分化？

A. 红系　　　 B. 巨核系　　　 C. 粒单系　　　 D. 淋巴细胞　　 E. 嗜酸性粒细胞

15. 关于胸腺，说法错误的是：

A. 是 T 细胞发育成熟的场所

B. 是发生最早的免疫器官

C. 由双侧第 Ⅲ、Ⅳ 对咽囊及相对应的腮沟发育而成

D. 出生后胸腺随年龄增长而逐渐萎缩退化

E. 胸腺功能降低或缺陷，机体容易发生感染和肿瘤

16. 胸腺皮质内的细胞不包括：

A. 胸腺细胞　　　　　　 B. 胸腺上皮细胞　　　　　　 C. 树突状细胞

D. 初始 T 细胞　　　　　 E. 巨噬细胞

17. 关于胸腺的功能，说法错误的是：

A. 是 T 细胞分化、发育和成熟的场所

B. 分泌胸腺肽参与免疫调节

C. 分泌细胞因子参与免疫调节

D. 诱导自身耐受产生的重要场所

E. 胸腺功能受损，主要影响机体的体液免疫功能

18. 关于淋巴结，说法错误的是：

A. 是主要的外周免疫器官之一

B. 存在于机体易受病原微生物侵入的部位

C. 浅皮质区是 B 细胞的定居场所

D. 副皮质区有许多毛细血管后微静脉，参与淋巴细胞再循环

E. 对血液中的异物具有强大的过滤作用

19. 关于脾脏，叙述错误的是：

A. 是人体最大的外周免疫器官

B. 脾实质可分为白髓和红髓

C. 动脉周围淋巴鞘由富集的 B 细胞组成

D. 可合成多种生物活性物质

E. 对血液中的异物具有强大的过滤作用

20. 黏膜相关淋巴组织中的 B 细胞主要分泌：

A. IgG 类抗体　　　　　　B. IgM 类抗体　　　　　　C. IgE 类抗体

D. IgA 类抗体　　　　　　E. IgD 类抗体

21. 关于 M 细胞，说法错误的是：

A. 细胞基底部质膜内陷形成凹腔

B. 可摄取肠腔内抗原性异物

C. 发挥抗原提呈作用激活 T 细胞

D. 发挥抗原转运作用

E. 无消化作用

22. 外周免疫器官生发中心主要由哪种细胞聚集？

A. T 细胞　　　B. B 细胞　　　C. NK 细胞　　　D. 巨噬细胞　　　E. 中心粒细胞

X 型题

1. 中枢免疫器官包括：

A. 骨髓　　　　　　B. 胸腺　　　　　　C. 淋巴结　　　　　　D. 脾　　　　　　E. 扁桃体

2. 骨髓造血诱导微环境包括：

A. 造血干细胞　　　　　　B. 基质细胞　　　　　　C. 细胞因子

D. 细胞外基质　　　　　　E. 定向干细胞

3. 淋巴样祖细胞可分化为：

A. T 细胞　　　　　　B. B 细胞　　　　　　C. 单核-巨噬细胞

D. 树突状细胞　　　　　　E. NK 细胞

4. 髓样祖细胞可分化为：

A. T 细胞　　　　　　B. 树突状细胞　　　　　　C. 红细胞

D. 血小板　　　　　　E. 中性粒细胞

5. 胸腺基质细胞包括：

A. 胸腺细胞　　　　　　B. 胸腺上皮细胞　　　　　　C. 巨噬细胞

D. 胸腺树突状细胞　　　　　　E. 成纤维细胞

6. 胸腺的功能包括：

A. T 细胞分化成熟的场所　　B. 免疫调节功能

C. 建立和维持自身耐受　　　D. 胸腺细胞阳性选择和阴性选择的场所

E. 特异性 T 细胞发生免疫应答的场所

7. 骨髓的功能是：

A. 各类血细胞和免疫细胞发生的场所

B. B 细胞分化成熟的场所

C. T 细胞分化成熟的场所

D. NK 细胞分化成熟的场所

E. 体液免疫应答发生的场所

8. 黏膜免疫系统包括：

A. 扁桃体　　　　　　　　B. 派氏集合淋巴结　　　　C. M 细胞

D. 阑尾　　　　　　　　　E. 上皮内淋巴细胞

9. T 细胞主要位于外周免疫器官的：

A. 脾脏动脉周围淋巴鞘　　B. 淋巴结浅皮质区淋巴滤泡

C. 淋巴结浅皮质区生发中心　D. 淋巴结副皮质区　　　　E. 脾索

10. 脾脏的功能包括：

A. 各类免疫细胞居住的场所

B. 全身血液的过滤器官

C. 产生免疫应答的场所

D. 各类免疫细胞发育分化的场所

E. 全身淋巴液的过滤器官

11. 淋巴结的功能包括：

A. 发生特异性免疫应答的场所

B. 产生初始淋巴细胞的场所

C. 参与淋巴细胞再循环

D. 淋巴液的过滤器官

E. T 细胞、B 细胞活化增殖的场所

三、问答题

1. 简述骨髓的功能。

2. 简述外周免疫器官的组成和功能。

3. 什么是淋巴细胞再循环？有何生物学意义？

【参 考 答 案】

一、名词解释

1. 中枢免疫器官：是指免疫细胞发生、分化、发育和成熟的场所。人的中枢免疫器官包括骨髓和胸腺。

2. 外周免疫器官：是成熟淋巴细胞（T 细胞、B 细胞）定居的场所，也是这些淋巴细胞针对外来抗原刺激后启动初次免疫应答的主要部位，包括淋巴结、脾和黏膜相关淋巴组织等。

3. 造血诱导微环境：指由骨髓中基质细胞及其所分泌的多种细胞因子与细胞外基质共同构成的造血细胞赖以分化发育的环境。

4. 造血干细胞：可分化为所有血细胞，主要存在于骨髓中，具有自我更新和分化两种重要的潜能，使机体在整个生命过程中始终保持造血能力。

5. 淋巴样干细胞：定向干细胞之一，由多能造血干细胞早期分化而来，可继续分化为 T 细胞、B 细胞、NK 细胞和一部分树突状细胞。

6. 髓样干细胞：定向干细胞之一，由多能造血干细胞早期分化而来，可继续分化为红细胞、嗜酸性粒细胞、嗜碱性粒细胞、肥大细胞、巨核细胞/血小板、中性粒细胞、单核/巨噬细胞和一部分树突状细胞。

7. 胸腺小体：存在于胸腺髓质，由聚集的上皮细胞呈同心圆状包绕排列而成，是胸腺结构的重要特征。胸腺小体在胸腺发生炎症或肿瘤时消失。

8. 黏膜相关淋巴组织：主要指呼吸道、胃肠道及泌尿生殖道黏膜固有层和上皮细胞下散在的无被膜淋巴组织，以及某些带有生发中心的器官化的淋巴组织，如扁桃体、小肠的派氏集合淋巴结及阑尾等。

9. 淋巴细胞归巢：指成熟淋巴细胞经血液循环趋向性迁移并定居于外周免疫器官或组织的特定区域。其分子基础是淋巴细胞表面的归巢受体与内皮细胞表面相应黏附分子——血管地址素的相互作用。

10. 淋巴细胞再循环：指淋巴细胞在血液、淋巴液、淋巴器官或组织间反复循环的过程，是淋巴细胞发挥免疫功能的重要条件。

二、选择题

A 型题

1. A 2. A 3. D 4. C 5. B 6. D 7. C 8. D 9. C 10. C 11. B 12. C 13. B 14. B 15. D 16. D 17. E 18. E 19. C 20. D 21. C 22. B

X 型题

1. AB 2. BCD 3. ABDE 4. BCDE 5. BCDE 6. ABCD 7. ABDE 8. ABCDE 9. AD 10. ABC 11. ACDE

三、问答题

1. 答：（1）各类血细胞和免疫细胞发生的场所；

（2）B 细胞分化成熟的场所；

（3）再次体液免疫应答中产生抗体的主要部位。

2. 答：外周免疫器官是成熟淋巴细胞（T 细胞、B 细胞）定居的场所，也是这些淋巴细胞针对外来抗原刺激后启动初次免疫应答的主要部位，主要包括淋巴结、脾和黏膜相关淋巴组织等。

（1）淋巴结广泛存在于全身非黏膜部位的淋巴通道上，是免疫应答发生的重要场所，对淋巴液中的异物具有强大的过滤作用。

（2）脾脏是人体重要的外周免疫器官，对血液中的异物具有强大的过滤作用；同时可合成并分泌某些重要生物活性物质参与免疫应答。

（3）黏膜相关淋巴组织是黏膜抗感染免疫的主要执行者。

3. 答：淋巴细胞在血液、淋巴液、淋巴器官或组织间反复循环的过程称为淋巴细胞再循环。

意义：（1）使体内淋巴细胞在外周免疫器官和组织的分布更趋合理。

（2）淋巴组织可不断地从循环池中得到新的淋巴细胞补充，有助于增强整个机体的免疫功能。

（3）增加了 T 细胞、B 细胞与特异性抗原接触的机会。

（4）可将免疫信息传递给全身各处的淋巴细胞和其他免疫细胞，有利于动员各种免疫细胞和效应细胞迁移至病原体、肿瘤或其他抗原性异物所在部位，从而发挥免疫效应。

（司传平）

第三章 抗 原

【教材精要与重点提示】

抗原（antigen，Ag）是指能与 T 淋巴细胞、B 淋巴细胞的 TCR 或 BCR 结合，促使其增殖、分化，产生抗体或致敏淋巴细胞，并与之结合，进而发挥免疫效应的物质。抗原一般具备两个重要特性：免疫原性（immunogenicity）和抗原性（antigenicity）。仅具备抗原性的物质，称为半抗原（hapten）。

第一节 抗原的异物性与特异性

一、异 物 性

异物性是抗原的重要性质，包含几个基本的层次。

（1）存在于不同种属之间。一般来说，抗原与机体之间的亲缘关系越远，组织结构差异越大，异物性越强，其免疫原性就越强。

（2）存在于同种异体之间，如同种异体移植物是异物，也有免疫原性。

（3）自身成分如发生改变，也可被机体视为异物；即使自身成分未发生改变，但在胚胎期未与免疫活性细胞充分接触，也具有免疫原性，成为隐蔽性抗原。

二、特 异 性

抗原的特异性是指抗原刺激机体产生免疫应答及其与应答产物发生反应所显示的专一性。决定抗原特异性的结构基础是存在于抗原分子中的抗原表位。

1. 抗原表位的概念 抗原分子中决定抗原特异性的特殊化学基团，称为抗原表位（antigen epitope），又称抗原决定基（antigenic determinant）。它是与 TCR、BCR 或抗体特异性结合的基本结构单位。

2. 抗原表位的类型 根据抗原表位的结构特点，可将其分为顺序表位和构象表位。前者是由连续性线性排列的短肽构成，又称为线性表位；后者指短肽或多糖残基在空间上形成特定的构象。可根据 T 细胞、B 细胞所识别的抗原表位的不同，将其分为 T 细胞表位和 B 细胞表位。

3. 影响抗原特异性的因素 抗原表位的性质、数目、位置和空间构象决定着抗原表位的特异性。

4. 表位-载体作用 特异性 T 细胞和 B 细胞须识别同一完整抗原上的相应表位，才能相互作用，发挥有效的免疫效应。

5. 共同抗原表位与交叉反应　不同抗原之间含有的相同或相似的抗原表位，称为共同抗原表位；抗体或致敏淋巴细胞对具有相同和相似表位的不同抗原的反应，称为交叉反应（cross-reaction）。

第二节　影响抗原诱导免疫应答的因素

一、抗原分子的理化性质

1. 化学性质　一般来说，蛋白质是良好的抗原。

2. 分子质量大小　一般来说，抗原的分子质量越大，含有抗原表位越多，结构越复杂，免疫原性越强。

3. 结构的复杂性　分子质量大小并非决定免疫原性的绝对因素，直链氨基酸的免疫原性没有芳香族氨基酸的免疫原性强。

4. 分子构象　抗原分子的空间构象很大程度上影响抗原的免疫原性。

5. 易接近性　指抗原表位能否被淋巴细胞抗原受体所接近的程度。

6. 物理状态　一般聚合状态的蛋白质较其单体有更强的免疫原性；颗粒性抗原的免疫原性强于可溶性抗原。

二、宿主方面的因素

（1）遗传因素：机体对抗原的应答是受遗传（基因）控制的。在诸多遗传因素中，MHC 是控制个体免疫应答质和量的关键因素。

（2）年龄、性别与健康状态。

三、抗原进入机体方式的影响

抗原进入机体的数量、途径、次数、两次免疫的间隔时间以及免疫佐剂的应用和佐剂类型等都明显影响机体对抗原的应答。

第三节　抗原的种类

一、根据诱生抗体时需否 Th 细胞参与分类

1. 胸腺依赖性抗原（thymus dependent antigen，TD-Ag）　此类抗原刺激 B 细胞产生抗体时依赖于 T 细胞辅助。绝大多数蛋白质抗原属 TD-Ag。

2. 胸腺非依赖性抗原（thymus independent antigen，TI-Ag）　与 TD-Ag 不同，该类抗原刺激机体产生抗体时无需 T 细胞的辅助。

二、根据抗原与机体的亲缘关系分类

1. 异嗜性抗原（heterophilic antigen）　为一类与种属无关，存在于人、动物及微生物之间的共同抗原，又名 Forssman 抗原。

2. 异种抗原（xenogenic antigen）　指来自于另一物种的抗原性物质，具有相对性。

3. 同种异型抗原（allogenic antigen）　指同一种属不同个体间所存在的抗原。常见的人类同种异型抗原有血型抗原和组织相容性抗原。

4. 自身抗原（autoantigen）　在正常情况下，机体对自身组织细胞不会产生免疫应答，即自身耐受。但是在感染、外伤、服用某些药物等影响下，使隔离抗原释放，或改变和修饰了自身组织细胞，可诱发机体免疫系统对其发生免疫应答，这些可诱导特异性免疫应答的自身成分称为自身抗原。

5. 独特型抗原（idiotypic antigen）　TCR、BCR 或 Ig 的 V 区所具有的独特的氨基酸顺序和空间构型，可诱导自体产生相应的特异性抗体，这些独特的氨基酸序列所组成的抗原表位称为独特型（idiotype，Id），Id 所诱生的抗体（抗抗体，或称 Ab2）称抗独特型抗体（AId）。

三、根据抗原是否在抗原提呈细胞内合成分类

1. 内源性抗原（endogenous antigen）　指在抗原提呈细胞内新合成的抗原，如病毒感染细胞合成的病毒蛋白、肿瘤细胞内合成的肿瘤抗原等。此类抗原在细胞内加工处理为抗原短肽，与 MHC Ⅰ 类分子结合成复合物，可被 $CD8^+$ T 细胞的 TCR 识别。

2. 外源性抗原（exogenous antigen）　指并非由抗原提呈细胞（APC）合成，而是来源于 APC 外的抗原。抗原提呈细胞可通过胞噬、胞饮和受体介导的内吞等作用摄取外源性抗原（如吞噬的细胞或细菌等），经加工为抗原短肽后，与 MHC Ⅱ 类分子结合为复合物，可被 $CD4^+$ T 细胞的 TCR 所识别。

第四节　非特异性免疫刺激剂

一、超　抗　原

某些抗原物质，只需要极低浓度（1～10ng/ml）即可激活 2%～20% T 细胞克隆，产生极强的免疫应答，这类抗原称之为超抗原（superantigen，SAg）。SAg 的一端可直接与 TCR 的 Vβ 链 CDR3 外侧区域结合，以完整蛋白的形式激活 T 细胞，另一端则与抗原提呈细胞表面的 MHC Ⅱ 类分子的抗原结合槽外部结合，因而 SAg 不涉及 Vβ 的 CDR3 及 TCRα 的识别，也不受 MHC 的限制。超抗原实际为一类多克隆激活剂。

SAg 主要有外源性超抗原和内源性超抗原两类。前者如金黄色葡萄球菌肠毒素 A～E；后者如小鼠乳腺肿瘤病毒蛋白。

二、佐　　剂

预先或与抗原同时注入体内，可增强机体对该抗原的免疫应答或改变免疫应答类型的非特异性免疫增强性物质，称为佐剂（adjuvant）。佐剂的种类很多，其中弗氏完全佐剂（CFA）和弗氏不完全佐剂（IFA）是目前动物试验中最常用的佐剂。

三、丝 裂 原

T 细胞、B 淋巴细胞表面表达多种丝裂原受体，均可对丝裂原刺激产生增殖反应。

【测 试 题】

一、名词解释

1. 抗原（antigen，Ag）
2. 抗原表位（antigen epitope）或抗原决定基（antigenic determinant）
3. 共同抗原表位与交叉反应
4. 抗原的易接近性
5. 胸腺依赖性抗原（thymus dependent antigen，TD-Ag）
6. 胸腺非依赖性抗原（thymus independent antigen，TI-Ag）
7. 异嗜性抗原（heterophilic antigen）
8. 独特型抗原（idiotypic antigen）
9. 超抗原（superantigen，SAg）
10. 佐剂（adjuvant）

二、选择题

A 型题

1. 下列物质中不具有免疫原性的是：
A. 糖蛋白　　B. 脂蛋白　　　C. 脂多糖　　　D. 苯磺酸　　E. 变性 IgM
2. 下列描述错误的是：
A. 具有免疫原性的物质同时具备抗原性
B. 完全抗原同时具有免疫原性和抗原性
C. 只具有免疫原性的物质称为半抗原
D. 只具有抗原性的物质称为半抗原
E. 半抗原若与多聚赖氨酸等载体交联可成为完全抗原
3. 对于抗原异物性的理解错误的是：
A. 异物即非己的物质
B. 小鼠的组织蛋白对人来讲是强抗原
C. 细菌的胞壁蛋白对人是强抗原
D. 输血的溶血反应主要是由于同种异型抗原引起的
E. 交感性眼炎是一种自身组织成为异物的表现
4. 下列有关抗原结合价的描述正确的是：
A. 细菌荚膜多糖是单价抗原
B. 半抗原是单价抗原
C. 单体 IgG 是单价抗原

D. 能结合一个抗体分子的抗原是单价抗原

E. 聚合鞭毛素是单价抗原

5. 下列对 T 细胞表位描述错误的是：

A. T 细胞表位是非线性表位

B. T 细胞表位是顺序表位

C. T 细胞表位需 MHC 分子提呈

D. T 细胞表位可位于抗原的任意部位

E. 半抗原-载体中载体属于 T 细胞表位

6. 下列对 B 细胞表位描述错误的是：

A. B 细胞表位可以是非线性表位

B. B 细胞表位可以是顺序表位

C. B 细胞表位需 MHC 分子提呈

D. B 细胞表位位于抗原的表面

E. 半抗原-载体中半抗原属于 B 细胞表位

7. 溶血性链球菌感染导致的风湿性心脏病的原因是：

A. 自身隐蔽抗原的释放　　　　B. 自身抗原被修饰

C. 细菌增殖破坏了心脏组织　　D. 细菌毒素导致的损伤

E. 共同抗原与交叉反应

8. 下列因素无助于抗体制备的是：

A. 多次注射抗原　　　　　　B. 皮下注射抗原　　　　　　C. 静脉注射抗原

D. 弗氏佐剂的使用　　　　　E. 选择 6～8 周龄的小鼠

9. 下列关于 TI-Ag 的描述错误的是：

A. LPS 属于 TI-1 Ag

B. 成熟或未成熟 B 细胞均可对 TI-1 Ag 产生应答

C. TI-2 Ag 表面含多个重复 B 表位

D. 婴儿的 B 细胞对 TI-1 Ag 不应答或低应答，但对 TI-2 Ag 仍能应答

E. TI-Ag 不需要 T 细胞的辅助

10. 下列关于抗原分类的描述错误的是：

A. HLA 是人体的同种异型抗原

B. 服用 α-甲基多巴胺发生自身免疫性溶血性贫血是由于自身抗原修饰引起的

C. 独特型抗原网络具有免疫调节作用

D. 病毒蛋白一般属于内源性抗原，由 MHC Ⅱ 类分子提呈

E. 颗粒性抗原诱导免疫应答的能力比可溶性抗原强

11. 同一种属不同个体间的抗原称为：

A. 异嗜性抗原　　　　　　B. 同种型抗原　　　　　　C. 同种异型抗原

D. 独特型抗原　　　　　　E. Forssman 抗原

12. TI-Ag 引起免疫应答的特点是：

A. 抗原需经过 MHC 分子的提呈

B. 可产生各种类型的抗体　　C. 可发生再次免疫应答

D. 只引起体液免疫　　E. 只引起细胞免疫

X 型题

1. 影响抗原特异性的因素有：

A. 抗原表位的性质　　　　　B. 抗原表位的数目

C. 抗原表位的构象　　　　　D. 抗原表位的位置

E. 抗原分子的分子质量

2. 影响抗原诱导免疫应答的因素有：

A. 蛋白质抗原一般是强抗原

B. 抗原的分子质量越大其抗原性越强

C. 不同个体对同一抗原的免疫应答能力是不同的

D. 静脉注射抗原容易诱导免疫耐受

E. 明矾佐剂易诱导 IgE 类抗体产生

3. 佐剂的主要机制有：

A. 改变抗原物理性状，延缓抗原降解和排除，延长抗原在体内潴留时间

B. 刺激单核-巨噬细胞系统，增强其对抗原的处理和提呈能力

C. 调节抗体的类型转换

D. 刺激淋巴细胞的增殖分化，从而增强和扩大免疫应答的能力

E. 抑制细胞免疫效应，减弱炎症损伤

4. 下列属于异嗜性抗原现象的有：

A. 利用 MG 株链球菌检测引起原发性非典型肺炎的肺炎支原体

B. 溶血性链球菌的表面成分与人肾小球基底膜及心肌组织之间的共同抗原

C. 大肠杆菌 O_{14} 型脂多糖与人结肠黏膜之间的共同抗原

D. 大肠杆菌 O86 含有人类 B 血型物质

E. 传染性单核细胞增多症患者血清能凝集绵羊红细胞，临床上常做异嗜性凝集以协助诊断

5. 超抗原的结合部位包括：

A. 与 TCR 的 Vβ 链 CDR3 内侧区域结合

B. 与 TCR 的 Vα 链 CDR3 外侧区域结合

C. 与 TCR 的 Vβ 链 CDR3 外侧区域结合

D. 与抗原提呈细胞表面的 MHC Ⅱ 类分子的抗原结合槽结合

E. 与抗原提呈细胞表面的 MHC Ⅱ 类分子的抗原结合槽外部结合

6. TD-Ag 引起免疫应答的特点是：

A. 抗原需经过 MHC 分子的提呈

B. 可产生各种类型的抗体

C. 可发生再次免疫应答

D. 可诱导体液免疫和细胞免疫

E. 免疫应答部位在胸腺

7. 下列物质中对于人体来说具有异物性的有:

A. 荚膜多糖　　　　　　B. 破伤风抗毒素

C. 释放的晶状体蛋白　　D. 肿瘤抗原

E. 自身移植皮肤

8. 下列丝裂原中具有 B 细胞丝裂原作用的有:

A. ConA　　　B. PHA　　　C. PWM　　　D. LPS　　　E. SPA

三、问答题

1. 什么是抗原的特异性? 影响抗原特异性的因素都有哪些?

2. 简述抗原诱导免疫应答的影响因素。

3. TD-Ag 与 TI-Ag 的区别有哪些?

4. 超抗原与普通抗原有哪些区别?

【参 考 答 案】

一、名词解释

1. 抗原:是指能与 T 淋巴细胞、B 淋巴细胞的 TCR 或 BCR 结合, 促使其增殖、分化, 产生抗体或致敏淋巴细胞, 并与之结合, 进而发挥免疫效应的物质。

2. 抗原表位或抗原决定基:是指抗原分子中决定抗原特异性的特殊化学基团。

3. 共同抗原表位与交叉反应:抗原分子中常带有多种抗原表位, 不同抗原之间含有的相同或相似的抗原表位, 称为共同抗原表位; 抗体或致敏淋巴细胞对具有相同和相似表位的不同抗原的反应, 称为交叉反应 (cross-reaction)。

4. 抗原的易接近性:是指抗原表位能否被淋巴细胞抗原受体所接近的程度。抗原分子中氨基酸残基所处侧链位置的不同可影响抗原与淋巴细胞抗原受体的结合, 从而影响抗原的免疫原性。

5. 胸腺依赖性抗原:指抗原刺激 B 细胞产生抗体时依赖于 T 细胞辅助的抗原。

6. 胸腺非依赖性抗原:指抗原刺激 B 细胞产生抗体时不依赖于 T 细胞辅助的抗原。

7. 异嗜性抗原:是指一类与种属无关, 存在于人、动物及微生物之间的共同抗原。异嗜性抗原最初是由 Forssman 发现, 故又名 Forssman 抗原。

8. 独特型抗原:TCR、BCR 或 Ig 的 V 区所具有的独特的氨基酸顺序和空间构型, 可诱导自体产生相应的特异性抗体, 这些独特的氨基酸序列所组成的抗原表位称为独特型抗原。

9. 超抗原:某些抗原物质, 只需要极低浓度 (1~10ng/ml) 即可激活 2%~20%T 细胞克隆产生极强的免疫应答, 这类抗原称之为超抗原。SAg 的一端可直接与 TCR 的 Vβ 链 CDR3 外侧区域结合, 以完整蛋白的形式激活 T 细胞, 另一端则与抗原提呈细胞表面的 MHCⅡ类分子的抗原结合槽 (cleft) 外部结合, 不受 MHC 的限制。

10. 佐剂:预先或与抗原同时注入体内, 可增强机体对该抗原的免疫应答或改变免疫应答类型的非特异性免疫增强性物质, 称为佐剂。

二、选择题

A 型题

1. D 2. C 3. A 4. B 5. A 6. C 7. E 8. C 9. D 10. D 11. C 12. D

X 型题

1. ABCD 2. ACDE 3. ABD 4. ABCDE 5. CE 6. ABCD 7. ABCD 8. CDE

三、问答题

1. 答：抗原的特异性是指某一特定抗原只能刺激机体产生特异性的抗体或致敏淋巴细胞，且仅能与该抗体或淋巴细胞发生特异性结合。决定抗原特异性的结构基础是存在于抗原分子中的抗原表位。

抗原分子中决定抗原特异性的特殊化学基团，称为抗原表位，它是与 TCR、BCR 或抗体特异性结合的基本结构单位。抗原表位的性质、数目、位置和空间构象决定着抗原表位的特异性。

2. 答：有多种因素影响机体对抗原免疫应答的类型及强度，但主要取决于抗原物质本身的性质及其与机体的相互作用。

（1）抗原分子的理化性质，包括化学性质、分子质量大小与结构复杂性、分子构象、易接近性和物理状态等。

（2）宿主方面的因素，包括遗传因素、年龄、性别与健康状态等。

（3）抗原进入机体方式的影响：抗原进入机体的数量、途径、次数、两次免疫的间隔时间，以及免疫佐剂的应用和类型等都明显影响机体对抗原的应答。

3. 答：

	TD-Ag	TI-Ag
组成	B 细胞和 T 细胞表位	重复 B 细胞表位
T 细胞辅助	必需	无需
免疫应答类型	体液免疫和细胞免疫	体液免疫
抗体类型	多种	IgM
免疫记忆	有	无

4. 答：

	超抗原	普通抗原
化学性质	细菌外毒素、反转录病毒蛋白等	普通蛋白质、多糖等
MHC 结合部位	非多态区	多态区肽结合槽
TCR 结合部位	Vβ	Vα、Jα 及 Vβ、Dβ、Jβ
MHC 限制性	—	+
应答特点	直接刺激 T 细胞	APC 处理后被 T 细胞识别
反应细胞	CD4$^+$ T 细胞	T 细胞、B 细胞
T 细胞反应频率	1/20～1/5	$1/10^6$～$1/10^4$

（戴 军 姜国胜）

第四章 免疫球蛋白

【教材精要与重点提示】

抗体（antibody，Ab）是 B 细胞接受抗原刺激后增殖分化为浆细胞所产生的糖蛋白，主要存在于血清等体液中，通过与相应抗原特异性的结合，发挥体液免疫功能。具有抗体活性或化学结构与抗体相似的球蛋白统一命名为免疫球蛋白（immunoglobulin，Ig）。免疫球蛋白可分为分泌型（secreted Ig，sIg）和膜型（membrane Ig，mIg）。前者主要存在于血液及组织液中，具有抗体的各种功能；后者构成 B 细胞膜上的抗原受体。

第一节 免疫球蛋白的结构

一、免疫球蛋白的基本结构

（一）重链和轻链

免疫球蛋白是由两条相同的重链和两条相同的轻链由链间二硫键连接形成的四肽链结构。

1. 重链 免疫球蛋白分为 5 类，即 IgM、IgD、IgG、IgA 和 IgE，其相应的重链分别为 μ 链、δ 链、γ 链、α 链和 ε 链。根据同一类 Ig 的铰链区氨基酸组成和重链二硫键的数目、位置不同，同一类 Ig 又可以分为不同的亚类，如 IgG1～IgG4。

2. 轻链 轻链有两种，故 Ig 分为两型，即 κ 型和 λ 型。正常人血清免疫球蛋白 κ：λ 约为 2：1。根据 λ 链恒定区个别氨基酸的差异，λ 链又分为 λ1～λ4 四个亚型。

（二）可变区和恒定区

免疫球蛋白轻链和重链中靠近 N 端氨基酸序列变化较大的区域称为可变区（variable region，V 区），分别占重链和轻链的 1/4 和 1/2；而靠近 C 端氨基酸序列相对稳定的区域，称为恒定区（constant region，C 区），分别占重链和轻链的 3/4 和 1/2。

1. 可变区 V_H 和 V_L 各有 3 个区域的氨基酸组成和排列顺序高度可变，称为高变区（hypervariable region，HVR）或互补决定区（complementarity determining region，CDR），分别用 HVR1（CDR1）、HVR2（CDR2）和 HVR3（CDR3）表示，一般 CDR3 变化程度更高。V_H 和 V_L 的 3 个 CDR 共同组成 Ig 的抗原结合部位（antigen-binding site），决定着抗体的特异性，负责识别及结合抗原，从而发挥免疫效应。V 区中 CDR 之外区域的氨基酸组成和排列顺序相对不易变化，称为骨架区（framework region，FR）。V_H 或 V_L 各有四个骨架区，分别用 FR1、FR2、FR3 和 FR4 表示。

2. 恒定区 重链和轻链的 C 区分别称为 C_H 和 C_L。IgG、IgA 和 IgD 重链 C 区有 C_H1、C_H2 和 C_H3 三个结构域，IgM 和 IgE 重链 C 区有 C_H1、C_H2、C_H3 和 C_H4 四个结构域。

（三）铰 链 区

铰链区（hinge region）位于 C_H1 与 C_H2 之间，含有丰富的脯氨酸，因此易伸展弯曲，能改变两个结合抗原的 Y 形臂之间的距离，有利于两臂同时结合两个不同的抗原表位。

二、免疫球蛋白的其他成分

（一）J 链

J 链（joining chain）是一富含半胱氨酸的多肽链，由浆细胞合成，主要功能是将单体 Ig 分子连接为二聚体或多聚体。

（二）分 泌 片

分泌片（secretory piece，SP）由黏膜上皮细胞合成和分泌，并结合于 IgA 二聚体上，使其成为分泌型 IgA（SIgA），一起被分泌到黏膜表面。分泌片具有保护分泌型 IgA 的铰链区免受蛋白水解酶降解的作用。

三、免疫球蛋白的水解片段

通过研究免疫球蛋白的水解片段可以研究 Ig 的结构和功能，分离和纯化特定的 Ig 多肽片段。

（一）木瓜蛋白酶水解片段

木瓜蛋白酶水解 IgG 的部位是在铰链区二硫键连接的两条重链的近 N 端，可将 Ig 裂解为两个完全相同的 Fab 段和一个 Fc 段。

（二）胃蛋白酶水解片段

胃蛋白酶作用于铰链区二硫键所连接的两条重链的近 C 端，水解 Ig 后可获得一个 $F(ab')_2$ 片段和一些小片段 pFc'。

第二节 免疫球蛋白的异质性

免疫球蛋白的异质性都可以归并到同种型、同种异型和独特型三种血清型中。

一、同 种 型

存在于同种抗体分子中的抗原表位即为同种型，是同一种属所有个体 Ig 分子共有的抗原特异性标志，为种属型标志，存在于 Ig 的 C 区。

二、同 种 异 型

存在于同种但不同个体中的免疫原性，称为同种异型，为个体型标志，存在于 Ig

的 C 区或 V 区。

三、独 特 型

即使是同一种属、同一个体来源的抗体分子，其免疫原性也不尽相同，称为独特型，其表位又称为独特位（idiotope）。独特型形成了免疫球蛋白的多样性，并在免疫调节中起到关键作用。

第三节　免疫球蛋白的功能

一、Ig V 区的功能

V 区识别并特异性结合抗原是 Ig 分子的主要功能，其中 CDR 在识别和结合特异性抗原中起决定性作用。

（1）免疫球蛋白的 V 区与抗原结合后，在体内可结合病原微生物及其产物，具有中和毒素、阻断病原入侵、清除病原微生物等免疫防御功能。

（2）B 细胞膜表面的 IgM 和 IgD 等 Ig 构成 B 细胞的抗原识别受体，能特异性识别抗原分子。

（3）有利于抗原或抗体的体外检测和功能的判断。

二、Ig C 区的功能

（一）激 活 补 体

IgG、IgM 与相应抗原结合后，可通过经典途径激活补体系统。

（二）结 合 Fc 段 受 体

IgG、IgA 和 IgE 抗体，可通过其 Fc 段与表面具有相应受体的细胞结合，产生不同的生物学作用。

1. 调理作用（opsonization）　指 IgG 与抗原结合后，其 Fc 段可与中性粒细胞、巨噬细胞上的 IgG FcR 结合，从而增强吞噬细胞的吞噬作用。

2. 抗体依赖的细胞介导的细胞毒作用（antibody-dependent cell mediated cytotoxicity，ADCC）　指具有杀伤活性的细胞（如 NK 细胞）通过其表面表达的 FcR 识别包被于靶抗原（如细菌或肿瘤细胞）上抗体的 Fc 段，直接杀伤靶细胞。

3. 介导 I 型超敏反应　IgE 为亲细胞抗体，可通过其 Fc 段与肥大细胞和嗜碱性粒细胞表面的高亲和力 IgE Fc 受体（FcεRI）结合，并使其致敏。若相同变应原再次进入机体与致敏靶细胞表面特异性 IgE 结合，即可促使这些细胞合成和释放生物活性物质，引起 I 型超敏反应。

（三）穿 过 胎 盘 和 黏 膜

在人类，IgG 是唯一能通过胎盘的免疫球蛋白。分泌型 IgA 是黏膜局部免疫的最主要因素。

第四节　各类免疫球蛋白的结构与功能

一、IgG

（1）IgG 于出生后 3 个月开始合成，3～5 岁接近成人水平。

（2）IgG 是血清和胞外液中含量最高的 Ig。

（3）人 IgG 有 4 个亚类，分别为 IgG1、IgG2、IgG3、IgG4。

（4）IgG 半寿期为 20～23 天，是再次免疫应答产生的主要抗体，其亲和力高，在体内分布广泛，具有重要的免疫效应，是机体抗感染的"主力军"。

（5）IgG1、IgG3、IgG4 可穿过胎盘屏障，在新生儿抗感染免疫中起重要作用。

（6）IgG1、IgG2 和 IgG3 的 C_H2 能通过经典途径活化补体，并可与巨噬细胞、NK 细胞表面 Fc 受体结合，发挥调理作用、ADCC 作用等。

（7）人 IgG1、IgG2 和 IgG4 可通过其 Fc 段与葡萄球菌蛋白 A（SPA）结合，借此可纯化抗体，并用于免疫诊断。

二、IgM

（1）IgM 占血清免疫球蛋白总量的 5%～10%。

（2）单体 IgM 以膜结合型（mIgM）表达于 B 细胞表面，构成 B 细胞抗原受体（BCR）。分泌型 IgM 为五聚体，是分子质量最大的 Ig，主要存在于血液中。

（3）五聚体 IgM 含 10 个 Fab 段，具有很强的抗原结合能力；含 5 个 Fc 段，比 IgG 更易激活补体。

（4）天然的血型抗体为 IgM，血型不符的输血可致严重溶血反应。

（5）IgM 是个体发育过程中最早合成和分泌的抗体。

（6）IgM 也是初次体液免疫应答中最早出现的抗体，可用于感染的早期诊断。

（7）膜表面 IgM 是 B 细胞抗原受体的主要成分。只表达 mIgM 是未成熟 B 细胞的标志。

三、IgA

（1）血清型 IgA 为单体，仅占血清免疫球蛋白总量的 10%～15%。

（2）分泌型 IgA（secretory IgA，SIgA）为二聚体，由 J 链连接，含由上皮细胞合成的 SP，经上皮细胞分泌至外分泌液中，参与黏膜局部免疫。

（3）婴儿可从母亲初乳中获得 SIgA，为一重要的自然被动免疫。

四、IgD

（1）正常人血清 IgD 浓度很低，仅占血清免疫球蛋白总量的 0.2%。

（2）IgD 可在个体发育的任何时间产生。

（3）IgD 的铰链区较长，易被蛋白酶水解，故其半寿期很短（仅 3 天）。

（4）膜结合型 IgD（mIgD）构成 BCR，是 B 细胞分化发育成熟的标志，未成熟 B

细胞仅表达 mIgM，成熟 B 细胞可同时表达 mIgM 和 mIgD，活化的 B 细胞或记忆 B 细胞，其表面的 mIgD 逐渐消失。

五、IgE

（1）IgE 是正常人血清中含量最少的 Ig，血清浓度极低。

（2）IgE 的重要特征为亲细胞抗体，其 C_H2 和 C_H3 结构域可与肥大细胞、嗜碱性粒细胞上的高亲和力 FcεR I 结合，当结合再次进入机体的抗原后可引起 I 型超敏反应。

（3）IgE 与机体抗寄生虫免疫有关。

第五节　人工制备抗体

一、多克隆抗体

以天然抗原刺激机体免疫系统，体内多个 B 细胞克隆被激活，产生的抗体中含有针对多种不同抗原表位的免疫球蛋白，称为多克隆抗体（polyclonal antibody，pAb）。pAb 特异性不高，易发生交叉反应，也不易大量制备，从而应用受限。

二、单克隆抗体

Köhler 和 Milstein 将可产生特异性抗体但短寿的 B 细胞与无抗原特异性但长寿的恶性骨髓瘤细胞融合，建立了可产生单克隆抗体的 B 淋巴细胞杂交瘤细胞和单克隆抗体技术。每个杂交瘤细胞由一个 B 细胞融合而成，而每个 B 细胞克隆仅识别一种抗原表位，故经筛选和克隆化的杂交瘤细胞仅能合成及分泌抗单一抗原表位的特异性抗体，是为单克隆抗体。其优点是结构均一、纯度高、特异性强、效价高、少或无血清交叉反应、制备成本低。

三、基因工程抗体

DNA 重组技术发展，使得有可能通过基因工程技术制备基因工程抗体（genetic engineering antibody），如人-鼠嵌合抗体（chimeric antibody）、人源化抗体（humanized antibody）、双特异性抗体（bispecific antibody）、小分子抗体及人抗体等。

【测　试　题】

一、名词解释

1. 抗体（antibody，Ab）

2. 免疫球蛋白（immunoglobulin，Ig）

3. 高变区（hypervariable region，HVR）或互补决定区（complementarity determining region，CDR）

4. 免疫球蛋白折叠（immunoglobulin fold）

5. 免疫球蛋白超家族 (immunoglobulin superfamily，IgSF)

6. 调理作用 (opsonization)

7. 抗体依赖的细胞介导的细胞毒作用 (antibody-dependent cell mediated cytotoxicity，ADCC)

8. 单克隆抗体 (monoclonal antibody，mAb)

二、选择题

A 型题

1. 血清中最多的抗体是：

A. IgG   B. IgM   C. IgA   D. IgD   E. IgE

2. 血清中最少的抗体是：

A. IgG   B. IgM   C. IgA   D. IgD   E. IgE

3. 感染早期就能出现的抗体是：

A. IgG   B. IgM   C. IgA   D. IgD   E. IgE

4. 未成熟 B 淋巴细胞表达的抗体是：

A. IgG   B. IgM   C. IgA   D. IgD   E. IgE

5. 介导过敏反应的抗体是：

A. IgG   B. IgM   C. IgA   D. IgD   E. IgE

6. 下列哪一项说法是错误的：

A. IgG 由两条重链和两条轻链组成

B. 一个天然 Ig 分子上两条轻链的型别总是相同的

C. IgE 无铰链区

D. IgD 的重链是 ε 链

E. IgM 重链有 V_H、C_H1、C_H2、C_H3 和 C_H4 五个结构域。

7. 下列哪一项说法是错误的：

A. 免疫球蛋白的可变区分别占重链和轻链的 1/4 和 1/2

B. 免疫球蛋白的恒定区分别占重链和轻链的 3/4 和 1/2

C. 可变区可分为三个高变区和三个骨架区

D. 高变区即抗原结合部位

E. 高变区中 CDR3 的变化最多

8. 木瓜蛋白酶能将抗体水解成：

A. Fab 和 Fc   B. F (ab')$_2$ 和 Fc   C. Fab 和 pFc'

D. Fab' 和 pFc'   E. F (ab')$_2$ 和 pFc'

9. 在病原体引起的感染中，IgG 巨噬细胞上的 IgG Fc 受体结合，增强吞噬细胞的吞噬作用，这称为：

A. ADCC 作用   B. AICD 作用   C. 调理作用

D. 黏附作用   E. 清除作用

10. 下列哪种抗体不能激活补体：

A. IgM 五聚体   B. IgM 单体   C. IgA

D. IgD   E. IgE

11. 免疫球蛋白的互补决定区位于：

A. V_H 和 C_H1 B. V_L 和 C_L1 C. V_H 和 V_L

D. C_H1 和 C_L1 E. C_H1 和 C_H2

12. 下列哪种抗体激活补体的能力最强：

A. IgM 五聚体   B. IgM 单体   C. IgG1

D. IgG2   E. IgG3

13. 下列关于 J 链的描述错误的是：

A. J 链是由浆细胞合成的

B. J 链的主要功能是将单体 Ig 分子连接为二聚体或多聚体

C. IgG、IgD 和 IgE 无 J 链

D. 5 个 IgM 单体由二硫键相互连接，并通过二硫键与 J 链连接形成五聚体

E. J 链能辅助 SIgA 的转运

14. IgM 五聚体的结合价是：

A. 2 价   B. 4 价   C. 5 价   D. 6 价   E. 10 价

15. 胃蛋白酶的作用位点在：

A. 重链间二硫键的 N 端   B. 重链间二硫键的 C 端

C. 轻重链二硫键的 N 端   D. 轻重链二硫键的 C 端

E. 轻链间二硫键的 C 端

16. Ig 同种异型的遗传标记位于：

A. V_H 和 V_L B. C_H 和 C_L C. C_H2 D. C_H3 E. C_H4

17. IgG 的补体结合位点位于：

A. V_H 和 V_L B. C_H1 和 C_L C. C_H2 D. C_H3 E. C_H4

18. 产生免疫调理的部位在：

A. V_H 和 V_L B. C_H1 和 C_L C. C_H2 D. C_H3 和 C_H4 E. 铰链区

19. 关于免疫球蛋白和抗体的描述错误的是：

A. Ab 都是 Ig

B. Ig 都是 Ab

C. Ig 和 Ab 都具有免疫球蛋白折叠结构

D. mIg 存在于 B 淋巴细胞表面

E. 一些 Ig 不具有抗体活性

20. 哪位学者建立了杂交瘤技术：

A. Köhler 和 Milstein   B. Köhler 和 Jenner

C. Pasteur 和 Milstein   D. von Behring 和 Kitasato

E. von Behring 和 Burnet

X 型题

1. 下列物质中属于免疫球蛋白的有：

A. 抗 β-actin 的抗体　　　　B. M 蛋白　　　　　　C. 抗毒素

D. 本周氏蛋白　　　　　　　E. 胰岛素

2. 具有自然被动免疫功能或能通过母婴传递的抗体有：

A. IgG　　　B. IgM　　　C. IgA　　　D. IgD　　　E. IgE

3. 分泌片（SP）的功能包括：

A. 介导 IgA 的合成

B. 介导分泌型 IgA 的黏膜转运

C. 将单体 Ig 分子连接为二聚体或多聚体

D. 保护分泌型 IgA 的铰链区免受蛋白水解酶降解的作用

E. 促进浆细胞合成 IgA

4. 免疫球蛋白的功能包括：

A. 中和毒素　　　　　　　　B. 中和病毒　　　　　　C. 通过胎盘

D. ADCC 作用　　　　　　　E. 免疫调节

5. 单克隆抗体与多克隆抗体相比，有如下优点：

A. 结构均一　　　　　　　　B. 纯度高　　　　　　　C. 特异性强

D. 效价高　　　　　　　　　E. 不会引起过敏反应

6. 能介导调理作用的细胞有：

A. 肥大细胞　　B. NK 细胞　　C. DC 细胞　　D. 巨噬细胞　　E. 中性粒细胞

7. 杂交瘤细胞融合的是：

A. 骨髓瘤细胞　B. T 淋巴细胞　C. B 淋巴细胞　D. NK 细胞　　E. 浆细胞

8. 免疫球蛋白的血清型包括：

A. 异种型　　B. 同种型　　C. 同种异型　　D. 独特型　　E. 抗独特型

三、问答题

1. 试述免疫球蛋白的基本结构。

2. 简述免疫球蛋白的功能。

3. 试简述多克隆抗体、单克隆抗体、基因工程抗体的不同特点。

【参 考 答 案】

一、名词解释

1. 抗体：B 细胞接受抗原刺激后增殖分化为浆细胞所产生的糖蛋白，主要存在于血清等体液中，通过与相应抗原特异性地结合，发挥体液免疫功能。

2. 免疫球蛋白：具有抗体活性或化学结构与抗体相似的球蛋白。

3. 高变区：V_H 和 V_L 各有三个区域的氨基酸组成和排列顺序高度可变，称为高变区。V_H 和 V_L 的三个 HVR 共同组成 Ig 的抗原结合部位，负责识别及结合抗原，从而发挥免疫效应，又称互补决定区。

4. 免疫球蛋白折叠：Ig 分子的每个结构域约由 110 个氨基酸组成，二级结构是两

个反向平行的 β 片层，其中心的两个半胱氨酸残基由一个链内二硫键垂直连接，形成一个 β 桶状结构，这种折叠方式称为免疫球蛋白折叠。

5. 免疫球蛋白超家族：具有独特的免疫球蛋白折叠结构的膜型和分泌型分子被统称为免疫球蛋白超家族。

6. 调理作用：指抗体如 IgG 与抗原结合后，其 Fc 段与中性粒细胞、巨噬细胞上的 IgG FcR 结合，从而增强吞噬细胞的吞噬作用。

7. 抗体依赖的细胞介导的细胞毒作用：指具有杀伤活性的细胞（如 NK 细胞）通过其表面表达的 FcR 识别包于靶抗原上抗体的 Fc 段，直接杀伤靶细胞。

8. 单克隆抗体：由杂交瘤技术制备的抗单一抗原表位的特异性抗体，结构均一、纯度高、特异性强、效价高、少或无血清交叉反应、制备成本低。

二、选择题

A 型题

1. A　2. E　3. B　4. B　5. E　6. D　7. C　8. A　9. C　10. D　11. C
12. A　13. E　14. C　15. B　16. B　17. C　18. D　19. B　20. A

X 型题

1. ABCD　2. AC　3. BD　4. ABCDE　5. ABCD　6. CDE　7. AC　8. BCD

三、问答题

1. 答：免疫球蛋白是由两条相同的重链和两条相同的轻链由链间二硫键连接形成的四肽链结构。免疫球蛋白可分为五类，即 IgM、IgD、IgG、IgA 和 IgE；可分为两型，即 κ 型和 λ 型。

(1) 可变区和恒定区：免疫球蛋白轻链和重链中靠近 N 端氨基酸序列变化较大的区域称为可变区，分别占重链和轻链的 1/4 和 1/2；可变区又可分成高变区和骨架区。而重链和轻链中靠近 C 端氨基酸序列相对稳定的区域，称为恒定区，分别占重链和轻链的 3/4 和 1/2。

(2) 铰链区：位于 IgG、IgA 的 C_H1 与 C_H2 之间，易伸展弯曲，有利于结合抗原表位。

2. 答：免疫球蛋白的功能与其结构密切相关，V 区和 C 区的作用构成了免疫球蛋白的生物学功能。

(1) 激活补体：IgG、IgM 与相应抗原结合后，可通过经典途径激活补体系统。

(2) 结合 Fc 段受体：IgG、IgA 和 IgE 抗体，可通过其 Fc 段与表面具有相应受体的细胞结合，发挥调理作用、ADCC、介导 I 型超敏反应等生物学活性。

(3) 穿过胎盘和黏膜：在人类，IgG 是唯一能通过胎盘的免疫球蛋白。分泌型 IgA 是黏膜局部免疫的最主要因素。

3. 答：多克隆抗体的优势是：作用全面，来源广泛，制备容易；其缺点是：特异性不高，易发生交叉反应，也不易大量制备，从而应用受限。

单克隆抗体的优点是结构均一、纯度高、特异性强、效价高、少或无血清交叉反应、制备成本低。但是制备过程复杂，周期长，而且制备的单克隆抗体多是鼠源性抗体，易引起超敏反应。

基因工程抗体可以保留天然抗体特异性，去除和减少了无关结构，减少了天然抗体的副作用，还可以赋予抗体分子新的生物学活性。另外一些单链抗体、双特异性抗体、催化抗体可延伸抗体的使用范围，更好地应用于临床。

（戴 军 姜国胜）

第五章 补体系统

【教材精要与重点提示】

第一节 补体概述

补体（complement，C）系统包括30余种组分，广泛存在于血清、组织液和细胞表面，激活后可发挥调理吞噬、溶解细胞、介导炎症、免疫调节等生物学功能。

一、补体系统的组成

（1）补体固有成分：参与三个激活途径的补体成分。

（2）补体调节蛋白：包括多种调节补体活化和生物学效应的补体成分。

（3）补体受体：存在于不同细胞膜表面、能与补体激活过程所形成的活性片段相结合、介导多种生物学效应的受体分子。

二、补体的生物合成

约90％血浆补体成分由肝脏合成，多种促炎细胞因子可刺激补体基因转录和表达，在感染、组织损伤急性期及炎症状态下，补体产生增多。

第二节 补体激活

一、经典激活途径

（1）参与的补体成分：参与补体经典激活途径（classical pathway）的成分包括C1～C9，该途径是抗体介导体液免疫应答的主要效应方式之一。

（2）激活物：主要是与抗原结合的IgG、IgM分子。

（3）活化过程。①识别阶段：C1q与两个以上Fc片段结合可发生构型改变，使与C1q结合的C1r活化，活化的C1r激活C1s的丝氨酸蛋白酶活性。②活化阶段：C1s的第一个底物是C4，C1s使C4裂解为C4a和C4b，C4b结合至紧邻抗原、抗体结合处的细胞或颗粒表面。C4b结合C2形成复合物，C2被C1s裂解为C2a和C2b；C4b与C2a形成具有酶活性的C3转化酶（$\overline{C4b2a}$），后者进一步酶解C3形成C5转化酶（$\overline{C4b2a3b}$，进入终末途径）。

二、旁路激活途径

旁路激活途径（alternative pathway）是最早出现的补体活化途径，也是抵御微生物感染的非特异性防线。

（1）激活物：实际上是为补体激活提供保护性环境和接触表面的成分，如某些细菌、内毒素、酵母多糖、葡聚糖等。

（2）活化过程：从 C3 开始，C3 与水分子形成 C3（H_2O），并与 B 因子结合。D 因子裂解 B 因子为 Ba 和 Bb，其中 Bb 片段具有丝氨酸蛋白酶活性。Bb 与 C3（H_2O）结合为 $\overline{C3（H_2O）Bb}$，即旁路途径的起始 C3 转化酶，其酶活性可以裂解 C3 生成若干 C3b。结合于自身组织细胞表面的 C3b，可被调节蛋白（H、I 等）降解、灭活；结合于激活物表面的 C3b，不能被有效灭活且与 Bb 结合，形成旁路途径的 C3 转化酶（$\overline{C3bBb}$），裂解更多 C3，新生 C3b 与 C3bBb 复合物结合为 $\overline{C3bBb3b}$，此即为旁路途径 C5 转化酶。其后的终末反应过程与经典途径完全相同。

三、MBL 激活途径

（1）激活物：MBL 激活途径（MBL pathway）的激活物是含 N 氨基半乳糖或甘露糖基的病原微生物。

（2）激活过程：MBL（甘露糖基结合凝集素）可与病原微生物表面的 N 氨基半乳糖或甘露糖基结合，继而活化 MBL 相关的丝氨酸蛋白酶（MASP）。MASP 有两类：①活化的 MASP2 以类似于 C1s 的方式裂解 C4 和 C2，生成类似经典途径的 C3 转化酶（$\overline{C4b2a}$），进而激活后续补体成分；②活化的 MASP1 直接裂解 C3 生成 C3b，形成旁路途径的 C3 转化酶（$\overline{C3bBb}$），参与并加强旁路途径的正反馈环路。因此，MBL 激活途径对补体经典激活途径和旁路激活途径活化具有交叉促进作用。

四、补体激活的共同终末过程

三条补体激活途径形成的 C5 转化酶，可裂解 C5，裂解后的 C5b 与后续其他补体成分结合，在细胞膜上组装形成 C5b6789n 复合物，即攻膜复合物（membrane attack complex，MAC）。插入细胞膜的 MAC 通过局部磷脂双层而形成"渗漏斑"，或形成穿膜的亲水性孔道，最终导致细胞崩解。

第三节　补体系统的调节

机体通过控制级联酶促反应过程中酶活性和 MAC 组装等关键步骤而发挥调节作用。

一、调控经典途径 C3 转换酶和 C5 转换酶

多种调节蛋白可阻断 C3 转化酶的形成，或使已形成的转化酶灭活，如 C1 抑制物、补体受体 1、C4 结合蛋白、衰变加速因子等。

二、调控旁路途径 C3 转化酶和 C5 转化酶

多种调节蛋白可通过不同机制调控旁路途径 C3 转化酶的形成，或使已形成的转化酶灭活，如 I 因子、H 因子、MCP 等。

三、针对攻膜复合物的调节作用

多种调节蛋白可抑制 MAC 的形成，从而保护自身正常细胞免遭补体攻击，如 CD59、C8 结合蛋白、S 蛋白等。

第四节　补体的生物学意义

一、补体的生物功能

1. 溶菌、溶解病毒和细胞的细胞毒作用　补体激活产生 MAC，形成亲水性通道，溶解红细胞、血小板和有核细胞；参与宿主抗细菌和抗病毒的防御机制。

2. 调理作用　是机体抵御全身性细菌和真菌感染的主要机制。

3. 免疫黏附　机体清除循环免疫复合物的重要机制。

4. 炎症介质作用　①C3a 和 C5a 被称为过敏毒素，介导局部炎症反应；②C5a 对中性粒细胞等有很强的趋化活性。

二、补体的病理生理学意义

1. 机体抗感染防御的主要机制　补体是固有免疫和适应性免疫间的桥梁，作为相对独立的固有免疫防御机制，其出现远早于适应性免疫。

2. 参与适应性免疫应答　补体活化产物、补体受体及补体调节蛋白可通过不同机制参与适应性免疫应答。

3. 补体系统与血液中其他级联反应系统的相互作用　补体系统与体内凝血系统、纤溶系统和激肽系统存在密切关系。

【测　试　题】

一、名词解释

1. 补体系统（complement system）

2. 膜攻击复合物（membrane attack complex，MAC）

3. 经典途径（classical pathway）

4. 旁路途径（alternative pathway）

5. MBL 途径

6. 调理作用

7. 过敏毒素

8. C1 抑制物（C1INH）

9. C4 结合蛋白（C4bp）

10. 衰变加速因子（DAF）

11. CD59

二、选择题

A 型题

1. 下列各项中关于补体的叙述不正确的是：

A. 存在于人和动物新鲜血清中 B. 具有酶活性 C. 其性质不稳定

D. 其作用是非特异性的 E. 受抗原刺激后产生的

2. 经典激活途径中的 C3 转化酶是：

A. $\overline{C4b3b}$ B. $\overline{C4b2a}$ C. $\overline{C4b2a3b}$ D. $\overline{C3bBbp}$ E. $\overline{C3bH2OBb}$

3. 可激活经典途径的复合物分子是：

A. IgG4 与抗原的复合物 B. 一个 IgG 与抗原的复合物

C. 一个 IgD 与抗原的复合物 D. IgM 与抗原的复合物

E. 一个 SIgA 与抗原的复合物

4. 血清中的 C1 作用对象是：

A. C2、C3 B. C3、C5 C. C3、C4 D. C2、C4 E. C5、C3

5. 补体活化的 MBL 途径的激活物是：

A. 抗原抗体复合物 B. 凝集的 IgA

C. 含甘露糖残基的病原微生物 D. IgG1～3

E. 以上都不是

6. 关于补体旁路途径的激活，下列哪项是错误的？

A. 激活物多为某些细菌、内毒素、葡聚糖等

B. B、D、P 因子参与作用

C. C3 转化酶是 $\overline{C3bBb3b}$

D. 可通过 C3b 的正反馈途径产生更多的 C3b

E. 在感染早期即可发挥作用

7. 在经典和旁路途径中均起作用的补体成分是：

A. C2 B. C4 C. C1q D. C1r E. C3

8. 构成膜攻击复合物（MAC）的补体成分是：

A. C6b～9 B. $\overline{C4b2b}$ C. $\overline{C3bnBb}$ D. $\overline{C3bBb}$ E. C5b～9

9. 具有免疫调理作用的补体成分是：

A. C3a B. C3b C. C2b D. C4a E. C5a

10. 补体激活旁路途径中不包括：

A. C3 裂解为 C3a 和 C3b B. C4 裂解为 C4a 和 C4b

C. C5 裂解为 C5a 和 C5b D. 膜攻击复合物的形成

E. 过敏毒素的产生

11. 不参与旁路激活途径的补体成分是:
A. D 因子、P 因子　　　　　B. C3、C5　　　　　C. C4、C2
D. C5、C6　　　　　E. B 因子

12. 经典激活途径中补体成分的顺序是:
A. C123456789　　　　　B. C124536789　　　　　C. C145236789
D. C142356789　　　　　E. C124356789

13. 补体替代激活途径激活顺序是:
A. C123456789　　　　　B. C1423456789　　　　　C. C124356789
D. C12456789　　　　　E. C356789

14. 关于补体的描述,正确的是:
A. 是一组具有酶活性的脂类物质
B. 具有溶菌作用,但无炎性介质作用
C. 参与免疫病理
D. 对热高度稳定
E. C1 在血清中含量最高

15. 不参与 C3 转化酶形成的补体组分是:
A. C4　　　　B. C3　　　　C. C2　　　　D. C5　　　　E. B 因子

16. MBL 活化途径的 C3 转化酶是:
A. $C\overline{1s}$　　　B. $C\overline{4b2a}$　　　C. $C\overline{3bB}$　　　D. $C\overline{3bBbP}$　　　E. D 因子

17. 在补体激活过程中,下列哪种成分不被裂解为 a、b 两个片段?
A. C3　　　　B. C5　　　　C. C2　　　　D. C7　　　　E. C4

18. 不能经旁路途径激活补体的物质是:
A. 细菌　　　B. 酵母多糖　　　C. 甘露聚糖　　　D. 内毒素　　　E. 葡聚糖

19. MBL 激活途径发生在:
A. 感染刚刚形成　　　　　B. 抗体产生之后　　　　　C. 脂多糖的激活
D. 感染早期的急性期反应　　　　　E. 感染恢复期

20. 既有趋化作用又可激发肥大细胞释放组胺的补体裂解产物是:
A. C2a　　　B. C3b　　　C. C5b67　　　D. C4a　　　E. C5a

21. EB 病毒入侵机体的受体是:
A. MCP　　　B. CR1　　　C. CR2　　　D. DAF　　　E. C2R

22. 血清中浓度最高的补体成分是:
A. C1　　　B. C4　　　C. C3　　　D. C5　　　E. C9

23. 关于补体的生物学作用,下列哪项是错误的?
A. 溶菌、溶解病毒和细胞毒作用
B. 促炎症作用
C. 免疫调理作用
D. 中和毒素作用
E. 免疫黏附作用

24. 下列关于补体的叙述，哪项是错误的？

A. 血清中含量最高的是 C3　　　　B. D 因子与旁路途径的活化有关

C. 过敏毒素抑制炎症反应　　　　　D. C1q 可以与免疫复合物结合

E. 红细胞上 C3b 受体可以与免疫复合物结合

25. 具有免疫黏附作用的补体成分为：

A. C3b、C4b　　　　　　　　　B. C1q、C4a　　　　　　　　　C. C3a、C5a

D. C2b、C4b　　　　　　　　　E. C4b、C5b

26. C4b 的拮抗因子是：

A. S 蛋白　　　B. C4bp　　　C. B 因子　　　D. H 因子　　　E. I 因子

27. 可抑制 MAC 形成的补体膜调节因子是：

A. S 蛋白　　　B. H 因子　　　C. DAF　　　D. MCP　　　E. CD59

28. 在抗感染过程中，补体发挥作用的依次顺序是：

A. 旁路途径—经典途径—MBL 途径

B. 经典途径—旁路途径—MBL 途径

C. MBL 途径—经典途径—旁路途径

D. 旁路途径—MBL 途径—经典途径

E. MBL 途径—旁路途径—经典途径

29. 能抑制 C1s 酶活性的调节蛋白是：

A. DAF　　　B. S 蛋白　　　C. C1INH　　　D. C8bp　　　E. C4bp

30. 参与补体的正相调节的调节因子是：

A. P 因子　　　B. S 蛋白　　　C. D 因子　　　D. C8bp　　　E. C1INH

X 型题

1. 属于补体系统固有成分的是：

A. C1～C9　　　　　　　　　B. B 因子、D 因子　　　　　　　C. H 因子、I 因子

D. DAF　　　　　　　　　　E. MASP

2. 补体系统的组成包括：

A. 补体的固有成分 C1～9

B. 参与旁路激活途径的 B 因子、D 因子、P 因子

C. 补体受体

D. 可溶性补体调节因子

E. 膜结合形式存在的补体活化调节因子

3. 与补体经典激活途径活化阶段有关的补体成分是：

A. C4、C2　　B. C3、C4　　C. C1　　D. C5、C9　　E. B 因子、P 因子

4. 可激活补体旁路途径的有：

A. 病毒感染细胞

B. 抗 A 血型抗体与 A 型红细胞结合的复合物

C. 细菌脂多糖

D. 葡聚糖

E. 酵母多糖

5. 补体旁路激活途径中，说法正确的是：

A. 补体 C5、C6、C8 不参与   B. 可产生 C3a、C5a   C. 需要 Ca^{2+}

D. 需要免疫复合物   E. 具正反馈效应

6. 下列调节蛋白中能与 C3b 或 C4b 结合的成分是：

A. C4bp   B. H 因子、I 因子   C. MCP

D. DAF   E. CD59

7. 关于补体系统描述错误的是：

A. 具有溶菌活性   B. 多数成分由肝脏合成

C. 可经血清被动转移   D. 介导 ADCC 作用

E. 补体含量随抗原刺激而升高

8. 补体旁路激活途径区别于其他途径的特点是：

A. 无需抗体参与即可激活补体   B. 与抗原和抗体的特异性一样

C. 具有放大机制   D. 形成 MAC

E. 有 B、D、P 因子的参与

9. C3 是补体系统中最重要的组分，下列描述正确的是：

A. C3 在血清中含量最高

B. C3 参与经典途径和旁路途径的激活

C. C3 为旁路激活途径的第一个成分

D. C3 是激活效应扩大的主要因子

E. C3 是分子质量最大的补体分子

10. 旁路激活途径中具有 C3 或 C5 转化酶活性的分别是：

A. $\overline{C4bBb}$ B. $\overline{C4b2b3b}$ C. $\overline{C3bBb}$

D. $\overline{C3bBb3b}$ E. $\overline{C4b2b}$

11. 具有过敏毒素作用的补体成分有：

A. C2a   B. C3b   C. C3a   D. C5a   E. C4b

12. 关于补体的三条激活途径，描述正确的是：

A. 是各组分的有序连锁反应

B. 不同的片段或片段的复合物可在细胞表面固定

C. C5b67 可在被激活的原始部位就地形成复合物

D. C3 是共同参与成分

E. 活化中的各部分或片段的复合物具有酶活性

13. 补体活性片段 C3b 的生物学作用包括：

A. 调理作用   B. 细胞毒作用   C. 溶解奈瑟菌   D. 溶解细胞   E. 免疫黏附作用

14. 免疫复合物活化补体可以导致：

A. 免疫复合物的清除   B. 过敏毒素释放

C. 中性粒细胞的杀伤   D. 调理作用

E. 趋化因子释放

15. 能与补体 C1q 亚基结合的 Ig 有

A. IgG1、IgG2   B. IgG3、IgG4   C. IgM、IgG3

D. IgA、IgE   E. IgG3、IgG2、IgG1

三、问答题

1. 试述补体三条激活途径的特点及比较。
2. 补体系统有哪些生物学活性？
3. 简述补体系统的病理生理学意义。

【参 考 答 案】

一、名词解释

1. 补体系统：包括 30 余种组分，广泛存在于血清、组织液和细胞表面，激活后所形成的活化产物具有调理吞噬、溶解细胞、介导炎症等多种生物学功能。

2. 膜攻击复合物（MAC）：经三条激活途径的共同末端通路，可在细胞膜上组装形成 C5b6789n 复合物，即攻膜复合物，损伤靶细胞膜，导致细胞崩解。

3. 经典途径：是指以抗原抗体复合物为主要激活物，顺序活化 C1q、C1r、C1s、C2、C4、C3，形成 C3 转化酶（$\overline{C4b2a}$）与 C5 转化酶（$\overline{C2b2a3b}$），通过末端通路，在细胞膜组装形成 MAC，导致细胞溶解的补体活化过程。

4. 旁路途径：由微生物或外源异物直接激活 C3，先后产生 C3 转化酶（$\overline{C3bBb}$）和 C5 转化酶（$\overline{C3bBb3b}$），通过末端通路，在细胞膜组装形成 MAC，导致细胞溶解的补体活化过程；可在感染早期发挥免疫防御作用。

5. MBL 途径：指由 MBL 直接识别多种病原微生物表面的甘露糖，继而活化 MASP，形成 C3 转化酶（$\overline{C4b2a}$）与 C5 转化酶（$\overline{C2b2a3b}$），最终通过末端通路，在细胞膜组装形成 MAC，导致细胞溶解的补体活化过程。

6. 调理作用：补体激活过程中产生的 C3b、C4b 和 iC3b 均是重要的调理素，它们可与中性粒细胞或巨噬细胞表面的相应受体如 CR1、CR3 和 CR4 结合，将病原微生物带至吞噬细胞表面，促进吞噬细胞对病原微生物的吞噬及杀伤。

7. 过敏毒素：是指补体活化过程中产生的具有炎症介质作用的活性片段 C3a 和 C5a，作为配体与肥大细胞和嗜碱性粒细胞表面的 C3aR 和 C5aR 结合，触发靶细胞脱颗粒，释放血管活性胺类物质，引起过敏性症状。

8. C1 抑制物（C1INH）：为血浆蛋白，可抑制 C1r/C1s 和 MASP 的活性，使之不能裂解 C4 和 C2，从而阻断 C4b2a 形成。

9. C4 结合蛋白（C4bp）：为血浆蛋白，可通过与 C2 竞争性结合 C4b 而阻断 $\overline{C4b2a}$ 的组装或使 $\overline{C4b2a}$ 灭活，也可促进 I 因子对 C4b 的裂解作用。

10. 衰变加速因子（DAF）：为表达于所有外周血细胞、内皮细胞和各种黏膜上皮细胞表面的一种膜蛋白，可抑制 $\overline{C4b2a}$ 形成，分解已在细胞膜表面形成的 $\overline{C4b2a}$，或促进 C3bBb 中 C3b 与 Bb 的解离。

11. CD59：即膜反应性溶解抑制物（MIRL），广泛表达于多种组织细胞，可阻止 MAC 的组装，限制 MAC 对自身或同种细胞的溶解破坏作用。

二、选择题

A 型题

1. E　2. B　3. D　4. D　5. C　6. C　7. E　8. E　9. B　10. B　11. C　12. D　13. E　14. C　15. D　16. B　17. D　18. C　19. D　20. E　21. C　22. C　23. D　24. C　25. A　26. B　27. E　28. D　29. C　30. A

X 型题

1. ABE　2. ABCDE　3. ABCD　4. CDE　5. BE　6. ABCD　7. DE　8. CE　9. ABCD　10. CD　11. CD　12. ABCDE　13. AE　14. ABCDE　15. ACE

三、问答题

1. 答：三条途径起点各异，但存在相互交叉，并具有共同的终末反应过程。在种系进化中，三条激活途径出现的先后顺序是旁路途径、MBL 途径和经典途径。

（1）经典途径：①激活物主要为免疫复合物，C1q 识别抗原抗体复合物是该途径的起始步骤；②激活过程中形成 C3 转化酶（$C\overline{4b2a}$）、C5 转化酶（$C\overline{2b2a3b}$）；③其启动有赖于特异性抗体的产生，感染后期发挥作用。

（2）旁路途径：①激活物是细菌、真菌或病毒感染细胞等，直接激活 C3；②激活过程中形成 C3 转化酶（$\overline{C3bBb}$）、C5 转化酶（$\overline{C3bBb3b}$）；③存在正反馈放大环；无需抗体即可激活补体，感染早期或初次感染即可发挥作用。

（3）MBL 途径：①激活物广泛，包括多种含 N 氨基半乳糖或甘露糖基的病原微生物；②除识别机制有别于经典途径外，后续过程基本相同；③对经典途径和旁路途径具有交叉促进作用；④无需抗体参与即可激活补体，可在感染早期或对未免疫个体发挥抗感染效应。

2. 答：（1）溶菌、溶解病毒和细胞的细胞毒作用：补体激活产生 MAC，形成亲水性通道，溶解细菌和病毒等。

（2）调理作用：主要由 C3b、C4b、iC3b 介导。

（3）免疫黏附：结合在免疫复合物上的 C3b 通过与红细胞上的 CR1 和 CR3 结合，被红细胞带至肝脏而被清除。

（4）炎症介质作用：C3a 和 C5a 为过敏毒素，介导局部炎症反应；C5a 对中性粒细胞等有很强的趋化活性。

3. 答：（1）机体抗感染防御的主要机制：在抗感染防御机制中，补体是固有免疫和适应性免疫间的桥梁，补体作为相对独立的固有免疫防御机制，其出现远早于适应性免疫。

（2）参与适应性免疫应答：补体活化产物、补体受体及补体调节蛋白可通过不同机制参与适应性免疫应答。

（3）补体系统与血液中其他级联反应系统的相互作用：补体系统与体内凝血系统、纤溶系统和激肽系统存在密切关系。

（高慧婕　姜国胜）

第六章 细胞因子

【教材精要与重点提示】

细胞因子是由免疫原、丝裂原或其他因子刺激细胞所产生的低分子质量可溶性蛋白质，为生物信息分子，具有调节固有免疫和适应性免疫应答、促进造血，以及刺激细胞活化、增殖和分化等功能。

第一节　细胞因子的共同特点

细胞因子种类很多，具有一些共同特点。

（1）多为小分子多肽，在较低浓度下即有生物学活性。

（2）通过结合细胞表面高亲和力受体发挥生物学效应。

（3）以自分泌、旁分泌或内分泌的形式发挥作用。

（4）具有多效性、重叠性、拮抗性或协同性。

众多细胞因子在体内相互作用或相互制约，形成十分复杂的细胞因子调节网络。

第二节　细胞因子的分类

根据结构和功能，细胞因子分为如下 6 类。

（1）白细胞介素：介导白细胞间相互作用的一些细胞因子命名为白细胞介素（interleukin，IL），如 IL-1、IL-2、IL-3 等，参与多种细胞的相互作用。

（2）干扰素家族：干扰素（interferon，IFN）因其可抵抗病毒的感染、干扰病毒的复制而命名，可分为 IFN-α、IFN-β、IFN-γ 三种，分别由白细胞、纤维母细胞和活化 T 细胞产生。

（3）肿瘤坏死因子超家族：肿瘤坏死因子（tumor necrosis factor，TNF）是一类能直接造成肿瘤细胞死亡的细胞因子，可分为 TNF-α 和淋巴毒素（LT）两种，在调节适应性免疫、杀伤靶细胞和诱导细胞凋亡等过程中发挥重要作用。

（4）集落刺激因子：是指能够刺激多能造血干细胞和不同发育分化阶段的造血祖细胞增殖、分化的细胞因子，包括粒细胞 CSF（G-CSF）、巨噬细胞 CSF（M-CSF）等。SCF、EPO、TPO 等也是集落刺激因子。

（5）趋化因子家族：具有对中性粒细胞、单核细胞、淋巴细胞等细胞的趋化和激活活性，根据结构和功能特征分为 4 种亚家族：CC 亚家族、CXC 亚家族、C 亚家族、CX3C 亚家族等。

（6）其他细胞因子：转化生长因子-β（TGF-β）、血管内皮细胞生长因子（VEGF）、表皮生长因子（EGF）和成纤维细胞生长因子（FGF）等。

第三节　细胞因子的生物学活性

一、调节固有免疫应答

细胞因子对参与固有免疫应答的细胞发挥多种重要的调节作用，如趋化因子调节 DC 的迁移和归巢；IL-2、IFN-γ、M-CSF、GM-CSF 等都是巨噬细胞的活化因子；IL-2 明显促进 NK 细胞对肿瘤细胞和病毒感染细胞的杀伤作用；等等。

二、调节适应性免疫应答

细胞因子调控 B 细胞和 αβT 细胞的发育、分化及效应功能的发挥，如 IL-4、IL-5、IL-6 等可促进 B 细胞的活化、增殖和分化；IL-1、IL-7、IL-18 等活化 T 细胞并促进其增殖等。

三、刺　激　造　血

骨髓和胸腺微环境中产生的细胞因子尤其是集落刺激因子对调控造血细胞的增殖和分化起着关键作用。

四、促进凋亡，直接杀伤靶细胞

如 TNF-α 和 LT-α 可直接杀伤肿瘤细胞或病毒感染的细胞。

五、促进创伤的修复

多种细胞因子在组织损伤的修复中扮演重要角色，如转化生长因子-β（TGF-β）可通过刺激成纤维细胞和成骨细胞促进损伤组织的修复。

第四节　细胞因子受体

细胞因子通过结合特异的细胞因子受体而发挥生物学效应。细胞因子受体与其他膜表面受体一样，均由三个功能区组成，即膜外区（细胞因子结合区）、跨膜区（疏水性氨基酸富有区）和膜内区（信号转导区）。

一、细胞因子受体的分类

1. 免疫球蛋白超家族（Ig superfamily，IgSF）受体　结构上与免疫球蛋白的 V 区和 C 区相似，具有数个 IgSF 结构域，如 IL-1、IL-18 受体等。

2. Ⅰ类细胞因子受体家族　如大多数白细胞介素和集落刺激因子受体。

3. Ⅱ类细胞因子受体家族　如干扰素受体，胞外区由 Fn3 结构域组成。

4. 肿瘤坏死因子受体超家族　如 TNF 受体。

5. 趋化因子家族受体　为 7 次跨膜的 G-蛋白偶联受体。

二、可溶型细胞因子受体和细胞因子受体拮抗剂

绝大多数细胞因子受体在体液中存在可溶型形式，可溶型细胞因子受体仍可结合细胞因子，与相应膜型受体竞争结合配体而起到抑制细胞因子的作用。一些细胞因子受体存在天然的拮抗剂，如 IL-1 受体拮抗剂（IL-1Rα）可竞争性结合 IL-1 受体，从而抑制 IL-1 的生物学活性。

第五节　细胞因子与临床

一、细胞因子与疾病的发生

细胞因子同其他免疫分子一样，既可发挥免疫调节作用，在一定条件下也可参与多种疾病的发生，如多种趋化因子可促进类风湿性关节炎的发展。

二、细胞因子及相关生物制品

重组细胞因子已获得广泛的临床应用，如重组 EPO、重组干扰素等。

【测　试　题】

一、名词解释

1. 细胞因子（cytokine，CK）
2. 细胞因子的自分泌效应（autocrine action）
3. 细胞因子的旁分泌效应（paracrine action）
4. 趋化性细胞因子（chemokine）
5. 集落刺激因子（CSF）
6. 白细胞介素（IL）
7. 干扰素（IFN）
8. 肿瘤坏死因子（TNF）
9. 可溶型细胞因子受体

二、选择题

A 型题

1. 下列哪项不是细胞因子的功能特性？

A. 多效性　　　B. 重叠性　　　C. 拮抗性　　　D. 特异性　　　E. 协同性

2. 刺激骨髓红细胞前体使之分化为成熟红细胞的细胞因子是：

A. TPO　　　B. G-CSF　　　C. M-CSF　　　D. EPO　　　E. GM-CSF

3. 下列哪项不是细胞因子的特点？

A. 均为高分子质量的多肽或糖蛋白

B. 大多是细胞受抗原或丝裂原等刺激活化后产生

C. 具有高效性、多效性

D. 通过与靶细胞表面相应受体结合后发挥其生物学效应

E. 生物效应具有重叠性

4. 刺激 B 细胞产生 IgA 的细胞因子是：

A. GM-CSF　　B. IL-4　　　　C. INF-γ　　　D. IL-5　　　　E. TNF

5. 具有趋化功能的细胞因子英文是：

A. interleukine　　　　　　B. thrombopoietin　　　　　　C. erythropoietin

D. lymphotoxin　　　　　　E. chemokine

6. 下列哪个不属于细胞因子？

A. 白细胞介素　　B. 干扰素　　　C. 淋巴毒素　　D. 过敏毒素　　E. 趋化因子

7. 能够直接杀伤病毒感染性的靶细胞的细胞因子是：

A. IL-1　　　　B. IL-2　　　　C. TNF-α　　　D. IFN-α　　　E. IL-7

8. 具有刺激细胞生长作用的细胞因子是：

A. IL-4　　　　B. TNF　　　　C. IL-2　　　　D. IFN　　　　E. TGF

9. 对 Th2 细胞分化有抑制作用的细胞因子是：

A. IL-2　　　　B. IL-4　　　　C. IFN-γ　　　D. TNF　　　　E. IL-5

10. 促进 Th0 向 Th2 亚群分化的细胞因子是：

A. IL-4　　　　B. TNF　　　　C. IL-2　　　　D. IL-12　　　E. IFN-γ

11. 能够直接杀伤病毒感染靶细胞的细胞因子是：

A. IL-1　　　　B. IL-8　　　　C. LT-α　　　D. GM-CSF　　E. IFN

12. 能够促进创伤修复的细胞因子是：

A. EPO　　　　B. TGF　　　　C. TNF　　　D. GM-CSF　　E. IFN

13. 在抗原提呈中，能够上调 MHC I 类和 MHC II 类分子表达的细胞因子是：

A. IL-8　　　　B. TNF　　　　C. TGF　　　D. GM-CSF　　E. IFN-γ

14. 能够产生 IFN-γ 的主要细胞是：

A. 成纤维细胞　　　　　　B. 活化 B 细胞　　　　　　C. 树突样细胞

D. 活化 T 细胞　　　　　　E. 巨噬细胞

15. 集落刺激因子不包括：

A. G-CSF　　　B. EPO　　　　C. SCF　　　　D. MCP　　　　E. TPO

16. IL-8 属于趋化因子的哪一亚家族？

A. CC 亚家族　　　　　　B. C 亚家族　　　　　　C. CXC 亚家族

D. CX3C 亚家族　　　　　E. 其他

17. 下列哪个是细胞因子受体的天然拮抗剂？

A. IL-2R　　　B. IL-4R　　　C. IL-1Rα　　　D. IL-8R　　　E. IL-5R

18. 可明显增强 NK 细胞对肿瘤细胞的杀伤作用的细胞因子是：

A. IL-4、IL-5　　　　　　　　　B. IL-5、IL-7

C. IL-2、IL-12　　　　　　　　D. IL-5、IL-8

E. IL-1、IL-3

19. 天然免疫过程中重要的负调节性细胞因子是：

A. IL-1　　　B. IL-6　　　　C. IL-10　　　　D. IL-12　　　　E. IL-18

20. 干扰素受体属于：

A. 免疫球蛋白基因超家族　　　B. 趋化细胞因子受体

C. Ⅰ型细胞因子受体家族　　　D. Ⅱ型细胞因子受体家族

E. 肿瘤坏死因子受体超家族

X 型题

1. 关于细胞因子描述错误的是：

A. 可以自分泌或旁分泌方式在局部发挥效应

B. 作用于靶细胞具 MHC 限制性

C. 一种 CK 可由不同细胞产生

D. 一种细胞可产生多种 CK

E. 具有抗原特异性

2. 细胞因子所具有的共同特点是：

A. 多为高分子多肽，在较高浓度下才具有生物学活性

B. 通过结合细胞表面高亲和力受体发挥生物学效应

C. 以自分泌、旁分泌或内分泌的形式发挥作用

D. 具有多效性、重叠性、拮抗性或协同性

E. 互相作用时具有特异性

3. 哪些细胞因子可促进组织的损伤修复：

A. FGF　　　　B. EPO　　　　C. TGF　　　　D. VEGF　　　　E. TPO

4. 已经被 FDA 批准并且商品化的细胞因子有：

A. IFN　　　　B. EPO　　　　C. TNF　　　　D. G-CSF　　　　E. IL-10

5. Ⅰ型细胞因子受体家族包括：

A. IL-2R　　　B. IL-5R　　　C. IL-8R　　　D. IL-4R　　　E. GM-CSFR

6. 巨噬细胞的活化因子包括：

A. IFN-γ　　　B. IL-2　　　C. M-CSF　　　D. IL-10　　　E. IL-13

7. 属于分泌型或可溶型分子的是：

A. C3、SIgA　　　　　　　　　B. TNF、IFN　　　　　　　C. mIgM、mIgD

D. IL-2、IL-10　　　　　　　E. MCP、DAF

8. IL-10 具备的生物学作用是：

A. 抑制前炎症细胞因子的产生

B. 抑制抗原特异性 T 细胞的激活

C. 促进 B 细胞增殖和抗体产生，上调体液免疫应答水平

D. 抑制巨噬细胞功能，减少抗原提呈和细胞因子的产生

E. 促进巨噬细胞功能，提高其抗原提呈能力

9. IFN-γ 具备的生物学作用是：

A. 促进 APC 细胞表达 MHC Ⅱ类分子

B. 增强 Tc 的杀伤作用

C. 增强 NK 细胞的杀伤活性

D. 增强巨噬细胞吞噬杀伤功能

E. 促进 Th1 细胞的分化

10. 可促进 Th0 向 Th1 分化的细胞因子有：

A. IL-2　　　B. IL-12　　　C. IL-4　　　D. IL-5　　　E. IFN-γ

11. 下列哪些属于细胞因子受体？

A. Ⅰ类细胞因子受体家族　　　B. Ⅱ类细胞因子受体家族

C. 趋化因子受体家族　　　D. 肿瘤坏死因子受体超家族

E. 免疫球蛋白受体超家族

12. 细胞因子参与的免疫作用有：

A. 直接造成肿瘤细胞凋亡

B. 调控 T 细胞和 B 细胞的发育

C. 与神经内分泌激素一样发挥作用

D. 能够刺激造血

E. 具有抗病毒作用

13. 细胞因子受体中属于免疫球蛋白超家族的有：

A. IL-1　　　B. TNF　　　C. M-CSF　　　D. IL-18　　　E. IFN-β

14. 可刺激造血的细胞因子是：

A. IL-3　　　B. IFN　　　C. EPO　　　D. GM-CSF　　　E. SCF

15. 细胞因子表达过高可见于：

A. 强直性脊柱炎　　　B. AIDS

C. 类风湿性关节炎　　　D. 银屑病

E. 急性呼吸窘迫综合征

三、问答题

1. 简述细胞因子的共同特点。

2. 简述细胞因子的分类。

3. 简述细胞因子的生物学功能。

4. 试举 5 例经美国食品和药品管理局（FDA）批准重组的细胞因子制剂及其相关的临床应用。

【参考答案】

一、名词解释

1. 细胞因子：细胞因子是由免疫原、丝裂原或其他因子刺激细胞所产生的低分子

质量可溶性蛋白质，为生物信息分子，具有调节固有免疫和适应性免疫应答、促进造血，以及刺激细胞活化、增殖和分化等功能。

2. 细胞因子的自分泌效应：某些细胞因子作用的靶细胞也是其产生细胞，这种作用方式称为自分泌效应。

3. 细胞因子的旁分泌效应：活化细胞产生的细胞因子对邻近靶细胞表现的生物学作用称为旁分泌效应。

4. 趋化性细胞因子：具有对中性粒细胞、单核细胞、淋巴细胞等细胞的趋化和激活活性，根据结构和功能特征，分为4种亚家族：CC亚家族、CXC亚家族、C亚家族、CX3C亚家族等。

5. 集落刺激因子（CSF）：是指能够刺激多能造血干细胞和不同发育分化阶段的造血祖细胞增殖、分化的细胞因子，包括G-CSF、GM-CSF等。

6. 白细胞介素（IL）：指介导白细胞及其他多种细胞间相互作用的一些细胞因子，如IL-1、IL-2、IL-3。

7. 干扰素（IFN）：因可抵抗病毒的感染、干扰病毒的复制而命名，包括IFN-α、IFN-β、IFN-γ，分别由白细胞、纤维母细胞和活化T细胞产生。

8. 肿瘤坏死因子（TNF）：是一类能直接造成肿瘤细胞死亡的细胞因子，分为TNF-α和淋巴毒素（LT）两种，在调节适应性免疫、杀伤靶细胞和诱导细胞凋亡等过程中发挥重要作用。

9. 可溶型细胞因子受体：绝大多数细胞因子受体在体液中存在可溶型形式，因可结合细胞因子，与相应膜型受体竞争结合配体而起到抑制细胞因子的作用。

二、选择题

A型题

1. D　2. D　3. A　4. D　5. E　6. D　7. C　8. E　9. C　10. A　11. C
12. B　13. E　14. D　15. D　16. C　17. C　18. C　19. C　20. D

X型题

1. BE　2. BCD　3. ACD　4. ABCD　5. ABDE　6. ABC　7. ABD　8. ABCD
9. ABCDE　10. ABE　11. ABCDE　12. ABDE　13. ACD　14. ACDE
15. ACDE

三、问答题

1. 答：细胞因子的种类很多，但有一些共同特点。

（1）多为小分子多肽，生物学效应强，极微量（pmol/L）的细胞因子就可产生生物学效应，主要在局部发挥短暂作用。

（2）通过结合细胞表面高亲和力受体发挥生物学效应。

（3）以自分泌、旁分泌或内分泌的形式发挥作用。

（4）具有多效性、重叠性、拮抗性或协同性。

众多细胞因子在体内相互作用或相互制约，形成十分复杂的细胞因子调节网络。

2. 答：根据细胞因子结构和功能，细胞因子可分为多种类型。

（1）白细胞介素：介导白细胞间相互作用的一些细胞因子命名为白细胞介素，如 IL-1、IL-2、IL-3 等。

（2）干扰素家族：最先发现的细胞因子，可抵抗病毒的感染、干扰病毒的复制，因而命名为干扰素，分为 IFN-α、IFN-β、IFN-γ。

（3）肿瘤坏死因子超家族：是一类能直接造成肿瘤细胞死亡的细胞因子，包括 TNF-α 和淋巴毒素（LT）。

（4）集落刺激因子：是指能够刺激多能造血干细胞和不同发育分化阶段的造血祖细胞增殖、分化的细胞因子，包括 G-CSF、GM-CSF 等。

（5）趋化因子家族：具有对中性粒细胞、单核细胞、淋巴细胞等细胞的趋化和激活活性，包括 CC、CXC、C、CX3C 等 4 个亚家族。

（6）其他细胞因子：有 TGF-β、VEGF、EGF、FGF 等。

3. 答：（1）调节固有免疫应答　细胞因子对参与固有免疫应答的细胞发挥多种重要的调节作用，如趋化因子调节 DC 的迁移和归巢；IL-2、IFN-γ、M-CSF、GM-CSF 等都是巨噬细胞的活化因子；等等。

（2）调节适应性免疫应答　细胞因子调控 B 细胞和 αβT 细胞的发育、分化及效应功能的发挥，如 IL-4、IL-5、IL-6 等可促进 B 细胞的活化、增殖和分化；IL-1、IL-7、IL-18 等活化 T 细胞并促进其增殖等。

（3）刺激造血　骨髓和胸腺微环境中产生的细胞因子尤其是集落刺激因子对调控造血细胞的增殖和分化起着关键作用。

（4）促进凋亡，直接杀伤靶细胞　如 TNF-α 和 LT-α 可直接杀伤肿瘤细胞或病毒感染的细胞。

（5）促进创伤修复　多种细胞因子在组织损伤的修复中扮演重要角色，如转化生长因子-β（TGF-β）可通过刺激成纤维细胞和成骨细胞促进损伤组织的修复。

4. 答：（1）1986 年，重组干扰素，用于治疗人毛细胞白血病、T 淋巴瘤、尖锐湿疣和乙型肝炎等疾病。

（2）1989 年，重组促红细胞生成素（EPO），用于治疗慢性肾衰竭所引起的重度贫血，以治疗抗艾滋病药物引起的严重贫血。

（3）1990 年，重组干扰素成为治疗慢性肉芽肿疾病的药物。

（4）1993 年，重组干扰素被批准治疗多发性硬化。

（5）1998 年，重组 IL-1 受体拮抗蛋白被批准治疗类风湿性关节炎。

（高慧婕）

第七章 白细胞分化抗原和黏附分子

【教材精要与重点提示】

白细胞分化抗原和黏附分子是重要的免疫细胞表面的功能分子。

第一节 人白细胞分化抗原

一、人白细胞分化抗原的概念

（一）白细胞分化抗原的概念

白细胞分化抗原（leukocyte differentiation antigen）主要是指造血干细胞在分化成熟为不同谱系、各个谱系分化的不同阶段，以及成熟细胞活化的过程中，出现或消失的细胞表面分子。白细胞分化抗原大多是跨膜蛋白，可分为不同的家族或超家族：免疫球蛋白超家族、细胞因子受体超家族、C 型凝集素超家族、整合素家族、肿瘤坏死因子超家族和肿瘤坏死因子受体超家族等。

（二）CD 的概念

应用以单克隆抗体鉴定为主的方法，将来自不同实验室的单克隆抗体所识别的同一种分化抗原归为同一个分化群，简称 CD（cluster of differentiation）。在许多情况下，抗体及其识别的相应抗原都用同一个 CD 编号，人的 CD 编号已从 CD1 命名至 CD350。

二、人白细胞分化抗原的分类

人白细胞分化抗原按其功能，主要可分为受体、共刺激（或抑制）分子及黏附分子等。

第二节 黏 附 分 子

细胞黏附分子（cell adhesion molecules，CAM）是众多介导细胞间或细胞外基质间互相接触和结合分子的统称。黏附分子以受体-配体结合的形式发挥作用，使细胞与细胞间或细胞与基质间发生黏附，参与细胞的识别、细胞的活化和信号转导、细胞的增殖与分化、细胞的伸展与移动，是免疫应答、炎症发生、凝血、肿瘤转移及创伤愈合等一系列重要生理和病理过程的分子基础。

黏附分子根据其结构特点可分为免疫球蛋白超家族、整合素家族、选择素家族、黏蛋白样血管地址素、钙黏蛋白家族等。

一、整合素家族

整合素家族（integrin family）因介导细胞与细胞外基质的黏附，使细胞得以附着而形成整体得名。其成员都是由 α、β 两条链经非共价键连接组成异源二聚体，并以含有 β 亚单位的不同而分为 8 个组（β1～β8 组）。

整合素分子在体内分布十分广泛，一种整合素可分布于多种细胞，同一种细胞也往往有多种整合素的表达。表达水平可随细胞的活化和分化状态发生改变。

二、选择素家族

选择素家族（selectin family）成员有 L-选择素、P-选择素和 E-选择素，在白细胞与内皮细胞黏附、炎症发生及淋巴细胞归巢中发挥重要作用；为跨膜分子，胞外区由 C 型凝集素样结构域、表皮生长因子（EGF）样结构域和数目不等的补体调节蛋白（CCP）重复序列组成。其配体主要是唾液酸化的路易斯寡糖（sialyl-Lweis^x，sLe^x，即 CD15s）或类似结构分子。

三、黏附分子的功能

（1）免疫细胞识别中的辅助受体和协同刺激或抑制信号。为免疫细胞的活化提供辅助活化信号，如 T 细胞与 APC 相互识别时的黏附分子有：CD4-MHC Ⅱ类分子、CD8-MHC Ⅰ类分子、CD28-CD80/CD86、LFA-1-ICAM-1 等。

（2）炎症过程中白细胞与血管内皮细胞的黏附。特定细胞上的黏附分子是不同类型炎症发生过程中重要的分子基础。

（3）淋巴细胞归巢。淋巴细胞归巢的分子基础是表达在淋巴细胞上的归巢受体（LHR）与表达在内皮细胞上的血管地址素相互作用。

第三节　CD 和黏附分子及其单克隆抗体的临床应用

一、阐明发病机制

如 CD4 分子胞外区第一个结构域是人类免疫缺陷病毒（HIV）膜糖蛋白 gp120 识别的部位，因此人类 CD4 分子是 HIV 的主要受体。

二、在疾病诊断中的应用

检测 HIV 患者外周血 CD4 阳性细胞绝对数，对于辅助诊断和判断 HIV 感染及艾滋病病情有重要参考价值。

三、在疾病预防和治疗中的应用

抗 CD3、CD25 等单克隆抗体（mAb）作为免疫抑制剂在临床上用于防治移植排斥反应，取得明显疗效。

【测　试　题】

一、名词解释

1. 白细胞分化抗原（leucocyte differentiation antigen）
2. 分化群（cluster of differentiation，CD）
3. 黏附分子（cell adhesion molecule，CAM）
4. 整合素家族（integrin family）
5. 选择素家族（selectin family）
6. 淋巴细胞归巢（lymphocyte homing）

二、选择题

A 型题

1. 在所有 T 细胞均表达 CD 的是：
A. CD3　　　　B. CD4　　　　C. CD8　　　　D. CD152　　　E. CD19

2. 能够和 HLA Ⅰ类分子 α3 结合的 CD 分子是：
A. CD3　　　　B. CD4　　　　C. CD8　　　　D. CD2　　　　E. CD80

3. 能够和 HLA Ⅱ类分子 β2 结合的 CD 分子是：
A. CD3　　　　B. CD4　　　　C. CD8　　　　D. CD2　　　　E. CD80

4. 与 APC 表面 CD80/CD86 结合，构成 T 细胞活化协同刺激信号的 CD 分子是：
A. CD80/CD86　　　　　　　B. CD79a/CD79b　　　　　　C. CD28
D. CD58　　　　　　　　　　E. CD4

5. 仅表达在活化 T 细胞上的 CD 分子是：
A. CD152　　　B. CD3　　　　C. CD4　　　　D. CD28　　　E. CD8

6. 能与 B 细胞表面 CD40 结合，构成 B 细胞活化协同刺激信号的 CD 分子是：
A. CD80/CD86　　　　　　　B. CD79a/CD79b　　　　　　C. CD154
D. CD19-CD21-CD81　　　　 E. CD28

7. 可介导 Ⅰ型超敏反应的分子是：
A. FcγRⅢ　　B. FcγRⅡ　　C. FcεRⅠ　　D. FcαR　　　E. FcγRⅠ

8. LFA-1 的配体是：
A. LFA-2　　B. LFA-3　　C. VLA-4　　D. ICAM-1　　E. CD86

9. LFA-1 主要分布于：
A. NK 细胞　　B. 红细胞　　C. 单核细胞　　D. 血小板　　E. T 细胞

10. 整合素是根据什么分组的？
A. α 亚单位　B. β1 亚单位　C. β2 亚单位　D. β3 亚单位　E. β 亚单位

11. P-选择素的常见配体是：
A. PNAd　　B. CLA　　　C. CD15S　　D. LFA-4　　E. FM

12. E-选择素最初表达于：

A. 白细胞　　　B. 红细胞　　　C. 血小板　　　D. 成纤维细胞　E. 血管内皮细胞

13. LFA-1 分子在整合素家族中属于下列哪组？

A. β1 组　　　　　　　　　B. VLA 组

C. 血小板黏蛋白组　　　　　D. 白细胞黏附受体（β2）组

E. β4 组

14. 选择素分子中与配体的结合部位是：

A. C 型凝集素样结构域　　　B. 表皮生长因子样功能区

C. 补体调节蛋白区　　　　　D. 细胞浆区

E. 多糖分子区

15. LFA-2 的配体分子是：

A. LFA-1　　B. VLA-1　　C. ICAM-1　　D. CD2　　E. LFA-3

16. EB 病毒的受体是：

A. CD2　　B. CD3　　C. CD8　　D. CD4　　E. CD21

17. 不属于免疫球蛋白超家族的是：

A. CD4　　　　　　　　　B. CD8　　　　　　　　　C. VLA-4

D. MHCⅡ类分子　　　　　E. MHCⅠ类分子

18. 在炎症反应初期，介导中性粒细胞沿血管壁滚动和最初结合的一对黏附分子是：

A. LFA-1-ICAM-1　　　　　B. CD28-B7　　　　　　　C. sLe^x-E-选择素

D. CD40-CD40L　　　　　　E. CD2-CD58

19. 淋巴细胞归巢受体的配体是：

A. 血管细胞黏附分子　　　　B. 黏膜地址素　　　　　　C. L-选择素

D. P-选择素　　　　　　　　E. 血管地址素

20. HIV 在体内的主要受体是：

A. CD3　　B. CD4　　C. CD28　　D. CD8　　E. CD40L

X 型题

1. 表达白细胞分化抗原的细胞包括：

A. 单核巨噬细胞　　　　　　B. T 细胞　　　　　　　　C. B 细胞

D. 血小板　　　　　　　　　E. 内皮细胞

2. T 细胞表面的活化信号转导分子包括：

A. CD80　　B. CD3　　C. CD4　　D. CD8　　E. CD19

3. 能够以特异性方式识别抗原的受体是：

A. 补体受体　　　　　　　　B. NK 细胞受体　　　　　C. T 细胞受体

D. B 细胞受体　　　　　　　E. IgFc 受体

4. 细胞表面标志包括哪些？

A. 膜受体　　　　　　　　　B. MHC 分子　　　　　　C. 膜抗原

D. 细胞外基质　　　　　　　E. 可溶性细胞因子

5. 下列哪些属于黏附分子的功能？

A. 作为免疫细胞识别中的辅助受体，提供协同活化信号

B. 参与细胞的伸展与移动

C. 在炎症过程中介导白细胞与血管内皮细胞的黏附

D. 参与淋巴细胞归巢

E. 溶解靶细胞

6. 补体受体的功能包括：

A. 调理吞噬   B. 免疫黏附   C. ADCC   D. 炎症介质   E. 抗原识别

7. 下列参与 T-B 细胞相互作用的分化抗原有哪些？

A. ICAM-1-LFA-1   B. CD40-CD40L   C. CD15s-CD62E

D. B7-CD28   E. GlyCAM-1-CD62L

8. 已发现可以表达 CD15s 分子的细胞有：

A. 白细胞   B. 活化内皮细胞   C. 巨核细胞

D. 血小板   E. 神经细胞

9. 关于选择素的基本结构，描述正确的是：

A. C 型凝集素结构域   B. 补体调节蛋白结构域

C. 表皮生长因子样结构域   D. 两条链组成的异二聚体

E. 胞质区与细胞骨架相连

10. 关于整合素分子描述正确的是：

A. 两个亚单位组成的同源二聚体，分布于白细胞膜表面

B. 一种整合素分子可识别多种不同配体分子

C. 每一种配体也可能被几种不同的整合素分子所识别

D. 参与免疫细胞黏附、炎症和调理吞噬

E. 每一种细胞整合素分子的表达可作为其细胞分化和生长状态的标记

11. FcγR 的功能包括：

A. 介导 NK 细胞的 ADCC

B. 促进单核巨噬细胞的调理吞噬作用

C. 介导 IgE 与肥大细胞结合，促过敏介质释放

D. 介导中性粒细胞的调理吞噬作用

E. 抗原识别

12. L-选择素的功能包括：

A. 介导白细胞与内皮细胞黏附

B. 介导白细胞与血小板的黏附

C. 介导淋巴细胞归巢到外周淋巴结

D. 介导淋巴细胞向炎症部位游走

E. 介导淋巴细胞归巢到派式集合淋巴小结

13. 整合素分子的主要功能包括：

A. 介导细胞与细胞外基质的黏附

B. 使细胞黏附形成整体

C. 介导血小板活化和凝集

D. 参与免疫细胞间的识别

E. 介导淋巴细胞的归巢

14. 有关黏附分子的描述，正确的是：

A. 属于一类 CD 抗原

B. 表达在细胞表面或血液中

C. 是一类重要的白细胞分化抗原

D. 可参与细胞的信号传导与活化

E. 参与创伤的愈合

15. CD 抗原目前的应用包括：

A. 免疫细胞亚群的功能和配体发现

B. 用于白血病分型

C. 骨髓移植及移植排斥反应的防治

D. 肿瘤的转移研究

E. 肿瘤治疗

三、问答题

1. 简要说明白细胞分化抗原、CD 分子和黏附分子的基本概念及相互的异同。

2. 黏附分子可分为哪几类？主要有哪些功能？

3. 简述 CD 和黏附分子及其单克隆抗体在临床上的应用。

【参 考 答 案】

一、名词解释

1. 白细胞分化抗原：主要是指造血干细胞在分化成熟为不同谱系、各个谱系分化的不同阶段，以及成熟细胞活化的过程中，出现或消失的细胞表面分子。

2. 分化群（CD）：应用以单克隆抗体鉴定为主的方法，将来自不同实验室的单克隆抗体所识别的同一种分化抗原归位同一个分化群，简称 CD。

3. 黏附分子（CAM）：是众多介导细胞间或细胞外基质间互相接触和结合分子的统称。黏附分子以受体-配体结合的形式发挥作用。

4. 整合素家族：此类黏附分子主要介导细胞与细胞外基质的黏附，使细胞得以附着而形成整体得名。

5. 选择素家族：成员有 L-选择素、P-选择素和 E-选择素，在白细胞与内皮细胞黏附、炎症发生及淋巴细胞归巢中发挥重要作用。

6. 淋巴细胞归巢：是淋巴细胞的定向迁移，包括淋巴细胞的再循环和白细胞向炎症部位迁移，其分子基础是淋巴细胞归巢受体与血管地址素相互作用。

二、选择题

A 型题

1. A 2. C 3. B 4. C 5. A 6. C 7. C 8. D 9. E 10. E 11. C 12. E
13. D 14. A 15. E 16. E 17. C 18. C 19. E 20. B

X 型题

1. ABCDE 2. BCD 3. CD 4. ABC 5. ABCD 6. ABD 7. ABD 8. ABCD
9. ABCE 10. BCDE 11. ABD 12. ACDE 13. ABCD 14. ABCDE
15. ABCDE

三、问答题

1. 答:(1)白细胞分化抗原主要是指造血干细胞在分化成熟为不同谱系、各个谱系分化的不同阶段,以及成熟细胞活化的过程中,出现或消失的细胞表面分子。

(2)分化群(CD)是应用以单克隆抗体鉴定为主的方法,将来自不同实验室的单克隆抗体所识别的同一种分化抗原归位同一个分化群,简称 CD。

(3)细胞黏附分子(CAM)是众多介导细胞间或细胞外基质间互相接触和结合分子的统称。

黏附分子和 CD 分子是从不同的角度来命名的,黏附分子是以黏附功能来归类,CD 分子范围十分广泛,其中包括了黏附分子组,因此大部分黏附分子已有 CD 的编号,但也有部分黏附分子尚无 CD 的编号。

2. 答:黏附分子根据其结构特点可分为免疫球蛋白超家族、整合素家族、选择素家族、黏蛋白样血管地址素、钙黏蛋白家族等。

黏附分子参与机体多种重要的生理功能和病理过程。

(1)免疫细胞识别中的辅助受体和协同刺激或抑制信号,为免疫细胞的活化提供辅助活化信号,如 T 细胞与 APC 相互识别时的黏附分子:CD4-MHC Ⅱ 类分子、CD8-MHC Ⅰ 类分子、CD28-CD80/CD86、LFA-1-ICAM-1 等。

(2)炎症过程中介导白细胞与血管内皮细胞的黏附。特定细胞上的黏附分子是不同类型炎症发生过程中重要的分子基础。

(3)参与淋巴细胞归巢。淋巴细胞归巢的分子基础是表达在淋巴细胞上的归巢受体(LHR),与表达在内皮细胞上的血管地址素相互作用。

3. 答:CD 分子和黏附分子及其单克隆抗体已在临床免疫学中得到广泛的应用,在疾病的发病机制、诊断、预防和治疗等方面的应用如下。

(1)阐明发病机制:CD4 分子胞外区第一个结构域是人类免疫缺陷病毒(HIV)膜糖蛋白 gp120 识别的部位,因此人类 CD4 分子是 HIV 的主要受体。

(2)在疾病诊断中的应用:检测 HIV 患者外周血 CD4 阳性细胞绝对数,对于辅助诊断和判断 HIV 感染、艾滋病病情有重要参考价值。

(3)在疾病预防和治疗中的应用:抗 CD3、CD25 等单克隆抗体(mAb)作为免疫抑制剂在临床上用于防治抑制排斥反应,取得明显疗效。

(高慧婕 姜国胜)

第八章 主要组织相容性复合体及其编码分子

【教材精要与重点提示】

主要组织相容性复合体（major histocompatibility complex，MHC）是存在于人和脊椎动物体内、编码主要组织相容性抗原的一组紧密连锁的基因群。其主要功能是以其产物提呈抗原肽进而激活 T 淋巴细胞，启动适应性免疫应答。人的 MHC 称为 HLA（human leukocyte antigen）基因或 HLA 基因复合体，其编码产物称为 HLA 分子或 HLA 抗原。

第一节 MHC 结构及其多基因特性

MHC 结构十分复杂，显示多基因性和多态性。多基因性指复合体由多个紧密相邻的基因所组成，编码产物具有相同或相似的功能。

一、经典的 I 类基因和 II 类基因

HLA 基因定位于人 6 号染色体短臂 6p21.31，全长 3600kb，包含 128 个功能性基因和 96 个假基因。经典的 HLA I 类基因集中在远离着丝点的一端，按序包括 B、C、A 三个座位，编码 HLA I 类分子（HLA I class molecule）异二聚体的重链。经典的 HLA II 类基因靠近着丝点，结构复杂，由 DP、DQ 和 DR 三个亚区组成，每亚区包括两个或两个以上的功能基因座位，分别编码分子质量相近的 α 链和 β 链，组成完整的 HLA II 类分子（HLA II class molecule）。

二、I 类和 II 类基因的表达产物——HLA 分子

完整的 I 类分子是由重链（α 链）和 β_{2m}（β_2 微球蛋白，其编码基因位于 15 号染色体）组成的异二聚体，分布于所有有核细胞表面；II 类分子由 α 链和 β 链组成，仅表达于专职抗原提呈细胞（包括树突状细胞、巨噬细胞、B 细胞）、胸腺上皮细胞和活化的 T 细胞等细胞表面。HLA I 类和 II 类基因产物的表达具有共显性特点，所以一个免疫细胞的表面通常可以检测到分别来自父母双方 6 对共 12 种 HLA I 类和 II 类分子。

I 类分子 α 链胞外段有三个结构域（α1、α2、α3），其中 α1 和 α2 构成抗原结合槽，而 α3 及 β_{2m} 属免疫球蛋白超家族（IgSF）结构域。II 类分子的 α、β 链胞外段各有两个结构域（α1、α2；β1、β2），其中 α1 和 β1 共同构成抗原结合槽，α2 和 β2 为 IgSF 结构域。

三、免疫功能相关基因

这些基因通常不显示或仅显示有限的多态性，其产物一般不直接参与抗原提呈，但它们在固有免疫和免疫调节中发挥作用。

（一）血清补体成分编码基因

血清补体成分编码基因表达的产物为 C4、B 因子和 C2 等补体成分。

（二）抗原加工提呈相关基因

（1）蛋白酶体 β 亚单位（PSMB）基因：编码胞质溶胶中蛋白酶体 β 亚单位成分，参与对内源性抗原的酶解。

（2）抗原加工相关转运物（TAP）基因：编码 TAP1/TAP2 异二聚体分子，参与对内源性抗原肽的转运。

（3）HLA-DM 基因：编码产物 HLA-DM 参与外源性抗原的加工提呈。

（4）HLA-DO 基因：编码 HLA-DO 分子负向调节 DM 分子。

（5）TAP 相关蛋白基因：其产物称 tapasin，参与内源性抗原的加工和提呈。

（三）非经典 I 类基因

非经典 I 类基因包括 HLA-E、HLA-F、HLA-G 等。

（1）HLA-E：编码产物 HLA-E 分子可表达于各种组织细胞表面，是表达于 NK 细胞 C 型凝集素受体家族（CD94/NKG2）的专一性配体，结合其配体造成生理条件下 NK 细胞处于抑制状态。

（2）HLA-G：编码产物 HLA-G 分子主要分布于母胎界面绒毛外滋养层细胞，在母胎耐受中发挥作用。

（四）炎症相关基因

炎症相关基因包括四个家族，即肿瘤坏死因子基因家族、转录调节基因家族、MIC 家族和热激蛋白基因家族，其编码产物多数和炎症反应有关。

第二节　MHC 的多态性

一、多态性的基本概念

多态性是一个群体概念，指一个基因座位上存在多个等位基因，即群体中不同个体在等位基因拥有状态上存在差别。HLA 基因是迄今为止人体内多态性最丰富的基因系统，截至 2006 年 7 月，已确定的 HLA 复合体等位基因总数达到 2461 个。

二、连锁不平衡和单体型

连锁不平衡意指分属两个或两个以上基因座位的等位基因，同时出现在一条染色体上的概率高于随机出现的频率。这表明处于连锁不平衡状态的等位基因往往在一起。单体型指的是染色体上 MHC 不同座位等位基因的特定组合。

MHC 的高度多态性赋予物种极大的应变能力，使之能对付多变的环境条件及各种病原体的侵袭。

第三节　HLA 分子和抗原肽的相互作用

HLA Ⅰ类和Ⅱ类分子接纳抗原肽的结构，是位于分子远膜端的抗原结合槽。Ⅰ类分子凹槽两端封闭，接纳的抗原肽长度有限，为 8～10 个氨基酸残基；而Ⅱ类分子凹槽两端开放，接纳的抗原肽长度变化较大，为 13～17 个氨基酸残基，甚至更多。

一、抗原肽和 HLA 分子相互作用的分子基础

抗原肽往往带有两个或两个以上和 HLA 分子凹槽相结合的特定部位，称为锚定位，该位置的氨基酸残基称为锚定残基（anchor residue）。能够和同一类 HLA 分子结合的抗原肽，其锚定位和锚定残基往往相同或相似，即有一个显示特征的共用基序（consensus motif）。

二、抗原肽和 HLA 分子相互作用的特点

（一）具有一定的专一性

特定的 HLA 分子可凭借所需要的共用基序选择性地结合抗原肽，显示其和抗原肽结合的一定专一性。由此推知，不同的 HLA 分子有可能提呈同一抗原分子的不同表位，造成不同个体对同一抗原应答强度的差异。

（二）具有包容性

（1）共用基序中以"x"表示的氨基酸，其顺序和结构可以改变。

（2）同一 HLA 分子结合肽段的锚定残基往往不止是一种氨基酸，造成一种 HLA 分子可结合多种抗原肽。

（3）不同 HLA 分子接纳的抗原肽，也可以拥有相同的共用基序，意味着能够被某一 HLA 分子识别和提呈的抗原肽也可被其他分子所提呈。

第四节　MHC 的生物学功能

一、作为抗原提呈分子参与适应性免疫应答

MHC 主要的生物学功能是其编码产物——经典的 HLA Ⅰ类和Ⅱ类分子通过提呈抗原肽而激活 T 淋巴细胞。

（1）T 细胞以其 TCR 实现对抗原肽和 HLA 分子的双重识别，形成 T 细胞在抗原识别和发挥效应功能中的 MHC 限制性。

（2）被 HLA 分子结合并提呈的成分，可以是自身抗原，甚至是 HLA 分子本身。由此，HLA 参与构成自身免疫性，并参与 T 细胞在胸腺中的选择和分化。

（3）MHC 是疾病易感性个体差异的主要决定者。

（4）MHC 参与构成种群基因结构的异质性。

二、作为调节分子参与固有免疫应答

（1）编码补体成分，参与炎症反应、对病原体的杀伤和免疫性疾病的发生。

（2）非经典Ⅰ类分子和 MICA 基因产物可调节 NK 细胞的活性。

（3）炎症相关基因参与启动和调控炎症反应，并在应激反应中发挥作用。

第五节 HLA 与临床医学

一、HLA 与器官移植

器官移植的成败主要取决于供、受者间的组织相容性，其中 HLA 等位基因的匹配程度尤为重要。

二、HLA 分子的异常表达和临床疾病

一方面，肿瘤细胞Ⅰ类分子的表达往往减弱甚至缺如，以致不能有效地激活特异性 CTL，造成肿瘤逃脱免疫监视。另一方面，某些自身免疫病中，原先不表达 HLAⅡ类分子的某些分子，可被诱导表达 HLAⅡ类分子，如胰岛素依赖性糖尿病中的胰岛细胞等。

三、HLA 和疾病关联

HLA 基因是人体对疾病易感的主要免疫遗传学成分。带有某些特定 HLA 等位基因或单体型的个体易患某一疾病（阳性关联）或对该疾病有较强的抵抗力（阴性相关），皆称为 HLA 和疾病关联。典型例子是强直性脊柱炎（AS），与 HLA-B27 属阳性关联。

四、HLA 与亲子鉴定和法医学

HLA 系统所显示的多基因性和多态性，意味着两个无亲缘关系个体之间，在所有 HLA 基因座位上拥有相同等位基因的机会几乎等于零。而且，每个人所拥有的 HLA 等位基因型别一般终身不变。因此，HLA 基因分型在法医上被广泛地用于亲子鉴定和对死亡者"验明正身"。

【测 试 题】

一、名词解释

1. 主要组织相容性复合体（major histocompatibility complex，MHC）

2. 人类白细胞抗原（human leukocyte antigen，HLA）

3. HLAⅠ类分子（class Ⅰ HLA molecular）

4. HLAⅡ类分子（class Ⅱ HLA molecular）

5. 共显性（co-dominance）

6. MHC 多态性（MHC polymorphism）

7. 连锁不平衡（linkage disequilibrium）

8. HLA 单体型（HLA haplotype）

9. 锚定残基（anchor residue）

10. MHC 的包容性（MHC flexibility）

11. MHC 限制性（MHC restriction）

二、选择题

A 型题

1. MHC 是指：

A. 染色体上编码组织相容性抗原的一组紧密连锁的基因群

B. 染色体上编码移植抗原的一组紧密连锁的基因群

C. 染色体上编码主要组织相容性抗原的一组紧密连锁的基因群

D. 染色体上编码次要组织相容性抗原的一组紧密连锁的基因群

E. 染色体上编码组织特异性抗原的一组紧密连锁的基因群

2. 对人而言，HLA 分子属于：

A. 同种异型抗原　　　　　　　　B. 异种抗原

C. 组织特异性抗原　　　　　　　D. 隐蔽抗原

E. 异嗜性抗原

3. HLA 基因定位于：

A. 2 号染色体　　　　　　B. 12 号染色体　　　　　　C. 15 号染色体

D. 17 号染色体　　　　　　E. 6 号染色体

4. 下列分子是由 MHC 基因编码的，除了：

A. β_2 微球蛋白　　　　　　　B. HLA Ⅱ 类分子 α 链

C. HLA Ⅱ 类分子 β 链　　　　　D. HLA Ⅰ 类分子 α 链

E. 补体 C4 分子

5. HLA Ⅱ 类分子主要分布于：

A. 所有白细胞表面　　　　　　　B. 专职性 APC 表面

C. 所有的有核细胞表面　　　　　D. 所有血细胞表面

E. 淋巴细胞表面

6. 静止 T 细胞表达哪些 MHC 分子？

A. MHC Ⅰ 类分子　　　　　　　B. MHC Ⅰ 、Ⅱ 类分子

C. MHC Ⅰ 、Ⅱ 、Ⅲ 类分子　　D. MHC Ⅱ 类分子

E. MHC Ⅰ-E 分子

7. 下列不表达 HLA Ⅰ 类分子的细胞是：

A. T 淋巴细胞　　　　　　B. B 淋巴细胞　　　　　　C. 非专职性 APC

D. 中性粒细胞　　　　　　E. 成熟红细胞

8. 构成 HLA I 类分子抗原结合槽的结构域是：

A. α1 和 β$_{2m}$　　B. α1 和 α2　　C. α1 和 α3　　D. α1 和 β1　　E. α3 和 β$_{2m}$

9. HLA II 类分子肽结合区：

A. 由 α1 和 β1 结构域组成

B. 由 α1 和 β$_{2m}$ 结构域组成

C. 是与 CD4 分子结合的部位

D. 是与 CD8 分子结合的部位

E. 是与内源性抗原多肽结合的部位

10. 能与 HLA I 类分子 α3 结构域结合的分子是：

A. CD1　　　B. CD4　　　C. CD8　　　D. CD5　　　E. CD28

11. 下列哪种分子是非经典的 HLA I 类基因产物？

A. HLA-A　　B. HLA-B　　C. HLA-C　　D. HLA-D　　E. HLA-E

12. HLA I 类分子主要分布于：

A. 所有白细胞表面　　　　　B. 专职性 APC 表面

C. 所有的有核细胞表面　　　D. 专职性和非专职性 APC 表面

E. 淋巴细胞表面

13. 下列关于 HLA I 类分子的叙述中，错误的是：

A. 两条链均由 MHC 编码

B. 由 α 链和 β$_{2m}$ 两条链组成

C. 是提呈内源性抗原的关键分子

D. 对 CTL 对抗原的识别有限制作用

E. 配体为 CD8 分子

14. APC 提呈外源性抗原的关键分子是：

A. CD1 分子　　　　　　B. MHC I 类分子　　　　　C. MHC II 类分子

D. 细胞因子　　　　　　E. 黏附分子

15. HLA 基因群的编码产物不包括：

A. HSP　　　　　　　　B. C4　　　　　　　　　　C. HLA-E 分子

D. PMSB8　　　　　　　E. Ig

16. HLA II 类基因不能编码：

A. HLA-DP 分子　　　　B. HLA-DM 分子　　　　　C. HLA-E 分子

D. HLA-DR 分子　　　　E. HLA-DQ 分子

17. 能与 HLA II 类分子 β2 结构域结合的是：

A. CD1　　　B. CD2　　　C. CD4　　　D. CD8　　　E. CD3

18. 关于 HLA II 类分子的叙述，错误的是：

A. 主要分布于专职性 APC 表面

B. 提呈内源性抗原的关键性分子

C. 由 α、β 两条链组成

D. 对 Th 识别抗原有限制作用

E. 其 β2 结构域能与 CD4 分子结合

19. 构成 HLA Ⅱ类分子抗原肽结合槽的结构域是：

A. α1＋α2 　　B. β1＋β2 　　C. α1＋β$_{2m}$ 　　D. α1＋β1 　　E. α1＋α3

20. 下列哪种成分是由 HLA Ⅲ类基因编码的？

A. β$_{2m}$ 　　　　B. C4 　　　　C. TAP 　　　　D. PMSB 　　　　E. Ig

21. 决定 MHC 多态性的因素是：

A. 连锁不平衡 　　　　　　B. 单体型遗传

C. 复等位基因，共显性 　　　D. 地理特点

E. 随机组合

22. MHC 的单元型是：

A. 一条染色体上基因的组合

B. 两条染色体上基因的组合

C. 某一个体 HLA 分子的特异性型别

D. 同一染色体上 MHC 不同的座位等位基因的特定组合

E. 两条染色体上 MHC 等位基因的组合

23. 关于 MHC 多态性的描述，错误的是：

A. 是一个群体概念

B. 即多基因性

C. 指一个基因座位上存在多种等位基因

D. 指群体中不同个体在等位基因拥有状态上存在差别

E. 免疫功能相关基因仅显示有限的多态性

24. MHC 分子最重要的功能是：

A. 诱导 T 细胞的成熟发育 　　　　B. 引起移植排斥反应

C. 限制免疫细胞之间的相互作用 　　D. 诱导免疫耐受

E. 提呈抗原肽，激活 T 细胞

25. 与强直性脊柱炎相关联的 HLA 分子是：

A. HLA-B27 　B. HLA-B17 　C. HLA-DR3 　D. HLA-DR4 　E. HLA-A27

26. 器官移植的成败主要取决于：

A. 手术创伤 　　　　　　　　B. 供、受者间的亲缘关系

C. 供、受者间的组织相容性 　　D. 受者术后的营养状况

E. 受者术后的用药情况

27. 肿瘤细胞 HLA Ⅰ类分子表达的减少或缺失，不能有效激活：

A. Th 细胞 　　B. CTL 　　　C. NK 细胞 　　D. 巨噬细胞 　　E. B 细胞

X 型题

1. HLA Ⅰ类分子的功能是：

A. 主要识别和提呈内源性抗原肽

B. 主要识别和提呈外源性抗原肽

C. 与辅助配体 CD8 结合

D. 对 CTL 识别抗原有限制作用

E. 对 Th1 识别抗原有限制作用

2. 细胞间相互作用受 MHC 限制的是：

A. Th 与 DC

B. NK 细胞与靶细胞

C. 巨噬细胞与 Th 细胞

D. CTL 与靶细胞

E. NKT 细胞与病原微生物

3. 同时表达 HLA Ⅰ 类和 Ⅱ 类分子的细胞是：

A. 活化 Th 细胞

B. 初始 T 细胞

C. 树突状细胞

D. 胸腺上皮细胞

E. 活化 CTL 细胞

4. HLA Ⅱ 类分子的功能包括：

A. 主要结合和提呈外源性抗原

B. 对 CTL 识别抗原有限制作用

C. 主要结合和提呈内源性抗原

D. 与辅助受体 CD4 结合

E. 对 Th 识别抗原有限制作用

5. HLA 复合体的遗传特征包括：

A. 高度多态性　B. 等位排斥　　C. 单体型遗传　D. 连锁不平衡　E. 共显性

6. HLA Ⅲ 类基因的编码产物包括：

A. C4　　　　　B. HSP70　　　C. TNF-α　　　D. IFN-γ　　　E. β_{2m}

7. 经典的 HLA Ⅰ 类分子可表达于：

A. 专职性 APC

B. 非专职性 APC

C. 成熟红细胞

D. 初始 T 细胞

E. 活化 T 细胞

8. MHC 的免疫功能相关基因包括：

A. 血清免疫球蛋白编码基因

B. 血清补体成分编码基因

C. 炎症相关基因

D. 抗原加工提呈相关基因

E. 非经典 Ⅰ 类基因

9. MHC Ⅰ 类和 Ⅱ 类分子：

A. 均参与 T 细胞在胸腺内的发育

B. 均参与 APC 或靶细胞提呈抗原

C. 均参与 CTL 对靶细胞的杀伤

D. 均参与同种移植排斥反应

E. 均表达于专职性 APC 表面

10. HLA 基因群与下列哪些疾病的发生相关？

A. 血清病

B. 肿瘤的发生与发展

C. 移植排斥反应

D. 类风湿性关节炎

E. 强直性脊柱炎

三、问答题

1. 列表比较经典的 HLA Ⅰ 类和 Ⅱ 类分子的特点。

2. 简述 MHC 的生物学功能。

3. 抗原肽和 HLA 分子相互作用有什么特点？其分子基础是什么？

【参 考 答 案】

一、名词解释

1. 主要组织相容性复合体：是存在于人和脊椎动物体内，编码主要组织相容性抗原的一组紧密连锁的基因群，其主要功能是以其产物提呈抗原肽进而激活 T 淋巴细胞，启动适应性免疫应答。

2. 人类白细胞抗原：是人类的主要组织相容性抗原，因其首先在人白细胞表面发现而命名。根据结构和功能分为 HLA Ⅰ 类分子和 HLA Ⅱ 类分子两种。

3. HLA Ⅰ 类分子：由重链（α 链）和 β_{2m} 组成的异二聚体，分布于所有有核细胞表面，是加工提呈内源性抗原的关键分子。

4. HLA Ⅱ 类分子：由 α 链和 β 链组成，主要表达于专职抗原提呈细胞（包括树突状细胞、巨噬细胞、B 细胞）表面，是加工提呈外源性抗原的关键分子。

5. 共显性：即同源染色体对应座位上的两个等位基因都能得到表达。HLA 基因具有共显性特点，所以一个免疫细胞的表面通常可以检测到分别来自父母双方的 6 对共 12 种 HLA Ⅰ 类和 Ⅱ 类分子。

6. MHC 多态性：是一个群体概念，指一个基因座位上存在多个等位基因，即群体中不同个体在等位基因拥有状态上存在差别。

7. 连锁不平衡：指分属两个或两个以上基因座位的等位基因，同时出现在一条染色体上的概率高于随机出现的频率。

8. HLA 单体型：指染色体上 MHC 不同座位等位基因的特定组合。

9. 锚定残基：抗原肽往往带有两个或两个以上和 HLA 分子凹槽相结合的特定部位，称为锚定位，该位置的氨基酸残基称为锚定残基。

10. MHC 的包容性：HLA 分子对抗原肽的识别并非呈现严格的一对一关系，而是一种类型的 HLA 分子可以识别一群带有特定共用基序的肽段。

11. MHC 限制性：T 细胞以其 TCR 实现对抗原肽和 HLA 分子的双重识别，形成 T 细胞在抗原识别和发挥效应功能中的 MHC 限制性。

二、选择题

A 型题

1. C　2. A　3. E　4. A　5. B　6. A　7. E　8. B　9. A　10. C　11. E
12. C　13. A　14. C　15. E　16. C　17. C　18. B　19. D　20. B　21. C
22. D　23. B　24. E　25. A　26. C　27. B

X 型题

1. ACD　2. ACD　3. ACDE　4. ADE　5. ACDE　6. ABC　7. ABDE
8. BCDE　9. ABDE　10. BCDE

三、问答题

1. 答：HLA Ⅰ 类分子和 HLA Ⅱ 类分子的主要特点是：

HLA 分子	HLA I 类分子	HLA II 类分子
HLA 基因	A、B、C	DP、DQ、DR
表达特点	共显性	共显性
分子结构	α 链和 β_{2m}	α 链和 β 链
肽结合结构域	α1＋α2，两端封闭	α1＋β1，两端开放
组织分布	所有有核细胞表面	APC、活化 T 细胞
配体	CD8 分子	CD4 分子
结合肽的来源	内源性抗原多肽	外源性抗原多肽
结合肽的长度	13～17 个氨基酸残基	8～10 个氨基酸残基
功能	对 CTL 的识别有限制作用	对 Th 的识别有限制作用

2. 答：（1）作为抗原提呈分子参与适应性免疫应答：MHC 主要的生物学功能是其编码产物，经典的 HLA I 类和 II 类分子通过提呈抗原肽而激活 T 淋巴细胞。①T 细胞以其 TCR 实现对抗原肽和 HLA 分子的双重识别，形成 T 细胞在抗原识别和发挥效应功能中的 MHC 限制性。②被 HLA 分子结合并提呈的成分，可以是自身抗原，甚至是 HLA 分子本身。由此，HLA 参与构成自身免疫性，并参与 T 细胞在胸腺中的选择和分化。③MHC 是疾病易感性个体差异的主要决定者。④MHC 参与构成种群基因结构的异质性。

（2）作为调节分子参与固有免疫应答：①编码补体成分，参与炎症反应、对病原体的杀伤和免疫性疾病的发生；②非经典 I 类分子和 MICA 基因产物可调节 NK 细胞的活性；③炎症相关基因参与启动和调控炎症反应，并在应激反应中发挥作用。

3. 答：（1）具有一定的专一性：特定的 HLA 分子可凭借所需要的通过特定的共用基序选择性地结合抗原肽，显示其和抗原肽结合的一定专一性。

（2）具有包容性：①共用基序中以"x"表示的氨基酸，其顺序和结构可以改变；②同一 HLA 分子结合肽段的锚定残基往往不止是一种氨基酸，造成一种 HLA 分子可结合多种抗原肽；③不同 HLA 分子接纳的抗原肽，也可以拥有相同的共用基序，意味着能够被某一 HLA 分子识别和提呈的抗原肽也可被其他分子所提呈。

（马　群）

第九章 B淋巴细胞

【教材精要与重点提示】

B淋巴细胞（B lymphocyte）主要定居于外周淋巴器官的淋巴小结内，约占外周淋巴细胞的20%。其重要功能是其接受抗原刺激后，可产生特异性抗体，发挥体液免疫功能。同时，部分B细胞还是重要的抗原提呈细胞，在再次免疫中发挥重要作用。

第一节 B细胞的分化发育

哺乳动物的B细胞是在中枢免疫器官——骨髓中发育成熟的，其发育过程主要包括功能性B细胞抗原受体（BCR）的表达和自身免疫耐受的形成。

一、BCR的基因结构及其重排

BCR就是膜型免疫球蛋白，编码BCR的基因在胚系阶段是以分隔的、数量众多的基因片段的形式存在的。发育过程中，这些基因片段发生重排（rearrangement）和组合，产生数量巨大、能识别特异性抗原的BCR。

1. BCR的胚系基因结构　人重链基因位于14号染色体长臂，可变区由V、D、J三种基因片段共同编码，恒定区则由C基因片段编码。其中V、D和J基因片段分别有40个、25个和6个，C基因片段有9个，其排列顺序为 $5'$-V(40)-D(25)-J(6)-Cμ-Cδ-Cγ3-Cγ1-Cα1-Cγ2-Cγ4-Cϵ-Cα2-$3'$。

人轻链基因分为κ基因和λ基因两种，分别定位于2号染色体长臂和22号染色体短臂。轻链可变区只有V、J两种基因片段，数目分别为30个、4个。恒定区也由C基因片段编码。κ链基因顺序为 $5'$-V(40)-J(5)-C(1)，λ链基因顺序为 $5'$-V(30)-JC(4)。

2. BCR的基因重排及其机制　Ig的胚系基因是以分隔开的基因片段的形式分簇存在的，只有通过基因重排形成VDJ（重链）和VJ（轻链）连接后，再与C基因片段连接，才能编码完整的Ig多肽链，进一步加工、组装成有功能的BCR。Ig V区基因的重排主要是通过重组激活酶、末端脱氧核苷酸转移酶（TdT）、DNA外切酶、DNA合成酶等重组酶的作用实现的。Ig胚系基因首先是重链发生基因重排，随后是轻链重排。

3. 等位基因排斥和同种型排斥　等位基因排斥是指B细胞中位于一对染色体上的轻链或重链基因，只有其中一条染色体上的基因能得到表达，先重排成功的基因抑制了同源染色体上另一等位基因的重排。同种型排斥是指κ轻链和λ轻链基因之间的排斥，κ轻链基因的表达成功即抑制λ轻链基因的表达。

二、抗原识别受体多样性产生的机制

所有特异性不同 T 细胞克隆和 B 细胞克隆，均来自于同一个祖细胞。

1. 组合造成的多样性　理论上，Ig V 区基因片段的组合加上轻重链组合后的多样性约为 1.9×10^6。

2. 连接造成的多样性　在 Ig V 区基因重排过程中，V、(D)、J 基因片段的连接处可以丢失或加上数个氨基酸，从而显著增加了 BCR 和 Ig 的多样性。

3. 体细胞高频突变造成的多样性　外周淋巴器官生发中心的 B 细胞受到抗原刺激而增殖时，V 区的 CDR 区基因常发生点突变，不仅增加抗体的多样性，而且可导致抗体的亲和力成熟。

三、B 细胞在中枢免疫器官中的分化发育

B 细胞在骨髓中的发育经历了以下几个阶段：

1. 祖 B 细胞　早期祖 B 细胞重链可变区基因 D-J 开始重排，晚期祖 B 细胞的 V-D-J 基因发生重排。此阶段开始表达 Igα/Igβ 异二聚体。

2. 前 B 细胞　大前 B 细胞可合成完整 μ 链，与替代性轻链组成 pre-B 受体。随后的小前 B 细胞的轻链基因 V、J 开始重排。

3. 未成熟 B 细胞　可表达完整的 mIgM，但不能表达 mIgD。

4. 成熟 B 细胞　同时表达 mIgM 和 mIgD 是 B 细胞成熟的标志，又称初始 B 细胞（naïve B cell）。

B 细胞在骨髓的分化发育过程中不受抗原影响，称为 B 细胞分化的非抗原依赖期；离开骨髓后，到达外周定居区，在那里接受特异性抗原的刺激而活化、增殖，进一步分化成熟为浆细胞和记忆性 B 细胞，此过程为 B 细胞分化的抗原依赖期。

四、B 细胞中枢免疫耐受的形成

1. 克隆清除　未成熟 B 细胞仅表达完整的 mIgM，如果与骨髓中的自身抗原结合，不仅不能活化 B 细胞，还会导致该细胞的凋亡，形成克隆清除。

2. 受体编辑　一些识别自身抗原的未成熟 B 细胞可以通过受体编辑，合成新的轻链，替代自身反应性轻链。

3. 无能　未成熟 B 细胞与自身抗原的结合可引起 mIgM 表达的下调，这类细胞虽然可以进入外周淋巴器官，但对抗原刺激不产生应答，称为无能。

第二节　B 淋巴细胞的表面分子及其作用

B 细胞表面有众多的膜分子，它们在 B 细胞的抗原识别、活化、增殖以及抗体产生等过程中发挥着作用。

一、B 细胞抗原受体复合物

1. mIg　mIg 以单体形式表达于 B 细胞表面，是 B 细胞的特征性标志。mIg 能结合

特异性抗原，但其胞质区很短，不能直接传递抗原刺激信号。

2. Igα/Igβ 与 BCR 形成稳定的复合物，胞质区含有免疫受体酪氨酸活化基序（ITAM），通过募集下游信号分子转导特异性抗原与 BCR 结合所产生的信号（第一信号）。

二、B 细胞共受体

B 细胞共受体（coreceptor）由 B 细胞表面的 CD19 与 CD21 及 CD81（TAPA-1）非共价相连组成，能提高 B 细胞对抗原刺激的敏感性，从而加强 B 细胞活化信号的转导。

三、协同刺激分子

B 细胞完全活化必须有双信号的刺激，其中 B 细胞活化的第二信号主要由活化 T 细胞和 B 细胞表面的协同刺激分子间的相互作用产生。

1. CD40 组成性表达于成熟 B 细胞，其配体为表达于活化 T 细胞表面的 CD40L（CD40 ligand，即 CD154）。CD40 与 CD40L 的结合是 B 细胞活化的第二信号，对于 B 细胞分化成熟和抗体产生起着十分重要的作用。

2. CD80 和 CD86 即 B7.1 和 B7.2，在静息时 B 细胞不表达或低表达，在活化时 B 细胞表达增强。其配体是 T 细胞表面的 CD28 和 CTLA-4，提供 T 细胞活化的第二信号。

3. 其他黏附分子 包括 ICAM-1、LFA-1 等。

第三节　B 淋巴细胞的亚群

B 细胞具有异质性，依 CD5 分子的表达与否可分为 B-1 细胞和 B-2 细胞（表 9-1）。

表 9-1　B-1 细胞与 B-2 细胞的异同

性　质	B-1 细胞	B-2 细胞
CD5 分子表达	＋	－
更新的方式	自我更新	由骨髓产生
自发性 Ig 的产生	高	低
针对的抗原	碳水化合物类	蛋白质类
分泌的 Ig 类型	IgM≫IgG	IgG≫IgM
特异性	多反应性	单特异性
体细胞高频突变	低/无	高
免疫记忆	少/无	有

第四节　B 淋巴细胞的功能

一、产生抗体介导体液免疫应答

抗体具有中和作用、调理作用、激活补体和 ADCC 等作用。

二、提呈可溶性抗原

活化的 B 细胞可借其表面的 BCR 结合可溶性抗原，并内化 BCR-可溶性抗原复合物，对其加工、处理后，以抗原肽-MHC 分子复合物的形式提呈给 T 细胞。

此外，B 细胞产生的某些细胞因子参与调节巨噬细胞、树突状细胞、NK 细胞及 T 细胞的功能。

【测　试　题】

一、名词解释

1. BCR 复合物（B cell antigen receptor complex）

2. B 细胞共受体（B cell coreceptor）

3. B-1 细胞（B1 lymphocyte）

4. 等位基因排斥（allelic gene exclusion）

5. 同种型排斥（isotype exclusion）

6. 体细胞高频突变（somatic hypermutation）

7. 抗体的亲和力成熟（affinity maturation）

8. 克隆清除（clone deletion）

9. 受体编辑（receptor editing）

二、选择题

A 型题

1. 人体出生后主要的造血场所为：

A. 肝　　　　B. 卵黄囊　　　　C. 胸腺　　　　D. 骨髓　　　　E. 脾脏

2. 人 B 细胞的分化成熟部位是：

A. 法氏囊　　B. 骨髓　　　　C. 脾　　　　D. 扁桃体　　　　E. 淋巴结

3. 多种免疫细胞均来源于：

A. 淋巴样干细胞　　　　　　B. 髓样干细胞　　　　　　C. 定向干细胞

D. 胸腺细胞　　　　　　　　E. 造血干细胞

4. 淋巴样祖细胞可以分化为以下细胞，除了：

A. T 细胞　　B. B 细胞　　　C. NK 细胞　　D. 浆细胞　　　E. 中性粒细胞

5. 关于等位基因排斥的说法，错误的是：

A. 一个 B 细胞克隆只表达一种 BCR

B. 一个 B 细胞克隆只能分泌一种抗体

C. 仅发生于轻链基因

D. 先重排成功的基因抑制同源染色体上另一等位基因的重排

E. 轻链和重链基因均可发生

6. 以下关于 BCR 的说法错误的是：

A. 由两条轻链和两条重链组成的四肽链

B. 膜型免疫球蛋白

C. 每条链至少由 V 和 C 两个基因编码

D. 每条链的胞膜外区均包括 V 区和 C 区

E. 每条链的可变区均由 V、D 和 J 基因片段编码

7. BCR 的 κ 链可变区胚系基因的组成是:

A. V-J   B. V-J-D   C. V-D-J   D. D-J   E. V-J-C

8. BCR 的 H 链胚系基因的组成是:

A. V-J-C   B. V-D-J-C   C. D-J-V-C   D. D-J-C   E. V-C

9. 关于胚系基因结构,正确的说法是:

A. 每种肽链的编码基因至少涉及 V 和 C 两个基因

B. BCR V_H 区的基因由 V、J 两个片段连接而成

C. BCR V_L 区的基因由 D、J 两个片段连接而成

D. BCR 和 TCR 可变区基因是相同的

E. 可变区基因可以由同种基因片段的多个基因编码

10. BCR 多样性的机制不包括:

A. H 链 V、D、J 基因重排时,不同组合造成

B. L 链 V、J 基因重排时,不同组合造成

C. H 链基因片段连接时,N-核苷酸插入造成

D. 体细胞高频突变造成

E. 同源染色体的共显性造成

11. 关于 BCR 基因重排过程中 N-核苷酸的插入,错误的是:

A. 增加了 BCR 的多样性

B. V、D、J 基因片段之间均可发生

C. 需末端脱氧核苷酸转移酶

D. 仅能插入一个 N-核苷酸

E. 增加了 Ig 的多样性

12. 体细胞高频突变:

A. 发生于 B 细胞的发育成熟过程中

B. 发生于 T 细胞的发育成熟过程中

C. 发生于抗原刺激之前

D. 发生于已成熟的 B 细胞接受抗原刺激以后

E. 使 BCR 和抗原的亲和力有所降低

13. 关于 B 细胞的分化发育,错误的是:

A. 祖 B 细胞内重链可变区基因开始重排

B. 祖 B 细胞开始表达 Igα/Igβ

C. 前 B 细胞轻链可变区基因开始重排

D. 未成熟 B 细胞可表达完整 mIgM,受到抗原刺激后可以活化、增殖

E. 初始 B 细胞同时表达 mIgM 和 mIgD，其可变区完全相同

14. BCR 识别的抗原是：

A. 抗原肽-MHC I 类分子复合物　　　　　B. 抗原肽-MHC II 类分子复合物

C. 游离的抗原分子　　　　　　　　　　　D. 经专职 APC 加工处理的抗原肽

E. PAMP

15. mIgM 开始表达于 B 细胞的哪个发育时期？

A. 祖 B 细胞　　　　　　　　B. 前 B 细胞　　　　　　　　C. 未成熟 B 细胞

D. 成熟 B 细胞　　　　　　　E. B 细胞受抗原刺激后

16. BCR 复合物的组成为：

A. IgM、Igα/Igβ　　　　　　B. IgD、Igα/Igβ　　　　　　C. mIg、Igα/Igβ

D. Ig、Igα/Igβ　　　　　　　E. mIg、CD3

17. 初始 B 细胞表达：

A. mIgM　　　　　　　　　　B. mIgD　　　　　　　　　　C. mIgG

D. mIgM 和 mIgG　　　　　　E. mIgM 和 mIgD

18. 为 B 细胞转导第一信号的分子是：

A. CD3　　　　　　　　　　　B. CD4 或 CD8　　　　　　　C. CD79a 和 CD79b

D. CD40　　　　　　　　　　　E. CD19、CD21、CD81

19. 关于 BCR 的叙述错误的一项是：

A. 本质为膜型免疫球蛋白　　　　　　　　B. 能有效地摄取可溶性抗原

C. 具有 MHC 限制性　　　　　　　　　　D. 与抗原结合可产生第一信号

E. 本身不能转导活化信号

20. B 细胞的表面分子不包括：

A. CD40　　　　　　　　　　　B. FcγR　　　　　　　　　　C. CD79a 和 CD79b

D. CD20　　　　　　　　　　　E. HIV 受体

21. 下列哪组为 B 细胞第二信号的主要分子？

A. CD28-B7　　　　　　　　　B. CD40-CD40L　　　　　　　C. Ag-BCR

D. LFA-1-ICAM-1　　　　　　E. MHC 分子-CD4/CD8

22. 关于 B 细胞共受体的说法错误的是：

A. 由 B 细胞表面的 CD19、CD21、CD81 组成

B. 可提高 B 细胞对抗原刺激的敏感性

C. CD21 可结合 C3d，而 CD19 可转导信号

D. 参与形成 B 细胞活化的第二信号

E. CD21 为 EB 病毒受体

23. 关于 B-1 细胞的说法，错误的是：

A. 细胞表面表达 CD5　　　　　　　　　　B. 产生于个体发育的早期

C. 主要定居于腹膜腔、胸膜腔和肠道固有层　D. 产生的抗体以 IgG 为主

E. 产生的抗体表现为多反应性，亲和力较低

24. 关于 B-2 细胞，说法错误的是：

A. 是参与体液免疫应答的主要细胞
B. 个体发育出现比 B-1 细胞晚
C. 可最终分化为浆细胞
D. 产生抗体表现为多反应性
E. 对蛋白质抗原应答能力强

25. 关于 B-1 细胞的主要功能，错误的是：

A. 可诱导产生多种针对自身抗原的抗体
B. 产生抗细菌多糖抗原的抗体
C. 自发分泌针对某些自身抗原的抗体
D. 与自身免疫病的发生有关
E. 主要由蛋白质抗原诱导活化

26. 下列说法错误的是：

A. 骨髓中的淋巴细胞主要为 B 细胞

B. 初始 B 细胞主要表达 mIgG 和 mIgD

C. B 细胞库能对众多的非己抗原产生应答

D. 某个 B 细胞产生的抗体与该 B 细胞的 BCR 的特异性相同

E. B-2 细胞产生的抗体具有高度的特异性

27. B 细胞共受体是指：

A. CD28
B. CD40
C. CD79a 和 CD79b
D. CD80、CD86
E. CD19、CD21、CD81

28. 关于 B-1 和 B-2 细胞，正确的是：

A. B-1 细胞不表达 CD5
B. B-2 细胞以自我更新为主
C. B-1 细胞产生抗体以 IgG 为主
D. B-2 细胞主要针对多糖类抗原应答
E. B-1 细胞应答很少能产生记忆

29. 抗体的调理作用是指：

A. 抗体与病原体表面抗原结合后，阻止病原体与靶细胞结合

B. 与抗原结合后，其 Fc 段结合吞噬细胞的 Fc 受体，促进抗原被吞噬

C. 与抗原结合后，其 Fc 段结合 NK 细胞的 Fc 受体，促进抗原被杀伤

D. 与病原体表面抗原结合，直接导致病原体死亡

E. 与抗原结合后，其 Fc 段结合肥大细胞的 Fc 受体，诱导超敏反应

30. B 细胞作为专职性 APC，错误的是：

A. B 细胞通过 BCR 结合可溶性抗原

B. 初始 B 细胞不能组成性地表达协同刺激分子

C. 可产生细胞因子调节 T 细胞的功能

D. 是初次免疫应答的主要 APC

E. 只有活化的 B 细胞才能有效发挥抗原提呈功能

X 型题

1. 关于 BCR 胚系基因结构，正确的是：

A. 轻链和重链基因在同一染色体上

B. 编码 H 链 V 区基因由 V、D、J 三个基因片段连接而成

C. 编码 L 链 V 区基因由 V、J 两个基因片段连接而成

D. 胚系基因中 V、D、J 基因片段均有多个

E. 一种基因片段只有一个片段参与组成肽链的编码基因

2. BCR 的多样性产生的机制包括：

A. 重链 V、D、J 基因重排时，不同组合造成的多样性

B. 轻链 V、J 基因重排时，不同组合造成的多样性

C. 基因片段之间的连接造成的多样性

D. 基因共显性造成的多样性

E. 体细胞高频突变造成的多样性

3. 关于 B 细胞的发育成熟，正确的是：

A. 发育过程中获得功能性 BCR

B. 发育过程中获得 MHC 限制性

C. 发育过程中获得自身耐受性

D. 未成熟 B 细胞不表达 mIgD，仅表达 mIgM

E. 未成熟 B 细胞的 mIgM 接受抗原刺激后，细胞不能活化增殖

4. 关于替代性 BCR 复合物，下列叙述正确的是：

A. 表达于前 B 细胞阶段

B. 在祖 B 细胞阶段形成

C. 由替代性重链和替代性轻链组成

D. 替代性轻链由 λ5 和 VpreB 两种蛋白质组成

E. 可促进 B 细胞的进一步发育

5. B 细胞共受体包括：

A. CD4 或 CD8　　　　　B. CD21　　　　C. CD79a 和 CD79b

D. CD19　　　　　　　　E. CD81

6. B-1 细胞的主要特征有：

A. 发生于个体发育早期

B. 细胞表达 CD5

C. 产生多反应性低亲和力 IgM 类抗体

D. 可参与某些自身免疫疾病的发生

E. 对蛋白质类抗原反应强

7. 抗体参与体液免疫效应的方式包括：

A. 与病毒、毒素等结合后，阻止病毒与靶细胞的结合

B. 与病原体结合，直接杀灭病原体

C. 与吞噬细胞的 Fc 受体结合，促进吞噬细胞对病原体的吞噬作用

D. 形成病原体-抗体-补体复合物，促进补体介导的调理作用

E. 介导Ⅰ、Ⅱ、Ⅲ型超敏反应的发生

8. mIgM 可表达于：

A. 初始 B 细胞　　　　　B. 未成熟 B 细胞　　　　　C. 前 B 细胞

D. 祖 B 细胞　　　　　　E. 浆细胞

9. Igα/Igβ 异二聚体的功能主要包括：

A. 传导 BCR 结合抗原所产生的信号的主要分子

B. 传导 B 细胞第二信号的主要分子

C. 参与 mIg 的表达与转运

D. 具有加强第一信号的作用

E. 识别和结合抗原

10. 活化 B 细胞可表达：

A. CD80　　　　　　　　　B. CD86　　　　　　　　　C. CD32

D. MHC Ⅱ 类分子　　　　　E. MHC Ⅰ 类分子

三、问答题

1. BCR 多样性产生的机制是什么？

2. 简述 B 细胞的发育和分化过程。

3. 简述 BCR 复合物的组成和功能。

4. 列表比较 B-1 细胞和 B-2 细胞的不同特征。

5. 试述 B 细胞的功能。

【参 考 答 案】

一、名词解释

1. BCR 复合物：由识别和结合抗原的 mIg 及传递抗原刺激信号的 Igα/Igβ（CD79a/CD79b）异二聚体组成。

2. B 细胞共受体：由 B 细胞表面的 CD19 与 CD21 及 CD81 非共价相连组成，能提高 B 细胞对抗原刺激的敏感性，加强 B 细胞活化信号的转导。

3. B-1 细胞：即 $CD5^+$ B 细胞，主要定居于腹膜腔、胸膜腔和肠道固有层中，可自我更新。在多糖类抗原刺激下，B-1 细胞可产生多反应性低亲和力 IgM 类抗体，是早期固有免疫应答的组成部分。

4. 等位基因排斥：是指 B 细胞中位于一对染色体上的轻链或重链基因，只有其中一条染色体上的基因能得到表达，先重排成功的基因抑制了同源染色体上另一等位基因的重排。

5. 同种型排斥：种型排斥是指 κ 轻链和 λ 轻链基因之间的排斥，κ 轻链基因的表达成功即抑制 λ 轻链基因的表达。

6. 体细胞高频突变：B 细胞受抗原刺激活化增殖过程中，每次细胞分裂，BCR 可变区基因大约每 1000bp 就有一对发生突变，导致 BCR 的多样性及体液免疫应答中抗体的多样性。

7. 抗体的亲和力成熟：抗原优先结合经体细胞高频突变后亲和力较高的 BCR，使相应 B 细胞发生克隆扩增，最终产生更高亲和力的抗体。

8. 克隆清除：指未成熟 B 细胞仅表达完整的 mIgM，如果与骨髓中的自身抗原高亲和力结合，不仅不能活化 B 细胞，还会导致该细胞的凋亡。

9. 受体编辑：指一些识别自身抗原的未成熟 B 细胞，可以通过轻链 VJ 的再次重排，合成新的轻链，替代自身反应性轻链，改变其 BCR 特异性。

二、选择题

A 型题

1. D　2. B　3. E　4. E　5. C　6. E　7. A　8. B　9. A　10. E　11. D　12. D
13. D　14. C　15. C　16. C　17. E　18. C　19. C　20. E　21. B　22. D　23. D
24. D　25. E　26. B　27. E　28. E　29. B　30. D

X 型题

1. BCDE　2. ABCE　3. ACDE　4. ADE　5. BDE　6. ABCD　7. ACDE
8. AB　9. AC　10. ABCDE

三、问答题

1. 答：(1) 组合造成的多样性：BCR 胚系基因发生 V、(D)、J 基因重排时，只能分别取用众多 V、(D)、J 基因片段中的一个，因而可产生众多 V 区基因片段组合。

(2) 连接造成的多样性：在 Ig V 区基因重排过程中，V、(D)、J 基因片段的连接处可以丢失或加上数个氨基酸，从而显著增加了 BCR 和 Ig 的多样性。

(3) 体细胞高频突变造成的多样性：外周淋巴器官生发中心的 B 细胞受到抗原刺激而增殖时，V 区的 CDR 区基因常发生点突变，增加了抗体的多样性。

2. 答：(1) B 细胞在骨髓中经历了以下几个阶段。①祖 B 细胞：早期祖 B 细胞重链可变区基因 D-J 开始重排，晚期祖 B 细胞的 V-D-J 基因发生重排。此阶段开始表达 Igα/Igβ 异二聚体。②前 B 细胞：大前 B 细胞可合成完整 μ 链，与替代性轻链组成 pre-B 受体。随后的小前 B 细胞的轻链基因 V、J 开始重排。③未成熟 B 细胞：可表达完整的 mIgM，但不能表达 mIgD。④成熟 B 细胞：同时表达 mIgM 和 mIgD。

(2) 离开骨髓后，到达外周定居区，在那里接受特异性抗原的刺激而活化、增殖，进一步分化成熟为浆细胞和记忆性 B 细胞。

3. 答：BCR 复合物由 mIg 和 Igα/Igβ（CD79a/CD79b）异二聚体组成。

(1) mIg：mIg 以单体形式表达于 B 细胞表面，是 B 细胞的特征性标志。mIg 能结合特异性抗原，但其胞质区很短，不能直接传递抗原刺激信号。初始 B 细胞表达 mIgM 和 mIgD，活化后 B 细胞可表达 mIgG、mIgA、mIgE。

(2) Igα/Igβ：异二聚体与 BCR 形成稳定的复合物。其胞质区含有免疫受体酪氨酸活化基序（ITAM），通过募集下游信号分子转导特异性抗原与 BCR 结合所产生的信号（第一信号）。

4. 答：B-1 细胞和 B-2 细胞的不同特征如下：

性　质	B-1 细胞	B-2 细胞
CD5 分子表达	＋	－
更新的方式	自我更新	由骨髓产生
自发性 Ig 的产生	高	低
针对的抗原	碳水化合物类	蛋白质类
分泌的 Ig 类型	IgM≫IgG	IgG≫IgM
特异性	多反应性	单特异性
体细胞高频突变	低/无	高
免疫记忆	少/无	有

　　5. 答：（1）产生抗体介导体液免疫应答：抗体具有中和作用、调理作用、激活补体和 ADCC 等作用。

　　（2）提呈可溶性抗原：活化的 B 细胞可借其表面的 BCR 结合可溶性抗原，并内化 BCR-可溶性抗原复合物，对其加工、处理后，以抗原肽-MHC 分子复合物的形式提呈给 T 细胞。

　　（3）分泌细胞因子，参与调节巨噬细胞、树突状细胞、NK 细胞及 T 细胞的功能。

（马　群）

第十章　T 淋巴细胞

【教材精要与重点提示】

T 淋巴细胞（T lymphocyte）可分为不同的亚群，各亚群之间相互调节，共同发挥免疫学功能。T 细胞可介导适应性细胞免疫应答，辅助体液免疫应答。

第一节　T 细胞的分化发育

哺乳动物的 T 细胞来源于骨髓中的造血干细胞，在胸腺发育成熟，其发育过程主要事件包括功能性 T 细胞抗原受体（TCR）的表达、自身 MHC 限制性和自身免疫耐受的形成。

一、T 细胞在胸腺中的发育

在胸腺微环境下，T 细胞的发育过程可分为双阴性、双阳性和单阳性三个阶段。①双阴性阶段：进入胸腺的淋巴样干细胞不表达 CD4 和 CD8，为双阴性细胞（DN）；②双阳性阶段：DN 细胞分化为 $CD4^+CD8^+$ 双阳性细胞（DP）；③单阳性细胞：DP 细胞进一步分化为 $CD4^+CD8^-$ 或 $CD4^-CD8^+$ 的单阳性细胞（SP）。

1. T 细胞受体（TCR）的发育　胸腺细胞（主要为 αβT 细胞的前体细胞）在 DN 阶段 β 链基因开始重排，表达的 β 链与替代性 α 链 pTα 组装成 pTα:β 受体。随后细胞在 IL-7 等细胞因子的诱导下，分化为 DP 细胞。同时，α 链基因重排，编码合成的 α 链替换 pTα，开始表达功能性 TCR。

2. T 细胞发育过程中的阳性选择　在胸腺深皮质层，同胸腺上皮细胞表面的抗原肽-MHC Ⅰ 类分子复合物或抗原肽-MHC Ⅱ 类分子复合物以适当亲和力发生结合的 DP 细胞可继续分化为单阳性细胞，其中与 Ⅰ 类分子结合的 DP 细胞 CD8 表达水平升高，CD4 逐渐丢失，而与 Ⅱ 类分子结合的 DP 细胞 CD4 表达水平升高，CD8 逐渐丢失，从而形成单阳性细胞。不能与抗原肽-MHC 分子复合物发生有效结合或结合亲和力过高的 DP 细胞发生凋亡（占 DP 细胞的 95％以上）。此过程称为胸腺的阳性选择（positive selection），T 细胞获得了自身 MHC 限制性。

3. T 细胞发育过程中的阴性选择　SP 细胞在皮髓质交界处及髓质区，与胸腺树突状细胞、巨噬细胞表面自身抗原肽-MHC Ⅰ 类或 Ⅱ 类分子复合物相互识别，发生高亲和力结合者凋亡而被删除，以保证进入外周淋巴器官的 T 细胞不能针对自身抗原发生强的应答，此过程称为胸腺的阴性选择（negative selection），T 细胞获得自身免疫耐受。

经过胸腺发育的三个阶段、两个选择后，成熟的 T 细胞迁出胸腺，进入外周 T 细胞库。

二、T 细胞在外周淋巴器官中的分化发育

从胸腺进入外周淋巴器官，尚未接触抗原的 T 细胞称初始 T 细胞（naïve T cell），主要定位于外周淋巴器官的胸腺依赖区。T 细胞与抗原接触后，最终分化为具有不同功能效应的 T 细胞亚群。

第二节　T 淋巴细胞的表面分子及其作用

T 细胞表面也有众多的膜分子，它们参与 T 细胞识别抗原，T 细胞的活化、增殖和分化，以及效应功能的发挥。

一、TCR-CD3 复合物

TCR-CD3 复合物由识别和结合抗原肽-MHC 分子复合物的 TCR 和传递抗原刺激信号的 CD3 分子组成。

1. TCR 的结构和功能　T 细胞（抗原）受体（TCR）是所有 T 细胞的特征性标志，其作用是识别抗原。但与 mIg、Ig 不同，TCR 不能直接识别蛋白质抗原表面的表位，只能特异性识别抗原提呈细胞或靶细胞表面的抗原肽-MHC 分子复合物（pMHC）。而且，TCR 识别 pMHC 时具有双重特异性，即既要识别抗原肽的表位，也要识别自身 MHC 分子的多态性部分（双识别）。

TCR 由两条不同肽链构成，根据所含肽链不同，TCR 分为 TCRαβ 和 TCRγδ 两种类型。体内大多数 T 细胞表达 TCRαβ。每条肽链的胞膜外区各含一个可变（V）区和一个恒定（C）区。两条肽链的 V 区是 TCR 识别 pMHC 的功能区。TCR 肽链的胞质区很短，不能直接转导活化信号，必须依赖于与之形成复合物的 CD3 分子。

2. CD3 分子的结构和功能　CD3 分子包含 5 种肽链，即 γ、δ、ε、ζ 及 η 链，依赖盐桥与 TCR 形成稳定的 TCR 复合物。CD3 肽链的胞质区较长，均含有免疫受体酪氨酸活化基序（ITAM），其磷酸化是 T 细胞活化信号转导过程早期阶段的重要生化反应之一。所以，CD3 分子的功能是转导 TCR 识别抗原所产生的活化信号（第一信号）。

二、CD4 分子和 CD8 分子

CD4 分子为单链跨膜蛋白，能够与 MHC Ⅱ 类分子 β 链的 β2 结构域结合。CD8 分子是 α 肽链和 β 肽链由二硫键连接组成的异二聚体，能与 MHC Ⅰ 类分子 α 链的 α3 结构域结合。CD4 分子和 CD8 分子与 MHC 分子的结合，可增强 T 细胞与抗原提呈细胞或靶细胞之间的相互作用并辅助 TCR 识别抗原。它们还参与 TCR 识别抗原所产生的活化信号转导过程。

另外，CD4 分子还是人类免疫缺陷病毒（HIV）囊膜糖蛋白 gp120 受体，与 CD4

分子结合是 HIV 侵入并感染 CD4$^+$T 细胞或巨噬细胞的机制之一。

三、协同刺激分子

初始 T 细胞完全活化也必须有双信号的协同作用，其中 T 细胞活化的第二信号主要由抗原提呈细胞（APC）或靶细胞表面的协同刺激分子与 T 细胞表面的相应配体相互作用而产生。

1. CD28 表达于 90% CD4$^+$T 细胞和 50% CD8$^+$T 细胞，其配体是抗原提呈细胞表面的 B7 分子（B7.1 和 B7.2）。它们的结合可刺激 T 细胞合成 IL-2 等细胞因子，促进 T 细胞的增殖和分化，是 T 细胞活化第二信号的最主要部分。

2. CTLA-4（CD152） 表达于活化 T 细胞，结构上与 CD28 有高度同源性，配体也是 B7 分子，但亲和力显著高于 CD28。CTLA-4 分子胞质区有免疫受体酪氨酸抑制基序（ITIM），磷酸化后可募集结合胞质中的蛋白酪氨酸磷酸酶，通过对 T 细胞活化途径中重要分子的去磷酸化而抑制 T 细胞活化信号的转导。

3. CD40 配体（CD40L，CD154） 表达于活化的 CD4$^+$T 细胞，其配体 CD40 主要表达于抗原提呈细胞（B 细胞、巨噬细胞、树突状细胞等）。CD40L 与 CD40 的结合产生的效应是双向的：一方面，促进抗原提呈细胞活化，促进 B7 分子表达和细胞因子分泌，增强其抗原提呈的能力；另一方面，能力增强的抗原提呈细胞又促进 T 细胞的活化，而进一步活化的 T 细胞表达更多的 CD40L。另外，CD40L 和 CD40 的结合是 B 细胞活化第二信号的主要组成部分。

四、丝裂原及其他表面分子

丝裂原可直接诱导多克隆静息 T 细胞活化、增殖和分化，如刀豆蛋白 A（ConA）、植物血凝素（PHA）是最常用的 T 细胞丝裂原。T 细胞还表达 CD2、LFA-1、ICAM-1，活化后可表达 ICOS、PD-1、多种细胞因子受体、可诱导细胞凋亡的 FasL（CD178/CD95L）等。

第三节 T 淋巴细胞的亚群

一、初始 T 细胞、效应 T 细胞和记忆性 T 细胞

1. 初始 T 细胞 从未接受过抗原刺激的成熟 T 细胞，处于细胞周期的 G$_0$ 期，存活期短，表达 CD45RA 和高水平的 L-选择素，参与淋巴细胞再循环。

2. 效应 T 细胞 由抗原刺激特异性 T 细胞活化、分化而来，表达高水平的 IL-2 受体、整合素、CD45RO 等多种黏附分子。

3. 记忆性 T 细胞 由抗原刺激特异性 T 细胞活化分化而来，处于细胞周期 G$_0$ 期，但存活期长，可达数年。可介导再次免疫应答，分化为效应 T 细胞和新的记忆性 T 细胞。

二、αβT 细胞和 γδT 细胞

αβT 细胞和 γδT 细胞的比较

特　征	αβT 细胞	γδT 细胞
TCR 多样性	多	少
分布　外周血	60%～70%	5%～15%
组织	外周淋巴组织	皮肤表皮和黏膜上皮
表型　CD3CD2	100%	100%
$CD4^+CD8^-$	60%～80%	<1%
$CD8^-CD4^+$	30%～35%	20%～50%
$CD4^-CD8^-$	<5%	>50%
识别抗原	8～17 个氨基酸组成的肽	HSP、脂类、多糖
提呈抗原	经典 MHC 分子	CD1 分子
MHC 限制性	有	无
辅助细胞	Th 细胞	无
杀伤细胞	CTL 细胞	γδT 细胞杀伤活性

三、$CD4^+T$ 细胞和 $CD8^+T$ 细胞

$CD4^+T$ 细胞和 $CD8^+T$ 细胞通常指表达 TCR αβ 的 T 细胞，即 αβT 细胞。CD4 分子表达于 60%～65% αβT 细胞，CD8 分子表达于 30%～35% αβT 细胞。$CD4^+T$ 细胞识别由 13～17 个氨基酸残基组成的外源性抗原肽，受自身 MHC Ⅱ 类分子的限制，活化后分化的效应细胞主要为 Th 细胞。而 $CD8^+T$ 细胞识别由 8～10 个氨基酸残基组成的内源性抗原肽，受自身 MHC Ⅰ 类分子的限制，活化后分化的效应细胞为 CTL。

四、Th 细胞、CTL 细胞和 Treg 细胞

1. Th 细胞　辅助性 T 细胞（help T cell，Th）活化后可分化为 Th1、Th2 和 Th17 三类效应细胞。Th1 细胞和 Th2 细胞分别在细胞免疫和体液免疫应答中发挥重要作用，Th17 细胞则通过分泌 IL-17 参与固有免疫和某些炎症的发生。

此外，$CD4^+T$ 细胞还可分化为 Th3 和 Ⅰ 型调节性 T 细胞（Tr1）。

2. CTL（Tc）细胞　细胞毒性 T 细胞（cytotoxic T cell，CTL 或 Tc）依据其分泌的细胞因子不同，可进一步分成 Tc1 和 Tc2 两个亚型，前者主要分泌 IFN-γ，后者主要分泌 IL-4、IL-5 和 IL-10 等。

3. Treg 细胞　调节性 T 细胞（regulatory T cell，Treg）包括自然调节性 T 细胞（nTreg）、适应性调节性 T 细胞（iTreg）和其他具有调节活性的 T 细胞。

第四节　T 淋巴细胞的功能

一、$CD4^+$ 辅助性 T 细胞（$CD4^+Th$ 细胞）的功能

（一）$CD4^+Th$ 细胞的亚群

初始 $CD4^+T$ 细胞接受抗原刺激后可分化为不同的 Th 细胞亚群，包括 Th1、Th2、

Th3 和 Th17 细胞等。Th1 细胞主要分泌 IFN-γ、IL-2、TNF 等；Th2 细胞主要分泌 IL-4、IL-5、IL-10、IL-13 等；Th3 细胞分泌大量 TGF-β；Th17 细胞主要分泌 IL-17。

（二）CD4$^+$Th 细胞分化的调节

Th 细胞的分化方向受抗原的性质、局部环境及细胞因子等多种因素的调控，其中最重要的影响因素是细胞因子的种类和细胞因子之间的平衡。在固有免疫应答中，由巨噬细胞分泌的 IL-12 促进 Th0 向 Th1 细胞分化，而 NKT 细胞等分泌的 IL-4 促进 Th0 分化为 Th2 细胞。

（三）CD4$^+$效应 T 细胞亚群的功能

1. Th1 细胞功能 主要效应功能是增强吞噬细胞介导的抗感染免疫，特别是抗胞内病原体的感染。

2. Th2 细胞功能 主要作用是诱导和促进 B 细胞介导的体液免疫应答。

二、CD8$^+$细胞毒性 T 细胞（Tc 细胞）的功能

CTL 的主要功能是通过分泌穿孔素、颗粒酶等特异性直接杀伤靶细胞。也可通过 Fas/FasL 途径诱导靶细胞凋亡。

【测 试 题】

一、名词解释

1. 阳性选择（positive selection）

2. 阴性选择（negative selection）

3. TCR 复合物（T cell receptor complex）

4. 免疫受体酪氨酸活化基序（immunoreceptor tyrosine-based activation motif, ITAM）

5. 协同刺激信号（costimulatory signal）

6. 初始 T 细胞（naïve T cell）

7. 记忆性 T 细胞（memory T cell）

8. 辅助性 T 细胞（helper T cell，Th）

9. 细胞毒性 T 细胞（cytotoxic T cell，CTL 或 Tc）

二、选择题

A 型题

1. T 细胞分化成熟的部位是：

A. 骨髓　　　 B. 胸腺　　　 C. 脾脏　　　 D. 淋巴结　　　 E. 法氏囊

2. 进入胸腺的淋巴样干细胞为：

A. CD3$^+$CD4$^-$CD8$^-$　　　　 B. CD3$^+$CD4$^+$CD8$^+$　　　　 C. CD3$^-$CD4$^-$CD8$^-$

D. CD3$^+$CD4$^+$CD8$^-$　　　　 E. CD3$^+$CD4$^-$CD8$^+$

3. 关于 TCR 的发育，说法错误的是：

A. 在双阴性阶段，TCRβ 链基因首先开始重排

B. 在双阳性阶段，T 细胞可以表达完整的 TCR 复合物

C. TCRβ 链表达后，与 pTα 组装成替代性 TCR

D. 重排成功的 TCR 即可与自身 MHC 分子识别结合

E. 因组成不同，TCR 可分为 αβTCR 和 γδTCR 两种

4. 关于胸腺的阳性选择，下列哪项是正确的？

A. 需要胸腺上皮细胞的辅助才能完成

B. 与 MHC I 类分子结合的 DP 细胞最终分化为 CD4$^+$T 细胞

C. 不能与自身肽-MHC 分子复合物有效结合的 DP 细胞发生凋亡

D. 约 50% 的 DP 细胞经阳性选择而凋亡

E. 需要胸腺树突状细胞的辅助才能完成

5. 关于胸腺的阴性选择，错误的是：

A. 与阳性选择同时进行

B. 需要胸腺树突状细胞的作用

C. 与自身肽高亲和力结合的细胞发生凋亡

D. 发生于皮髓质交界处及髓质区

E. 是 T 细胞中枢耐受的主要机制

6. 关于 T 细胞发育成熟顺序正确的是：

A. 基因重排、阴性选择、阳性选择

B. 阳性选择、阴性选择、基因重排

C. 基因重排、阳性选择、阴性选择

D. 阴性选择、阳性选择、基因重排

E. 基因重排、同时进行的阳性选择和阴性选择

7. αβT 细胞功能性 TCR 表达于：

A. 祖 T 细胞

B. 前 T 细胞

C. CD4$^-$CD8$^-$（DN）T 细胞

D. CD4$^+$CD8$^+$（DP）T 细胞

E. CD4$^+$或者 CD8$^+$（SP）T 细胞

8. 区别 T 细胞和 B 细胞的主要依据是：

A. 大小的差异

B. 胞质内颗粒的差异

C. 形状的差异

D. 膜表面蛋白质分子的差异

E. 细胞核的差异

9. 所有 T 细胞特有的表面标志是：

A. CD4　　　　　　　　　B. CD28　　　　　　　　　C. CD80/CD86

D. TCR　　　　　　　　　　　　E. CD40L

10. 关于 TCR，错误的叙述是：

A. 功能是识别特异性游离抗原

B. 只能识别蛋白多肽类抗原

C. 每条肽均有一个可变区和一个恒定区

D. 不能转导活化信号

E. 与 CD3 形成复合物

11. 为 TCR 识别结合抗原转导信号的分子是：

A. CD2　　　　　　　　　　　B. CD3　　　　　　　　　C. CD4 或 CD8

D. CD28　　　　　　　　　　　E. TCR

12. 表达于所有成熟 T 细胞表面的分子是：

A. CD40L　　B. CD3　　C. CD4　　　D. CD8　　　E. CD28

13. 关于 CD4 分子，错误的是：

A. 能与 MHC Ⅱ 类分子 β2 结构域结合

B. 增强 CTL 细胞与靶细胞的结合

C. 参与 T 细胞第一信号的形成

D. 参与 T 细胞的分化发育

E. 是 HIV 表面糖蛋白 gp120 的受体

14. T 细胞表面不表达的 CD 分子是：

A. CD3　　　　B. CD40　　C. CD2　　　D. CD4　　　E. CD58

15. 记忆性 T 细胞区别于初始 T 细胞，在于其表面表达：

A. CD2　　　　　　　　　　　B. CD3　　　　　　　　　C. CD45RO

D. L-选择素　　　　　　　　　E. CD45RA

16. 参与 T 细胞活化第一信号的分子，不包括：

A. CD3　　　B. TCR　　　C. CD4/CD8　D. CD28　　　E. MHC 分子

17. 形成 T 细胞活化第二信号最重要的一对 CD 分子是：

A. LFA-1-ICAM-1　　　　　　B. CD2-CD58　　　　　　C. CTLA-4-B7

D. CD28-B7　　　　　　　　　E. CD40L-CD40

18. T 细胞活化的第二信号是指：

A. CD4/CD8 分子与 MHC Ⅰ /MHC Ⅱ 类分子的相互作用

B. TCR 复合物与抗原肽-MHC 分子复合物的相互结合

C. IL-2 与其受体的相互作用

D. T 细胞与 APC 的非特异性黏附作用

E. T 细胞协同刺激分子与 APC 表面相应受体间的相互作用

19. 能分泌 IL-4、IL-5、IL-10 等促进 B 细胞增殖分化的细胞是：

A. Th1 细胞　B. Th2 细胞　C. Tc 细胞　　D. NK 细胞　　E. Th3 细胞

20. 主要分泌 IFN-γ 等，促进细胞免疫应答的细胞是：

A. Th1 细胞　B. Th2 细胞　C. Tc 细胞　　D. Th3 细胞　　E. Th17 细胞

21. 初始 CD4$^+$T 细胞可分化为以下细胞，除了：

A. Th1 细胞　B. Th2 细胞　C. Tc 细胞　　D. Tr1 细胞　　E. Th17 细胞

22. 通过分泌 IL-10 及 TGF-β 而发挥抑制作用的 CD4$^+$T 细胞为：

A. Th1 细胞　B. Th2 细胞　C. Th3 细胞　D. Th17 细胞　　E. Tr1 细胞

23. 关于 CD4$^+$T 细胞的功能，错误的是：

A. Th1 细胞主要通过特异性杀伤病原微生物而行使细胞免疫应答

B. Th2 细胞通过协助 B 细胞的活化、分化而参与体液免疫应答

C. Th3 细胞通过分泌 TGF-β 而发挥重要的抑制性免疫调节作用

D. Th17 细胞通过分泌 IL-17 参与固有免疫应答

E. Tr1 细胞通过分泌 TGF-β 和 IL-10 而发挥抑制性免疫调节作用

24. Th1 细胞的细胞免疫效应表现在：

A. 直接特异性杀伤靶细胞

B. 直接非特异性杀伤靶细胞

C. 分泌抗体

D. 释放细胞因子促进巨噬细胞等的效应

E. ADCC

25. 通过分泌穿孔素杀伤靶细胞的细胞有：

A. Tc 细胞和巨噬细胞　　　　　　　B. Tc 细胞和 B 细胞

C. NK 细胞和 NKT 细胞　　　　　　D. NK 细胞和 Tc 细胞

E. B 细胞和 NK 细胞

26. 在细胞免疫效应阶段发挥重要作用的细胞是：

A. Th1、Th2　B. Tc、Th1　　C. Tc、Th2　　D. Tr1、Th3　　E. B 细胞

27. Th2 细胞分泌的何种细胞因子可抑制 Th1 细胞介导的细胞免疫应答？

A. IL-4　　　　B. IL-6　　　　C. IL-1　　　D. IFN-γ　　　　E. TGF-β

28. 关于自然调节 T 细胞（nTreg）的说法，错误的是：

A. 直接从胸腺中分化而来

B. 表型为 CD4$^+$CD25$^+$Foxp3$^-$

C. 通过与靶细胞直接接触发挥作用

D. 可通过分泌细胞因子发挥调节作用

E. 主要抑制自身反应性 T 细胞应答

29. CTL 杀伤靶细胞的机制不包括：

A. 释放穿孔素　　　　　　　　　　B. 释放颗粒酶

C. 释放颗粒溶解素　　　　　　　　D. ADCC

E. Fas/FasL 途径

30. T 细胞分泌的细胞因子不包括：

A. IL-2　　　　B. TGF-β　　C. IL-4　　　D. IL-12　　　　E. IFN-γ

X 型题

1. 由淋巴样干细胞分化而来的有：

A. T 细胞　　　　　　　　B. B 细胞　　　　　　　　C. 单核-巨噬细胞

D. 中性粒细胞　　　　　　E. NK 细胞

2. T 细胞在胸腺发育过程中获得：

A. 功能性 TCR　　　　　　B. 记忆性　　　　　　　　C. MHC 限制性

D. 自身耐受　　　　　　　E. TCR 亲和力成熟

3. 具有特异性抗原识别受体的免疫细胞包括：

A. T 细胞　　　　　　　　B. B 细胞　　　　　　　　C. 单核-巨噬细胞

D. 中性粒细胞　　　　　　E. NK 细胞

4. 下列各组分子互为配体的是：

A. CD28 与 B7　　　　　　B. CD40 和 CD40L　　　　C. LFA-1 和 ICAM-1

D. CTLA-4 与 CD28　　　　E. CD19 与 CD21

5. 关于 CD3 分子，正确的是：

A. 与 TCR 以盐键结合形成 TCR-CD3 复合物

B. 转导 T 细胞活化第一信号

C. 转导 T 细胞活化第二信号

D. 胞质区含有 ITIM，转导 T 细胞信号

E. 由 5 种肽链形成 3 个二聚体

6. Th1 细胞和 Th2 细胞共同分泌的细胞因子包括：

A. IL-2　　　B. IL-3　　　C. IL-4　　　D. GM-CSF　　　E. IL-1

7. T 细胞丝裂原包括：

A. ConA　　　B. PHA　　　C. LPS　　　D. PWM　　　E. SPA

8. CTL 杀伤靶细胞的机制包括：

A. 释放穿孔素引起靶细胞裂解

B. 释放颗粒酶诱导靶细胞凋亡

C. 释放颗粒溶解素引起靶细胞裂解

D. 表达大量 FasL，诱导靶细胞凋亡

E. 通过 ADCC 作用杀伤靶细胞

9. 关于 γδT 细胞的说法，正确的是：

A. 缺乏多样性

B. 只能识别多种病原体表达的共同抗原成分

C. 具有 MHC 限制性特点

D. 大多为 $CD3^+CD4^-CD8^-$

E. 主要分布于皮肤和黏膜组织

10. 关于效应 T 细胞，正确的是：

A. 存活期较短

B. 表达高水平高亲和力 IL-2 受体

C. 表达高水平的黏附分子

D. 参与淋巴细胞再循环

E. 主要向外周炎症部位迁移

11. Th1 细胞分泌的细胞因子包括：

A. IL-1　　　B. IL-2　　　C. IFN-γ　　　D. IL-10　　　E. IL-12

12. Th2 细胞分泌的细胞因子包括：

A. IL-1　　　B. IL-2　　　C. IL-4　　　D. IL-10　　　E. IFN-γ

三、问答题

1. 简述 T 细胞发育过程中发生的主要事件。

2. 试述效应性 CD4$^+$T 细胞的种类和主要功能。

3. 简述 CTL 的免疫杀伤机制。

4. 列表比较 αβT 细胞和 γδT 细胞的主要不同点。

5. 调节性 T 细胞根据来源分为哪两类？试列表比较其区别。

【参 考 答 案】

一、名词解释

1. 阳性选择：在胸腺深皮质层，同胸腺上皮细胞表面的抗原肽-MHC 分子复合物以适当亲和力发生结合的 DP 细胞可继续分化为单阳性细胞，而不能与抗原肽-MHC 分子复合物发生有效结合或结合亲和力过高的 DP 细胞发生凋亡。此过程称为胸腺的阳性选择，T 细胞获得了自身 MHC 限制性。

2. 阴性选择：SP 细胞在皮髓质交界处及髓质区，与胸腺树突状细胞、巨噬细胞表面自身抗原肽-MHCⅠ类或Ⅱ类分子复合物相互识别，发生高亲和力结合者凋亡而被删除，以保证进入外周淋巴器官的 T 细胞不能针对自身抗原发生强的应答，此过程称为胸腺的阴性选择，T 细胞获得自身免疫耐受。

3. TCR 复合物：由识别和结合抗原肽-MHC 分子复合物的 TCR 和传递抗原刺激信号的 CD3 组成。

4. 免疫受体酪氨酸活化基序：存在于多种活化性免疫受体胞内区，由 18 个氨基酸残基组成，其中含有 2 个 YxxL/V 保守序列，Y 被磷酸化后，可募集一些 PTK，是细胞活化信号转导过程早期阶段的重要生化反应之一。

5. 协同刺激信号：即第二信号。T、B 细胞的完全活化都需要两种活化信号的协同作用，其中第二信号是由细胞表面的协同刺激分子及其配体相互作用而产生。

6. 初始 T 细胞：指从未接受过抗原刺激的成熟 T 细胞，处于细胞周期的 G$_0$ 期，存活期短，表达 CD45RA 和高水平的 L-选择素，参与淋巴细胞再循环。

7. 记忆性 T 细胞：由抗原刺激特异性 T 细胞活化分化而来，处于细胞周期 G$_0$ 期，存活期长，介导再次免疫应答，接受相同抗原刺激后可迅速活化，并分化为效应 T 细胞和新的记忆性 T 细胞。

8. 辅助性 T 细胞：为效应性 CD4$^+$T 细胞，由初始 CD4$^+$T 细胞接受抗原刺激后分化而来，包括 Th1、Th2 和 Th17 三类效应细胞，介导免疫应答。

9. 细胞毒性 T 细胞：为效应性 CD8$^+$T 细胞，由初始 CD8$^+$T 细胞接受抗原刺激后分化而来，具有细胞毒作用，可特异性杀伤靶细胞。

二、选择题

A 型题

1. B　2. C　3. D　4. A　5. A　6. C　7. D　8. D　9. D　10. A　11. B
12. B　13. B　14. B　15. C　16. D　17. D　18. E　19. B　20. A　21. C
22. E　23. A　24. D　25. D　26. B　27. A　28. B　29. D　30. D

X 型题

1. ABE　2. ACD　3. AB　4. ABC　5. ABE　6. ABD　7. ABD　8. ABCD
9. ABDE　10. ABCE　11. BC　12. BCD

三、问答题

1. 答：（1）功能性 TCR 的表达：胸腺细胞先进行 β 链基因重排，表达的 β 链与替代性 α 链 pTα 组装成 pTα：β 受体。随后 α 链基因重排，编码合成的 α 链替换 pTα，开始表达功能性 TCR。

（2）阳性选择：在胸腺深皮质层，同胸腺上皮细胞表面的抗原肽-MHC Ⅰ类分子复合物或抗原肽-MHC Ⅱ类分子复合物以适当亲和力发生结合的 DP 细胞可继续分化为单阳性细胞，其中与Ⅰ类分子结合的 DP 细胞 CD8 表达水平升高，CD4 逐渐丢失，而与Ⅱ类分子结合的 DP 细胞，CD4 表达水平升高，CD8 逐渐丢失，从而形成单阳性细胞。不能与抗原肽-MHC 分子复合物发生有效结合或结合亲和力过高的 DP 细胞发生凋亡（占 DP 细胞的 95％以上）。此过程称为胸腺的阳性选择，T 细胞获得了自身 MHC 限制性。

（3）阴性选择：SP 细胞在皮髓质交界处及髓质区，与胸腺树突状细胞、巨噬细胞表面自身抗原肽-MHC Ⅰ类或Ⅱ类分子复合物相互识别，发生高亲和力结合者凋亡而被删除，以保证进入外周淋巴器官的 T 细胞不能针对自身抗原发生强的应答，此过程称为胸腺的阴性选择，T 细胞获得自身免疫耐受。

经过胸腺发育的三个阶段、两个选择后，成熟的 T 细胞迁出胸腺，进入外周 T 细胞库。

2. 答：（1）Th1：主要效应功能是通过分泌 IFN-γ 等细胞因子，增强吞噬细胞介导的抗感染免疫。

（2）Th2：主要作用通过直接接触和分泌细胞因子，诱导和促进 B 细胞介导的体液免疫应答。

（3）Th17：通过分泌 IL-17 参与固有免疫和某些炎症的发生。

（4）Th3：通过分泌 TGF-β 而发挥重要的抑制性免疫调节作用。

（5）Tr1：通过分泌 TGF-β 和 IL-10 而发挥抑制性免疫调节作用。

3. 答：CTL 的主要功能是特异性直接杀伤靶细胞。CTL 首先通过其表面的 TCR 特异性识别靶细胞表面的抗原肽-MHC Ⅰ类分子复合物，使 CTL 与靶细胞紧密接触，然后主要通过两种机制发挥细胞毒作用。

（1）分泌穿孔素、颗粒酶、颗粒溶酶素、淋巴毒素等直接杀伤靶细胞：穿孔素在靶细胞膜聚合，形成 MAC 样亲水性跨膜通道，靶细胞溶解坏死。颗粒酶经穿孔素形成的跨膜通道进入靶细胞内，诱导靶细胞凋亡。

（2）通过 Fas/FasL 途径诱导靶细胞凋亡。

CTL 在杀伤靶细胞的过程中自身不受伤害，可连续杀伤多个靶细胞。

4. 答：αβT 细胞和 γδT 细胞的比较

特　征		αβT 细胞	γδT 细胞
TCR 多样性		多	少
分布	外周血	60%～70%	5%～15%
	组织	外周淋巴组织	皮肤表皮和黏膜上皮
表型	CD3CD2	100%	100%
	CD4$^+$CD8$^-$	60%～80%	<1%
	CD8$^-$CD4$^+$	30%～35%	20%～50%
	CD4$^-$CD8$^-$	<5%	>50%
识别抗原		8～17 个氨基酸组成的肽	HSP、脂类、多糖
提呈抗原		经典 MHC 分子	CD1 分子
MHC 限制性		有	无
辅助细胞		Th 细胞	无
杀伤细胞		CTL 细胞	γδT 细胞杀伤活性

5. 答：根据发挥作用的机制不同，分为自然调节性 T 细胞（nTreg）和适应性调节性 T 细胞（iTreg）。其不同点主要有：

特　点	nTreg	iTreg
诱导部位	胸腺	外周
CD25 表达	＋	＋
转录因子 Foxp3	＋	＋
抗原特异性	自身抗原（胸腺中）	组织特异性抗原和外来抗原
发挥效应的方式	细胞接触为主	分泌细胞因子为主
功能	抑制自身反应性 T 细胞应答	抑制自身损伤性炎症反应和移植排斥反应，有利于肿瘤生长

（马　群）

第十一章 抗原提呈细胞与抗原的处理及提呈

【教材精要与重点提示】

抗原提呈细胞（antigen-presenting cell，APC）是指能够加工、处理抗原并将抗原信息提呈给 T 淋巴细胞的一类细胞，在机体的免疫识别、免疫应答与免疫调节中起重要作用。

第一节 抗原提呈细胞的种类和特点

专职性 APC 包括树突状细胞（dendritic cell，DC）、单核/巨噬细胞、B 淋巴细胞，对外源性抗原具有显著的摄取、加工、处理与提呈能力；而内源性蛋白抗原在细胞内被降解处理为多肽后，以抗原肽-MHC I 类分子复合物的形式表达于细胞表面，提呈给 CTL，以便此细胞被识别和杀伤。通常将此类细胞称为 $CD8^+$ T 细胞的靶细胞。

一、树突状细胞

DC 是目前所知的功能最强的 APC，其最大的特点是能够显著刺激初始 T 细胞增殖，而巨噬细胞和 B 细胞仅能刺激已活化的或记忆性 T 细胞，因此 DC 是机体适应性 T 细胞免疫应答的始动者，是连接固有免疫和适应性免疫的"桥梁"。

（一）类型与特点

1. 根据来源分类 可分为髓系 DC 和淋巴系 DC，而前者即为常规意义上的 DC，主要参与免疫应答的诱导和启动。

2. 根据分化成熟状态分类 分为非成熟 DC 和成熟 DC（表 11-1）。

表 11-1 非成熟 DC 与成熟 DC 的特点比较

特 点	非成熟 DC	成熟 DC
Fc 受体的表达	＋＋	－/＋
甘露糖受体的表达	＋＋	－/＋
MHC II 类分子的表达		
半衰期	约 10h	大于 100h
细胞膜表面数目	约 10^6	约 $7×10^6$
协同刺激分子的表达	－/＋	＋＋
抗原摄取、加工和处理的能力	＋＋	－/＋
抗原提呈的能力	－/＋	＋＋
迁移的倾向性	炎症组织	外周淋巴组织
主要功能	摄取、加工和处理抗原	提呈抗原

3. 根据组织分布分类　　根据分布组织的不同，可将 DC 大致分为三类。

（1）淋巴样组织中的 DC，主要包括并指状 DC（interdigitating DC，IDC）和滤泡样 DC（follicular DC，FDC）。IDC 存在于外周淋巴组织的 T 细胞区，属于成熟 DC，高表达 MHC I 类分子和 MHC II 类分子，是在启动和激发初次免疫应答中起主要作用的 APC。FDC 不表达 MHC II 类分子，而高表达 FcR 和补体受体，可将抗原-抗体复合物和抗原-抗体-补体复合物滞留或浓缩于细胞表面，被 B 细胞表面 BCR 识别，参与体液免疫应答的激活过程和诱导、维持免疫记忆。

（2）非淋巴样组织中的 DC，主要包括朗格汉斯细胞（Langerhans cell，LC）和间质性 DC，前者存在于表皮和胃肠道黏膜上皮部位，后者存在于其他非淋巴样组织间质。它们高表达 FcR、补体受体，摄取、加工和处理抗原的能力较强，但一般不能提呈抗原和激发免疫应答。

（3）体液中的 DC，包括存在于淋巴液的隐蔽细胞和血液中的 DC。

（二）功　　能

1. 抗原提呈与免疫激活　　DC 将其膜表面丰富的抗原肽-MHC I 类分子复合物、抗原肽-MHC II 类分子复合物提呈给相应的 $CD8^+$ T 细胞和 $CD4^+$ T 细胞，并通过高表达协同刺激分子，为 T 细胞提供其所需的协同刺激信号。同时，DC 分泌的细胞因子可诱导 T 细胞和 B 细胞的增殖与分化。

2. 免疫调节作用　　DC 可通过细胞间直接接触的方式或分泌细胞因子间接作用的方式，调节其他免疫细胞的功能。

3. 免疫耐受的维持与诱导　　胸腺 DC 通过阴性选择参与 T 细胞中枢免疫耐受的诱导，而非成熟 DC 参与外周免疫耐受的诱导。

二、单核/巨噬细胞

单核细胞和巨噬细胞表达模式识别受体、Fc 受体、补体受体等，以及表达和分泌多种酶类和生物活性物质，其吞噬和清除病原体能力很强，在机体的免疫防御中发挥重要作用。在正常情况下，单核/巨噬细胞表达 MHC 分子和协同刺激分子水平较低，其抗原提呈能力较弱，而在 IFN-γ 等作用下，单核/巨噬细胞表达 MHC 分子和协同刺激分子能力显著升高，可将抗原肽-MHC II 类分子复合物提呈给 $CD4^+$ T 细胞，发挥专职性 APC 的功能。

三、B 淋巴细胞

B 细胞在再次体液免疫应答中起关键性作用。B 细胞无吞噬功能，主要通过 BCR 特异性识别和结合抗原，然后内吞入胞内进行加工处理，形成抗原肽-MHC II 类分子复合物，有效地提呈给相应的 T 细胞。尤其当抗原浓度较低时，B 细胞可通过其高亲和力的 BCR 浓集抗原并使之内化。B 细胞不表达 B7 等协同刺激分子，但在细菌感染等刺激后可以表达，给相应 T 细胞提供协同刺激信号。

第二节　抗原的处理和提呈

　　APC 将胞质内自身产生的抗原分子（内源性抗原）或摄取胞内的抗原分子（外源性抗原）降解并加工处理成一定大小的多肽片段，使多肽适合与 MHC 分子结合，然后以抗原肽-MHC 复合物的形式表达于 APC 表面，此过程统称为抗原加工或抗原处理。在 APC 与 T 细胞接触的过程中，表达于 APC 表面的抗原肽-MHC 复合物被 T 细胞识别，将抗原信息提呈给 T 细胞，此过程统称为抗原提呈。

一、MHC Ⅰ 类分子途径

　　内源性抗原通过 MHC Ⅰ 类分子途径加工处理与提呈，所有有核细胞均能通过此途径加工处理和提呈抗原。

　　1. 内源性抗原的加工、处理与转运　①完整的抗原（包括自身抗原）在细胞质中合成以后，在胞质内蛋白酶体的作用下降解为 6～30 个氨基酸残基组成的多肽片段。蛋白酶体是胞内一种大分子蛋白水解酶复合体，其中有酶活性的组分是两种蛋白酶体 β 亚单位（PSMB）：PSMB8 和 PSMB9。②降解成的抗原肽依赖于内质网表面的抗原加工相关转运物（TAP）形成的孔道主动转运到内质网腔内。TAP 是由两个亚单位 TAP1 和 TAP2 组成的异二聚体，可选择性地转运适合与 MHC Ⅰ 类分子结合的含 8～12 个氨基酸的抗原肽。

　　2. MHC Ⅰ 类分子的生成与组装　MHC Ⅰ 类分子 α 链在内质网合成后，立即与伴侣蛋白结合，后者可参与 α 链折叠、保护 α 链不被降解、参与 MHC Ⅰ 类分子与 β_{2m} 的组装。随后在内质网合成的 β_{2m} 替换伴侣蛋白组装成完整的 MHC Ⅰ 类分子。

　　3. 抗原肽-MHC Ⅰ 类分子复合物的形成与多肽的提呈　MHC Ⅰ 类分子的抗原肽结合槽与已经存在的 8～12 个氨基酸的抗原肽双向选择，形成稳定的抗原肽-MHC Ⅰ 类分子复合物，经高尔基体转运至细胞膜上，提呈给 $CD8^+$ T 细胞。

二、MHC Ⅱ 类分子途径

　　外源性抗原主要通过 APC 的 MHC Ⅱ 类分子途径加工与提呈。

　　1. 外源性抗原的加工处理　外源性抗原被 APC 识别、摄入后形成内体，内体与溶酶体融合为内体/溶酶体。在内体、内体/溶酶体的酸性环境下，多种蛋白酶水解抗原为含有 10～30 个氨基酸残基的短肽。

　　2. MHC Ⅱ 类分子的合成与转运　在内质网新合成的 MHC Ⅱ 类分子 α 链与 β 链折叠成二聚体后，与 Ia 相关的恒定链（Ii 链）结合形成 $(\alpha\beta Ii)_3$ 九聚体。在 Ii 链的引导下，MHC Ⅱ 类分子经高尔基体由内质网转运到内体/溶酶体，形成富含 MHC Ⅱ 类分子腔室（MHC class Ⅱ compartment，M Ⅱ C）。

　　3. 抗原肽-MHC Ⅱ 类分子复合物的形成和抗原多肽的提呈　在 M Ⅱ C 的酸性环境下，转运而来的 $(\alpha\beta Ii)_3$ 九聚体中的 Ii 链被蛋白酶所降解，仅在 MHC Ⅱ 类分子的抗原结合槽内留有一小片段不能被降解，称之为 MHC Ⅱ 类分子相关的恒定链多肽（CLIP）。

随后，在 HLA-DM 分子作用下，CLIP 与抗原肽结合槽解离，MHCⅡ类分子得以和 MⅡC 内已经存在的外源性抗原多肽结合，形成稳定的抗原肽-MHCⅡ类分子复合物，转运至细胞膜表面，供 $CD4^+$ T 细胞识别。

三、非经典的抗原提呈途径（MHC 分子对抗原的交叉提呈）

抗原的交叉提呈（cross-presentation）主要是指 APC 能够将外源性抗原摄取、加工和处理并通过 MHCⅠ类分子途径提呈给 $CD8^+$ T 细胞，而内源性抗原在某些情况下也能通过 MHCⅡ类分子途径提呈给 $CD4^+$ T 细胞。但是交叉提呈不是抗原提呈的主要方式。

四、脂类抗原的 CD1 分子提呈途径

脂类抗原不能被加工处理为能与 MHC 分子结合的多肽，所以不能被 MHC 限制的 T 细胞识别。而脂类抗原可与表达于 APC 表面的 CD1 分子结合而被提呈。CD1 分子是一类 MHCⅠ类样分子，其中，CD1a～c 分子主要将脂类抗原提呈给特定的 T 细胞以介导对病原微生物的适应性免疫应答，CD1d 主要将脂类抗原提呈给 NKT 细胞以参与固有免疫应答。

【测　试　题】

一、名词解释

1. 抗原提呈细胞（antigen-presenting cell，APC）

2. 树突状细胞（dendritic cell，DC）

3. 并指状 DC（interdigitating DC，IDC）

4. 抗原处理（antigen processing）

5. 抗原提呈（antigen presentation）

6. 外源性抗原（exogenous antigen）

7. 内源性抗原（endogenous antigen）

8. 蛋白酶体（proteasome）

9. 抗原加工相关转运物（transporter associated antigen processing，TAP）

10. 交叉提呈（cross-presentation）

二、选择题

A 型题

1. 目前所知，抗原提呈功能最强的细胞是：

A. 巨噬细胞　　　　　　　B. B 淋巴细胞　　　　　　C. 树突状细胞

D. 内皮细胞　　　　　　　E. 朗格汉斯细胞

2. 树突状细胞与其他 APC 显著的区别是：

A. 能刺激记忆性 T 细胞增殖　B. 刺激活化的 T 细胞增殖

C. 刺激初始 T 细胞增殖　　　D. 刺激 $CD8^+$ T 细胞增殖

E. 刺激 CD4$^+$ T 细胞增殖

3. 成熟的树突状细胞主要存在于：

A. 外周血   B. 非淋巴组织的上皮   C. 外周免疫器官

D. 输入淋巴管   E. 淋巴管

4. 摄取、加工处理抗原能力最强的树突状细胞是：

A. 前体 DC   B. 未成熟 DC   C. 迁移期 DC

D. FDC   E. 成熟 DC

5. 淋巴样组织中的树突状细胞是：

A. 朗格汉斯细胞   B. 并指状细胞   C. 隐蔽细胞

D. 巨噬细胞   E. 基质细胞

6. TCR 识别的抗原是：

A. 可溶性的蛋白质抗原

B. 类脂抗原

C. 多糖类抗原

D. 抗原多肽与 MHC 结合成的复合物

E. 多糖与 MHC 结合成的复合物

7. CD8$^+$ T 细胞识别的抗原是：

A. 可溶性抗原

B. 多糖类抗原

C. 抗原多肽-MHC I 类分子复合物

D. 抗原多肽-MHC II 类分子复合物

E. 游离的抗原多肽

8. 专职性 APC 将处理、加工的外源性抗原提呈给：

A. 巨噬细胞   B. B 细胞   C. CD4$^+$ T 细胞

D. CD8$^+$ T 细胞   E. NK 细胞

9. 能显著刺激初始 T 细胞的 APC 是：

A. 巨噬细胞   B. 树突状细胞   C. B 细胞

D. NK 细胞   E. 内皮细胞

10. 下列哪种细胞是特异性免疫应答的始动者？

A. 巨噬细胞   B. DC   C. B 细胞

D. 中性粒细胞   E. T 细胞

11. 关于 DC 的说法，错误的是：

A. 成熟 DC 抗原提呈能力最强

B. 不能提呈抗原肽-MHC I 类分子复合物

C. 多糖类抗原，可通过其 CD1 途径提呈

D. 主要提呈抗原肽-MHC II 类分子复合物

E. 是初次免疫应答的始动者

12. 下列哪种细胞不属于 DC？

A. 隐蔽细胞   B. 朗格汉斯细胞   C. 并指状 DC

D. 滤泡样 DC   E. 库普弗细胞

13. 关于成熟 DC 的叙述，错误的是：

A. 高表达协同刺激分子

B. 高表达 MHC 分子

C. 主要存在于外周组织器官

D. 吞噬能力明显降低

E. 胞内内体、溶酶体含量很少

14. 关于巨噬细胞的叙述，错误的是：

A. 具有很强的吞噬能力

B. 非特异性结合多种抗原

C. 只能激活已活化的或记忆性 T 细胞

D. 可分泌多种细胞因子参与免疫应答

E. 是抗原提呈能力最强的专职性 APC

15. 巨噬细胞不具备的作用是：

A. 吞噬作用

B. 胞饮作用

C. FcR 介导的胞吞作用

D. 抗原特异性识别受体介导的胞吞作用

E. 补体受体介导的胞吞作用

16. B 细胞与其他 APC 显著的区别是：

A. 通过胞饮摄取抗原

B. 具有很强的摄取抗原能力

C. 浓集结合低浓度可溶性抗原

D. 通过 FcR 摄取抗原抗体复合物

E. 刺激初始 T 细胞活化

17. B 细胞摄取抗原的方式有：

A. 非特异性吞噬 Ag   B. 非特异性吞饮 Ag   C. mIg 特异性结合 Ag

D. 上列 B 和 C 两项   E. 上列 A、B 和 C 三项

18. 内源性抗原在细胞内消化降解的部位是：

A. 初级溶酶体   B. 内体溶酶体   C. 内质网

D. 蛋白酶体   E. MHC Ⅱ类分子腔室

19. 巨噬细胞内加工处理外源性抗原的主要场所是：

A. 内体   B. 蛋白酶体   C. 初级溶酶体

D. 内体溶酶体   E. MHC Ⅱ类分子腔室

20. 与外源性抗原提呈无关的分子是：

A. MHC Ⅱ类分子   B. 溶酶体   C. 蛋白酶体

D. Ii   E. CLIP

21. 与内源性抗原提呈无关的分子是：

A. MHC I 类分子
B. PSMB8
C. TAP

D. 蛋白酶体
E. MHC II 类分子腔室

22. 参与外源性抗原加工提呈的分子是：

A. TAP
B. PSMB8
C. Ii

D. MHC I 类分子
E. HLA-E

23. 与内源性抗原加工提呈密切相关的分子是：

A. MHC II 类分子
B. CD4 分子
C. mIg

D. FcγR
E. β_{2m}

24. 能与 MHC II 类分子抗原结合槽结合的是：

A. HLA-DM
B. CD4 分子
C. CD8 分子

D. Ii
E. 脂类抗原

25. 内源性肽与 MHC 分子结合的部位是：

A. 蛋白酶体
B. MHC II 类分子腔室
C. 高尔基体

D. 细胞质
E. 内质网

26. DC 处理加工提呈外源性抗原的过程不包括：

A. 内体形成
B. 内体溶酶体形成
C. 抗原的降解

D. 抗原在内质网中加工修饰
E. Ii 的降解

27. APC 不具备的作用是：

A. 降解抗原为小分子抗原多肽

B. 形成抗原肽-MHC 分子复合物

C. 分泌细胞因了参与免疫应答

D. 为 B 细胞活化提供第二信号

E. 诱导 T 细胞的耐受

28. 主要在再次体液免疫中发挥抗原提呈作用的细胞是：

A. 巨噬细胞
B. DC
C. B 细胞

D. NK 细胞
E. 内皮细胞

29. 关于抗原提呈，下列说法错误的是：

A. 所有有核细胞均能提呈内源性抗原

B. 外源性抗原不能通过 MHC I 类分子途径被提呈

C. 内源性抗原通过 MHC I 类分子途径被提呈

D. 外源性抗原通过 MHC II 类分子途径提呈给 $CD4^+$ T 细胞

E. 脂类抗原可以经 CD1 分子途径提呈

30. 关于 CD1 分子途径的叙述，错误的是：

A. 与 MHC I 类分子相似，CD1 分子与 β_{2m} 形成异二聚体

B. 只对外源性脂类抗原发挥提呈功能

C. 没有明显的抗原加工处理过程

D. 可参与对于病原微生物的适应性免疫应答

E. 可将脂类抗原提呈给 NKT 细胞以参与固有免疫应答

X 型题

1. 关于 DC 的叙述，正确的是：

A. 功能最强的 APC   B. 能显著刺激初始 T 细胞   C. 可以提呈脂类抗原

D. 均来源于髓样干细胞   E. 不参与诱导免疫耐受

2. Ii 的主要功能包括：

A. 促进 MHC Ⅱ类分子二聚体形成

B. 降解外源性抗原

C. 促进 MHC Ⅱ类分子在细胞内的转运

D. 阻止 MHC Ⅱ类分子在内质网与内源性肽的结合

E. 降解内源性抗原

3. 能与 MHC Ⅱ类分子结合的分子是：

A. CD4   B. CD8   C. CLIP   D. Ii   E. β_{2m}

4. 并指状 DC 高表达的膜分子包括：

A. MHC Ⅰ类分子   B. MHC Ⅱ类分子   C. FcγR

D. PRR   E. CD80

5. 可在巨噬细胞内体溶酶体中被降解的抗原是：

A. 吞噬的细菌

B. 脱落的肿瘤抗原

C. FcγR 介导内吞的蛋白质

D. 病毒感染细胞所产生的病毒蛋白

E. 吞噬的病毒

6. 树突状细胞处理内源性抗原的特点是：

A. 处理为 8～12 个氨基酸残基的肽段

B. 处理后的抗原与 MHC Ⅰ类分子结合形成复合物

C. 处理后的抗原与 MHC Ⅱ类分子结合形成复合物

D. 在内体溶酶体内降解抗原

E. 提呈给 CD4$^+$ T 细胞

7. 关于 B 细胞的提呈功能，正确的说法是：

A. 主要提呈可溶性抗原

B. 只有活化的 B 细胞才有抗原提呈功能

C. 是再次免疫应答中的主要 APC

D. 无吞噬功能

E. 当抗原浓度较低时，其抗原提呈功能更为重要

8. 下列分子中参与内源性抗原提呈的有：

A. MHC 分子   B. CLIP   C. TAP

D. PSMB   E. Ii

9. 下列分子中参与外源性抗原提呈的有：

A. MHC 分子   B. CLIP   C. TAP

D. PSMB   E. Ii

10. 参与 DC 摄取抗原的分子有：

A. 特异性抗原受体   B. FcR   C. PRR

D. CR   E. CKR

11. 关于抗原提呈的叙述，正确的有：

A. APC 将抗原降解成抗原多肽

B. 表达于 APC 表面的 MHC II 类分子和抗原肽形成复合物

C. 内源性抗原肽主要经 MHC I 类分子途径提呈给 $CD8^+$ T 细胞

D. 外源性抗原肽主要经 MHC II 类分子途径提呈给 $CD4^+$ T 细胞

E. 脂类分子主要经 CD1 分子途径提呈给 $CD4^+$ T 细胞

三、问答题

1. 列表比较非成熟 DC 和成熟 DC 的特点。

2. 简述抗原提呈的 MHC I 类分子途径。

3. 简述抗原提呈的 MHC II 类分子途径。

4. Ii 链的主要功能是什么？

【参 考 答 案】

一、名词解释

1. 抗原提呈细胞（APC）：指能够加工、处理抗原并将抗原信息提呈给 T 淋巴细胞的一类细胞。专职性 APC 包括 DC、巨噬细胞和 B 细胞三种。

2. 树突状细胞（DC）：是目前所知的功能最强的 APC，能够显著刺激初始 T 细胞增殖，是机体适应性 T 细胞免疫应答的始动者。

3. 并指状 DC（IDC）：属于成熟 DC，存在于外周淋巴组织的 T 细胞区，高表达 MHC I 类分子和 MHC II 类分子，是在启动和激发初次免疫应答中起主要作用的 APC。

4. 抗原处理：APC 将胞质内自身产生的内源性抗原或摄取胞内的外源性抗原降解并加工处理成一定大小的多肽片段，使多肽适合与 MHC 分子结合，然后以抗原肽-MHC 复合物的形式表达于 APC 表面，此过程统称为抗原处理。

5. 抗原提呈：在 APC 与 T 细胞接触的过程中，表达于 APC 表面的抗原肽-MHC 复合物被 T 细胞识别，将抗原信息提呈给 T 细胞，此过程统称为抗原提呈。

6. 外源性抗原：指来源于 APC 之外的抗原，如被吞噬的细胞、细菌、蛋白质抗原等。

7. 内源性抗原：指细胞（靶细胞）内合成的抗原，如被病毒感染的细胞合成的病毒蛋白、肿瘤细胞内合成的肿瘤抗原和某些胞内的自身成分等。

8. 蛋白酶体：蛋白酶体是胞内一种大分子蛋白水解酶复合体，完整的抗原（包括自身抗原）在细胞质中合成以后，能降解内源性抗原为 6～30 个氨基酸残基组成的多肽片段。其中最主要的有酶活性的组分是 PSMB8 和 PSMB9。

9. 抗原加工相关转运物（TAP）：即存在于内质网表面，由两个亚单位 TAP1 和 TAP2 组成的异二聚体，降解成的内源性抗原肽依赖于 TAP 形成的孔道选择性地主动转运到内质网腔内。

10. 交叉提呈：指 APC 能够将外源性抗原摄取、加工和处理并通过 MHC Ⅰ类分子途径提呈给 CD8$^+$T 细胞，而内源性抗原在某些情况下也能通过 MHC Ⅱ类分子途径提呈给 CD4$^+$T 细胞。但是交叉提呈不是抗原提呈的主要方式。

二、选择题
A 型题

1. C　2. C　3. C　4. B　5. B　6. D　7. C　8. C　9. B　10. B　11. B　12. E　13. C　14. E　15. D　16. C　17. D　18. D　19. D　20. C　21. E　22. C　23. E　24. D　25. E　26. D　27. D　28. C　29. B　30. B

X 型题

1. ABC　2. ACD　3. ACD　4. ABE　5. ABCE　6. AB　7. ABCDE　8. ACD　9. ABE　10. BCD　11. ACD

三、问答题

1. 答：非成熟 DC 与成熟 DC 的特点比较

特 点	非成熟 DC	成熟 DC
Fc 受体的表达	++	−/+
甘露糖受体的表达	++	−/+
MHC Ⅱ类分子的表达		
半衰期	约 10h	大于 100h
细胞膜表面数目	约 10^6	约 $7×10^6$
协同刺激分子的表达	−/+	++
抗原摄取、加工和处理的能力	++	−/+
抗原提呈的能力	−/+	++
迁移的倾向性	炎症组织	外周淋巴组织
主要功能	摄取、加工和处理抗原	提呈抗原

2. 答：内源性抗原通过 MHC Ⅰ类分子途径加工处理与提呈，所有有核细胞均能通过此途径加工处理和提呈抗原。

（1）内源性抗原的加工、处理与转运：完整的抗原（包括自身抗原）在细胞质中合成以后，在胞质内以 PSMB8 和 PSMB9 为中心的蛋白酶体的作用下降解为多肽片段，然后经 TAP 选择适合与 MHC Ⅰ类分子结合的含 8～12 个氨基酸的抗原肽，转运到内质网腔内。

（2）MHC Ⅰ类分子的生成与组装：MHC Ⅰ类分子 α 链在内质网合成后，和 $β_{2m}$ 组装成完整的 MHC Ⅰ类分子。

（3）抗原肽-MHC Ⅰ类分子复合物的形成与多肽的提呈：MHC Ⅰ类分子的抗原肽

结合槽与已经存在的 8~12 个氨基酸的抗原肽双向选择，形成稳定的抗原肽-MHC I 类分子复合物，经高尔基体转运至细胞膜上，提呈给 CD8$^+$T 细胞。

3. 答：外源性抗原主要通过 APC 的 MHC II 类分子途径加工与提呈。

（1）外源性抗原的加工处理：外源性抗原被 APC 识别、摄入后，形成内体，然后内体转运至溶酶体或与之融合为内体/溶酶体。在内体、内体/溶酶体的酸性环境下，多种蛋白酶水解抗原为含有 10~30 个氨基酸残基的短肽。

（2）MHC II 类分子的合成与转运：在内质网新合成的 α 链与 β 链折叠成二聚体后，与 Ii 的辅助分子结合形成（αβIi）$_3$ 九聚体；然后在 Ii 链的引导下，MHC II 类分子经高尔基体由内质网转运到内体/溶酶体，形成 M II C。

（3）抗原肽-MHC II 类分子复合物的形成和抗原多肽的提呈：在 M II C 的酸性环境下，Ii 链被蛋白酶所降解，仅在 MHC II 类分子的抗原结合槽内留有一小片段（CLIP）。随后，在 HLA-DM 分子作用下，CLIP 与抗原肽结合槽解离，MHC II 类分子得以和 M II C 内已经存在的外源性抗原多肽结合，形成稳定的抗原肽-MHC II 类分子复合物，转运至细胞膜表面，供 CD4$^+$T 细胞识别。

4. 答：在内质网新合成的 α 链与 β 链折叠成二聚体后，与 Ii 结合形成（αβIi）$_3$ 九聚体；然后在 Ii 链的引导下，MHC II 类分子经高尔基体由内质网转运到内体/溶酶体，形成 M II C。Ii 的主要功能是：①促进 MHC II 类分子的组装；②组织 MHC II 类分子和内质网中的内源性多肽结合；③促进 MHC II 类分子在细胞内的转运。

（马 群）

第十二章 T淋巴细胞介导的细胞免疫应答

【教材精要与重点提示】

T淋巴细胞介导的免疫应答也称细胞免疫应答，可分为三个阶段：①T细胞特异性识别抗原阶段；②T细胞活化、增殖和分化阶段；③效应性T细胞的产生及效应阶段。

初始T细胞表面的TCR与APC表面的抗原肽-MHC分子复合物特异性结合后，在其他辅助因素的作用下，可活化、增殖并分化为效应T细胞，执行对抗原的清除。

第一节 T细胞对抗原的识别

初始T细胞表面的TCR与APC表面的抗原肽-MHC分子复合物特异性结合称为抗原识别，它是T细胞特异活化的第一步。TCR在特异性识别APC所提呈的抗原肽的过程中，必须同时识别与抗原多肽形成复合物的MHC分子，是为MHC限制性。

一、APC向T细胞提呈抗原的过程

外源性抗原（如细菌等）经APC加工处理，以抗原肽-MHCⅡ类分子复合物的形式表达于APC表面，由$CD4^+$Th细胞识别；内源性抗原（如病毒感染细胞合成的病毒蛋白等）经APC加工处理，以抗原肽-MHCⅠ类分子复合物的形式表达于APC表面，由$CD8^+$T细胞识别。

二、APC与T细胞的相互作用

（一）T细胞与APC的非特异性结合

初始T细胞表面的黏附分子（LFA-1、CD2）与APC表面的相应配体（ICAM-1、LFA-3）结合，是TCR特异性识别抗原的前提。该种结合可逆而短暂。

（二）T细胞与APC的特异性结合

T细胞表面CD4和CD8分子可分别与MHCⅡ类分子、MHCⅠ类分子结合，增强TCR与抗原肽-MHC分子复合物结合的亲和力。T细胞与APC间共刺激分子对的结合，可为T细胞进一步活化提供协同刺激信号。

APC和T细胞相互接触部位聚集着一组TCR，其周围是一圈黏附分子，这一特殊结构称为免疫突触。免疫突触有助于增强TCR与抗原肽-MHC分子复合物相互作用的亲和力、促进T细胞信号转导分子的相互作用等。

第二节　T 细胞的活化增殖和分化

一、T 细胞活化涉及的分子

T 细胞的完全活化有赖于双信号和细胞因子的作用。

（一）T 细胞活化的第一信号

T 细胞表面的 TCR 与抗原肽-MHC 分子复合物间的特异性结合启动抗原识别信号（第一信号）。CD3 和辅助受体（CD4 或 CD8）分子的胞质段尾部聚集，激活酪氨酸激酶，CD3 分子胞质区的 ITAM 磷酸化，启动激酶活化的级联反应。

（二）T 细胞活化的第二信号

APC 上的协同刺激分子 B7、VCAM-1、ICAM-1 和 LFA-3，与 T 细胞表面的相应协同刺激受体 CD28、VLA-4、LFA-1 和 CD2 的结合为 T 细胞充分活化提供第二信号。

CD28/B7 是重要的共刺激分子，其主要作用是促进 IL-2 基因转录和稳定 IL-2 mRNA 而促进 IL-2 的合成。如果 T 细胞缺乏第二信号，可导致 T 细胞无能。

激活后的 T 细胞表达 CTLA-4，它与 CD28 分子高度同源，其配体也是 B7 分子。但它的作用与 CD28 相反，转导抑制信号，从而限制 T 细胞应答在一定范围。

（三）细胞因子促进 T 细胞充分活化

活化的 APC 和 T 细胞可分泌 IL-1、IL-2、IL-6，细胞因子在 T 细胞激活中发挥重要作用。

二、T 细胞活化的信号转导途径

参与 T 细胞活化早期的 PTK 主要有 $p56^{Lck}$、$p59^{fyn}$ 及 ZAP-70 等。当受体交联时，有关的膜蛋白 CD3、CD4/CD8 分子的在胞浆尾部聚集，$p56^{Lck}$ 和 $p59^{fyn}$ 使带有酪氨酸的蛋白发生磷酸化而活化，将活化信号传递给下游的其他分子。

TCR 活化信号转导的主要途径有两条：PLC-γ 活化途径和 MAP 激酶活化途径。

（一）PLC-γ 活化途径

T 细胞活化信号传向胞内时，CD3 分子胞质区 ITAM 被 PTK 催化而发生磷酸化，结合 ZAP-70 分子，CD4 分子偶联的 $p56^{Lck}$ 使 ZAP-70 发生磷酸化而活化，活化的 ZAP-70 使接头蛋白（LAT 或 SLP-76）发生磷酸化，它们结合磷脂酶 C-γ（PLC-γ）并使之活化，活化的 PLC-γ 裂解细胞膜上的磷脂酰肌醇二磷酸（PIP2），产生两个重要的信息分子——三磷酸肌醇（IP3）和甘油二酯（DAG），开通两个信号转导通路：IP3 开放胞膜 Ca^{2+} 通道，使 Ca^{2+} 流入胞内，并开放 Ca^{2+} 储备，增高的 Ca^{2+} 激活钙调磷酸酶，使转录因子 NFAT 去磷酸化而活化，由胞质转位到核内，活化相应的靶基因；DAG 可活化蛋白激酶 C（PKC），由 PKC 活化转录因子 NF-κB，转位至核内，活化相应的靶基因。

（二）MAP 激酶活化途径

ZAP-70 活化后也可经 Ras 活化丝裂原蛋白激酶（MAP 激酶）级联反应。

三、T 细胞活化信号涉及的靶基因

TCR 活化信号通过 PLC-γ 途径和 Ras-MAP 激酶途径，最终使 T 细胞内的转录因子 NFAT、NF-κB、AP-1 等转入细胞核内，并转位到 T 细胞效应分子编码基因的调控区部分，增强启动子的活性，促使某些基因（如 IL-2 等）开始转录。

四、抗原特异性 T 细胞克隆性增殖和分化

多种细胞因子参与 T 细胞增殖和分化过程，其中最重要的是 IL-2，激活的 T 细胞可高表达高亲和力的 IL-2R 并分泌 IL-2，通过自分泌和旁分泌作用，介导 T 细胞增殖和分化，IL-4、IL-6、IL-7、IL-10、IL-12、IL-15、IL-18、IL-23、IFN-γ 等细胞因子也在 T 细胞增殖和分化过程中发挥重要作用。T 细胞经迅速增殖后，定向分化为效应性 T 细胞。

1. CD4⁺ T 细胞的增殖和分化　Th 细胞的分化方向是由局部微环境中的细胞因子决定的。IL-12 和 IFN-γ 等细胞因子可促进 Th1 细胞的形成，而 IL-4 等细胞因子可促进 Th2 细胞的形成。Th1 细胞主要介导细胞免疫应答，Th2 细胞主要介导体液免疫应答。

2. CD8⁺ T 细胞的增殖和分化　初始 CD8⁺ T 细胞的激活有两种方式。第一种方式是 Th 细胞依赖性的，CD8⁺ T 细胞作用的靶细胞一般低表达或不表达协同刺激分子，不能有效激活 CD8⁺ T 细胞，需要 APC 和 CD4⁺ T 细胞的辅助。第二种方式为 Th 细胞非依赖性的，主要指高表达协同刺激分子的病毒感染 DC，无需 Th 细胞辅助而直接刺激 CD8⁺ T 细胞合成 IL-2，促使 CD8⁺ T 细胞自身增殖并分化为细胞毒性 T 细胞。

第三节　T 细胞的效应功能

一、Th 细胞的效应

（一）Th1 细胞的生物学活性

1. Th1 细胞对巨噬细胞的作用　Th1 细胞可分泌多种细胞因子，通过多途径作用于巨噬细胞。①激活巨噬细胞：CD4⁺ Th1 细胞通过释放 IFN-γ 等细胞因子和细胞膜上表达的 CD40L，以激活巨噬细胞。②诱生并募集巨噬细胞：Th1 细胞可产生 IL-3 及 GM-CSF，它可刺激骨髓产生新的巨噬细胞。Th1 细胞分泌 TNF-α、LT-α 和 MCP-1 等，可使发生炎症部位的血管内皮细胞黏附分子表达增加，而使单核细胞和淋巴细胞黏附其表面，并募集到感染灶。

2. 对淋巴细胞的作用　Th1 细胞产生 IL-2 等细胞因子，可促进 Th1 细胞、Th2 细胞、CTL 和 NK 细胞的活化与增殖，放大免疫效应。Th1 细胞分泌的 IFN-γ 可辅助 B 细胞产生调理性抗体。

3. Th1细胞对中性粒细胞的作用 Th1细胞产生TNF-α和TNF-β等细胞因子，可活化中性粒细胞。

（二）Th2细胞的生物学活性

1. 辅助体液免疫应答 Th2细胞通过产生IL-4、5、10、13等细胞因子，促进B细胞增殖和分化为浆细胞，产生抗体。

2. 参与超敏反应性炎症 Th2细胞分泌的细胞因子可激活肥大细胞、嗜碱性粒细胞和嗜酸性粒细胞。

（三）Th17细胞的生物学活性

通过分泌IL-17，刺激上皮细胞、内皮细胞、成纤维细胞和巨噬细胞等分泌多种细胞因子：①分泌IL-8、MCP-1等趋化因子，趋化和募集中性粒细胞及单核细胞；②分泌G-CSF和GM-CSF，刺激骨髓产生更多的髓样细胞；③分泌IL-1、IL-6、TNF-α和PGE2等诱导局部炎症。

二、CTL细胞的效应

CTL主要杀伤细胞内寄生病原体的宿主细胞和肿瘤细胞。CTL可高效特异性地杀伤靶细胞，而不损伤正常细胞。

（一）效-靶细胞结合

效应性CTL可表达黏附分子（如LFA-1、CD2等），有效结合表达相应受体（ICAM-1、LFA-3等）的靶细胞，并且TCR识别特异性抗原后可增强效-靶细胞表面黏附分子与配体的亲和力，使细胞接触部位形成狭小空间，保证CTL选择性杀伤所接触的靶细胞。

（二）CTL的极化

CTL的TCR识别靶细胞表面抗原肽-MHC I类分子复合物后，TCR及辅助受体向效-靶细胞接触部位聚集，导致CTL细胞内某些细胞器（如肌动蛋白、微管、高尔基复合体及胞质颗粒等）向接触部位重新排列和分布，保证CTL分泌的效应分子有效作用于所接触的靶细胞。

（三）致死性攻击

1. 穿孔素/颗粒酶途径 穿孔素是贮存于胞浆颗粒中的细胞毒素，可在靶细胞膜上穿孔，导致靶细胞在数分钟内迅速溶解。颗粒酶属丝氨酸蛋白酶，随CTL脱颗粒而出胞，循穿孔素在靶细胞膜上所形成的孔道进入靶细胞，激活凋亡相关的酶系统而介导靶细胞的凋亡。

2. Fas/FasL途径 效应性CTL可表达FasL，并分泌TNF-α、LT-α，与靶细胞表面Fas和TNF受体结合后，诱导靶细胞凋亡。

三、记忆性T细胞

记忆性T细胞是指对特异性抗原有记忆能力、寿命较长的T淋巴细胞。Tm细胞与初始 T 细胞表达不同的 CD45 异构体，Tm 细胞为 CD45RA$^-$ CD45RO$^+$，初始 T 细胞为 CD45RA$^+$ CD45RO$^-$。Tm 细胞在活化时对协同刺激信号的依赖性较低，对细胞因子的敏感性更强。免疫记忆可产生更快、更强、更有效的再次免疫应答。

【测　试　题】

一、名词解释

1. 协同刺激信号（costimulatory signal）

2. 免疫突触（immunological synapse）

3. 记忆性 T 细胞（memory T cell，Tm）

4. 穿孔素（perforin）

5. 颗粒酶（granzyme）

6. CTL 极化（polarization of CTL）

7. T 细胞无能（anergy）

8. 细胞免疫应答（cellular immune response）

9. Fas/FasL

10. MHC 限制性（MHC restriction）

二、选择题

A 型题

1. 关于初始 T 细胞不正确的是：

A. 未与抗原接触的成熟 T 细胞

B. 参与淋巴细胞再循环

C. 在胸腺内发育成熟

D. 表达 CD45RA$^+$ CD45RO$^-$

E. 表达高亲和力 IL-2 受体的 T 细胞

2. TCR 识别抗原的特点是：

A. TCR 可识别天然的抗原或抗原肽-MHC 分子复合物

B. TCR 可识别游离的抗原肽

C. TCR 只能识别抗原肽-MHC 分子复合物

D. TCR 可识别抗原分子中的构象决定基

E. TCR 只能识别天然抗原

3. CD4$^+$ T 细胞活化提供第二信号最重要的一对膜分子是：

A. CD40 与 CD40L　　　B. CD4 与 MHCⅡ类分子　　C. CD28 与 B7

D. CD2 与 LFA-3　　　　E. LFA-1 与 ICAM-Ⅰ

4. T 细胞抗原识别受体识别抗原后，传递刺激信号的分子是：

A. CD2　　　　　　　　B. CD3　　　　　　　　　C. CD4

D. CD8　　　　　　　　E. CD79a/CD79b

5. 与 CD3 分子相连的蛋白酪氨酸激酶是：

A. Lck　　　B. Fyn　　　C. Syk　　　D. ZAP-70　　E. Blk

6. 与 CD4 或 CD8 分子相连的蛋白酪氨酸激酶是：

A. Lck　　　B. Fyn　　　C. Syk　　　D. ZAP-70　　E. Blk

7. 胞浆内含有 ITAM 结构的分子为：

A. TCR　　　B. CD3　　　C. CD4　　　D. Fyn　　　E. ZAP-70

8. 以下哪项不是 Th 细胞活化的表现：

A. 分泌多种细胞因子　　　B. 表达多种细胞因子受体　　C. 表达 CD40L

D. 表达 IgM、IgD 分子　　E. 表达 FasL

9. 特异性细胞免疫的效应细胞是：

A. Th1 细胞和 Th2 细胞　　B. Th1 细胞和 Th0 细胞

C. Th1 细胞和 CTL 细胞　　D. Th2 细胞和 CTL 细胞

E. Th2 细胞和 Th0 细胞

10. 与 T 细胞克隆扩增关系最密切的细胞因子是：

A. IL-2　　B. IL-4　　C. IL-5　　D. IL-6　　E. IL-10

11. $CD4^+Th1$ 在炎症反应中最重要的作用是：

A. 活化 NK 细胞　　　B. 活化 Th2 细胞　　　C. 活化巨噬细胞

D. 活化嗜酸性粒细胞　　E. 活化肥大细胞

12. Th1 产生的对巨噬细胞活化起重要作用的细胞因子是：

A. IFN-γ　　B. TNF-A　　C. IL-2　　D. IL-3　　E. GM-CSF

13. 对肿瘤细胞具有特异性杀伤作用的细胞是：

A. 巨噬细胞　　　B. 中性粒细胞　　　C. B 细胞

D. NK 细胞　　　E. CTL 细胞

14. Th1 对 Tc 细胞的辅助作用是：

A. 协助传递第一信号

B. 分泌细胞因子，促进 CTL 的增殖、分化

C. 促进 CTL 表面 MHC Ⅱ类分子的表达

D. 促进 CTL 表面 MHC Ⅰ类分子的表达

E. 促进 CTL 释放穿孔素

15. $CD4^+Th1$ 细胞不产生下列哪种细胞因子：

A. IL-2　　B. IL-4　　C. IFN-γ　　D. TNF　　E. GM-CSF

16. 穿孔素分子不具有下列哪项特点：

A. 与补体成分 C9 分子作用相似

B. 可在靶细胞膜上聚合成孔道样结构

C. 存在于 Tc 细胞的胞浆颗粒中

D. 可使靶细胞发生溶解

E. 可使靶细胞发生凋亡

17. Tc 细胞杀伤靶细胞的特点是：

A. 作用无特异性　　　　　B. 受 MHC Ⅰ类分子限制　　C. 不需抗原刺激

D. 不需细胞因子参与　　　E. 无需细胞直接接触

18. 细胞间相互作用不受 MHC 限制的是:

A. CTL 细胞与肿瘤细胞　　B. 活化巨噬细胞与肿瘤细胞　C. Th 细胞与 B 细胞

D. 树突状细胞与 Th 细胞　　E. 巨噬细胞与 Th 细胞

X 型题

1. 下列膜分子中,属协同刺激分子的是:

A. B7　　　　B. CD4　　　　C. LFA-3　　　D. CD8　　　　E. ICMA-1

2. Th 细胞表面的协同刺激分子有:

A. CD4　　　　B. CD2　　　　C. LFA-1　　　D. TCR　　　　E. CD28

3. Th2 细胞活化后产生的细胞因子有:

A. IL-2　　　　B. IL-4　　　　C. IL-5　　　　D. IFN-γ　　　E. IL-10

4. 参与 T 细胞活化早期的 PTK 有:

A. Lck　　　　B. Fyn　　　　C. ZAP-70　　　D. Syk　　　　E. Blk

5. TCR 活化信号胞内转导的主要途径包括:

A. TCR 受体交联　　　　B. PTK 活化　　　　　　　C. PLC 活化

D. MAP 激酶活化　　　　E. 转录因子活化

6. 活化的 PLC-γ 裂解 PIP2 后,产生的第二信使分子是:

A. PKC　　　　B. IP3　　　　C. PTK　　　　D. DAG　　　　E. NFAT

7. T 细胞转录因子包括:

A. IP3　　　　B. NF-B　　　　C. NFAT　　　　D. AP-1　　　　E. DAG

8. Th1 细胞激活巨噬细胞的主要作用方式:

A. 分泌 IFN-γ,与巨噬细胞表面相应受体结合

B. 分泌 IL-2,与巨噬细胞表面相应受体结合

C. 表达 FasL,与巨噬细胞表面 Fas 作用

D. 分泌 TNF,与巨噬细胞表面相应受体结合

E. 表达 CD40L,与巨噬细胞表面的 CD40 作用

9. CD4$^+$ Th1 细胞的主要生物学作用是:

A. 表达 CD40L,激活巨噬细胞

B. 表达 FasL,诱导靶细胞凋亡

C. 分泌 TNF,促进血管内皮细胞黏附分子表达

D. 分泌 IFN-γ,激活巨噬细胞

E. 释放穿孔素和颗粒酶,杀伤靶细胞

10. 通过表达 FasL 诱导靶细胞凋亡的细胞是:

A. 活化巨噬细胞　　　　B. 活化 Th1 细胞　　　　　C. 活化 B 细胞

D. 活化 Th2 细胞　　　　E. 效应 Tc 细胞

11. 细胞间相互作用受 MHC 限制的是:

A. CTL 细胞与肿瘤细胞　　B. 活化巨噬细胞与肿瘤细胞　C. Th 细胞与 B 细胞

D. NK 细胞与肿瘤细胞　　　　E. 巨噬细胞与 Th 细胞

12. 关于 Th17 细胞的特点正确的是：

A. 表达 CD4 并分泌 IL-17

B. 人的 Th17 由 IL-1 和 IL-6 诱导 Th0 分化而来

C. 刺激上皮细胞等分泌多种细胞因子

D. 刺激上皮细胞等分泌防御素

E. 参与炎症、感染性疾病和自身免疫病的发生

13. 分泌穿孔素产生细胞毒作用的细胞是：

A. 效应 Tc 细胞　　　　　　B. NK 细胞　　　　　　　C. 活化巨噬细胞

D. 活化 $CD4^+$ Th1 细胞　　E. 活化 $CD4^+$ Th2 细胞

14. 活化 Th1 分泌的细胞因子主要包括：

A. IL-2　　　B. IL-4　　　C. IL-10　　　D. IL-6　　　E. IFN-γ

15. 效应 Tc 细胞杀伤靶细胞的主要机制：

A. 可释放颗粒酶　　　　　　B. 可释放穿孔素　　　　　C. 可表达 FasL

D. 可分泌 TNF　　　　　　　E. 可分泌 IFN-γ

16. 具有非特异性抗肿瘤作用的免疫细胞是：

A. 活化巨噬细胞　　　　　　B. NK 细胞　　　　　　　C. 活化 Th1 细胞

D. 活化 Th2 细胞　　　　　　E. 效应 Tc 细胞

17. 下列有关记忆性 T 细胞的说法正确的是：

A. 是对特异性抗原有记忆能力的细胞

B. 寿命较初始 T 细胞长

C. 表型为（$CD45RA^+$、$CD45RO^-$）

D. 比初始 T 细胞易于激活

E. 对协同刺激信号的依赖性较低

18. Th2 分泌细胞因子可参与：

A. 活化巨噬细胞　　　　　　B. 活化肥大细胞　　　　　C. 活化嗜碱性粒细胞

D. 活化嗜酸性粒细胞　　　　E. 促进 B 细胞的增殖和分化

三、问答题

1. T 细胞识别抗原有何特点？

2. T 细胞充分活化需要哪些条件？

3. 简述 T 淋巴细胞胞内信号转导途径。

4. $CD4^+$ Th1 细胞和巨噬细胞之间是如何相互作用的？

5. 初始 $CD8^+$ T 细胞是如何被激活的？

6. 简述效应 Tc 细胞杀伤靶细胞的过程和机制。

7. 简述 Th17 细胞的生物学特征。

【参 考 答 案】

一、名词解释

1. 协同刺激信号：即第二信号，由抗原提呈细胞表面协同刺激分子与淋巴细胞表面协同刺激分子受体结合、相互作用后产生，如 B7/CD28 等。

2. 免疫突触：指 APC 和 T 细胞相互作用过程中，在细胞与细胞接触部位形成的多种跨膜分子聚合的一个特殊结构。此结构有助于增强 TCR 与抗原肽-MHC 分子复合物相互作用的亲和力、促进 T 细胞信号转导分子的相互作用等。

3. 记忆性 T 细胞（Tm）：是指对特异性抗原有记忆能力、寿命较长的 T 淋巴细胞，表达 CD45RA⁻、CD45RO⁺，比初始 T 细胞更易激活。

4. 穿孔素：是效应 Tc 细胞识别抗原活化后而释放的胞浆内的一种细胞毒素，可在靶细胞膜上穿孔，导致靶细胞发生渗透性溶解。

5. 颗粒酶：是 CTL 或 NK 细胞激活后而释放的胞浆内的一种细胞毒素，属丝氨酸蛋白酶。进入靶细胞后，可激活凋亡相关的酶系统而介导靶细胞的凋亡。

6. CTL 极化：CTL 的 TCR 与靶细胞表面抗原肽-MHC-Ⅰ类分子复合物特异性结合后，TCR 与共受体向效-靶细胞接触部位聚集，导致 CTL 内骨架系统（如肌动蛋白、微管）、高尔基复合体及胞质颗粒等均向效-靶细胞接触部位重新排列和分布，此即 CTL 极化。

7. T 细胞无能：T 细胞的活化需要双信号，其中协同刺激信号的主要作用是促进 IL-2 合成。如缺乏第二信号，IL-2 合成受阻，则抗原刺激非但不能激活特异性 T 细胞，反而导致 T 细胞不能活化和扩增，即 T 细胞无能。

8. 细胞免疫应答：免疫细胞发挥清除和破坏抗原物质（如病毒感染的细胞、肿瘤细胞、移植细胞等）的效应。

9. Fas/FasL：前者是死亡受体，后者是死亡配体。如 Tc 细胞高表达 FasL，其与靶细胞表面的 Fas 结合，可介导靶细胞凋亡。

10. MHC 限制性：TCR 特异性识别 APC 所提呈的抗原肽的过程中，必须同时识别与抗原多肽形成复合物的 MHC 分子，称为 MHC 限制性。

二、选择题

A 型题

1. E　2. C　3. C　4. B　5. B　6. A　7. B　8. D　9. C　10. A　11. C　12. A　13. E　14. B　15. B　16. E　17. B　18. B

X 型题

1. ACE　2. BCE　3. BCE　4. ABC　5. CD　6. BD　7. BCD　8. AE　9. ACD　10. E　11. ACE　12. ABCDE　13. AB　14. AE　15. ABCD　16. AB　17. ABDE　18. BCDE

三、问答题

1. 答：T细胞识别抗原的特点如下。

（1）T细胞不能识别天然的抗原，只能识别APC表面的抗原肽-MHC分子复合物。

（2）TCR特异性识别APC所提呈的抗原肽的过程中，必须同时识别与抗原多肽形成复合物的MHC分子，称之为MHC限制性。

2. 答：T细胞的充分活化有赖于双信号和细胞因子的作用。

（1）T细胞活化的第一信号来自其表面的TCR与抗原肽-MHC分子复合物间的特异性结合。

（2）T细胞活化的第二信号来自协同刺激分子。CD28/B7是重要的共刺激分子。

（3）还有赖于多种细胞因子的参与，如IL-1、IL-2、IL-4、IL-12等。

3. 答：T淋巴细胞抗原受体（TCR）识别抗原后，使膜受体发生交联，活化胞内酶——蛋白酪氨酸激酶（PTK），包括p59^{fyn}、p56^{Lck}和ZAP-70等，随后活化信号继续向胞内转导，包括以下两个途径。

（1）PLC-γ活化途径：活化的ZAP-70使接头蛋白（LAT、SLP-76）磷酸化，它们与含有SH2功能区的磷脂酶C-γ（PLC-γ）结合，使之活化。当PLC-γ上的酪氨酸被磷酸化而使其活化后，它就可裂解细胞膜上的磷酯酰肌醇二磷酸（PIP2），产生两个重要的信息分子，开通两个信号转导通路。①三磷酸肌醇（IP3）开放胞膜Ca^{2+}通道，使Ca^{2+}流入胞内，并开放胞内钙储备，释放Ca^{2+}。胞浆Ca^{2+}浓度升高使胞浆内钙调磷酸酶活化，它使转录因子NFAT去磷酸根，而由胞浆转位到核内。②甘油二酯（DAG）在胞膜内面结合并活化蛋白激酶C（PKC），由PKC活化转录因子NF-κB，使它转位至核内，将活化信号传至细胞核。

（2）MAPK活化途径：激活的ZAP-70使接头蛋白LAT和SLP-76发生磷酸化，再激活生长结合蛋白-2（Grb-2）和鸟苷酸交换因子（Sos），在鸟嘌呤核苷酸交换因子（GEF）的作用下，无活性的Ras-GDP转变为有活性的Ras-GTP，激活的Ras结合Raf，再由Raf经级联反应激活MAPK，导致转录因子活化，进入细胞核，调节靶基因。

4. 答：CD4$^+$Th1细胞和巨噬细胞之间的相互作用主要表现在以下几个方面。

（1）Th1效应细胞对巨噬细胞的作用：Th1细胞可产生多种细胞因子，通过多途径作用于巨噬细胞。①激活巨噬细胞：CD4$^+$Th1细胞通过释放细胞因子如IFN-γ等，以及Th1细胞与巨噬细胞之间通过CD40L/CD40相互作用活化巨噬细胞。②诱生并募集巨噬细胞：Th1细胞可产生造血干细胞生长因子如IL-3及GM-CSF，它可刺激骨髓产生新的巨噬细胞。Th1细胞分泌TNF-α和LT-α使炎症部位的血管内皮细胞黏附分子表达增加，而使吞噬细胞黏附其表面，并募集到炎症部位。

（2）活化巨噬细胞对CD4$^+$Th1细胞的作用：活化巨噬细胞可通过上调表达一些免疫分子和分泌细胞因子增强Th1细胞的效应。例如，①活化巨噬细胞高表达B7和MHCⅡ类分子，从而具有更强的提呈抗原和激活CD4$^+$T细胞的能力；②活化巨噬细胞可分泌IL-12，促进Th0细胞向Th1细胞分化。

5. 答：初始CD8$^+$T细胞的激活有两种方式。第一种方式是Th细胞依赖性的，

CD8$^+$T 细胞作用的靶细胞一般低表达或不表达协同刺激分子，不能有效激活 CD8$^+$T 细胞，需要 APC 和 CD4$^+$T 细胞的辅助。病毒抗原或肿瘤抗原从宿主表面脱落，以可溶性形式被 APC 摄取，并在细胞内分别与 MHC I 类分子或 MHC II 类分子结合成复合物表达于 APC 表面。这类细胞亦可经凋亡后，被 APC 吞噬处理，提呈抗原并活化 T 细胞。抗原肽-MHC II 类分子复合物活化 Th 细胞，抗原肽-MHC I 类分子复合物活化 CTL 前体细胞。CTL 前体细胞在抗原肽-MHC I 类分子发出的特异活化信号及激活的 Th 释放的细胞因子的作用下，增殖分化为效应 CTL（Tc）。第二种方式为 Th 细胞非依赖性的，主要指高表达协同刺激分子的病毒感染 DC，可无需 Th 细胞辅助而直接刺激 CD8$^+$T 细胞合成 IL-2，促使 CD8$^+$T 细胞自身增殖并分化为细胞毒性 T 细胞。

6. 答：效应 Tc 细胞杀伤靶细胞的过程和机制有以下几个方面。

（1）效-靶细胞结合：效应性 CTL 高表达黏附分子（如 LFA-1、CD2 等），可有效结合表达相应受体（ICAM-1、LAF-3 等）的靶细胞。

（2）CTL 细胞的极化：CTL 的 TCR 识别靶细胞表面抗原肽-MHC I 类分子复合物后，TCR 及辅助受体向效靶细胞接触部位聚集，导致 CTL 细胞内亚显微结构极化。

（3）致死性打击：穿孔素/颗粒酶途径：穿孔素是储存于胞浆颗粒中的细胞毒素，其可在靶细胞膜上穿孔，使水、电解质迅速进入细胞，导致靶细胞在数分钟内迅速溶解。颗粒酶属丝氨酸蛋白酶，随 CTL 脱颗粒而出胞，循穿孔素在靶细胞膜上所形成的孔道进入靶细胞，激活凋亡相关的酶系统而介导靶细胞的凋亡。Fas/FasL 途径：效应性 CTL 可表达 FasL，并分泌 TNF-α 和 TNF-β，与靶细胞膜表面 Fas 和 TNF 受体结合后，诱导靶细胞凋亡。

7. 答：Th17 细胞的生物学特征如下。

Th17 细胞由初始 CD4$^+$ 细胞在细胞因子诱导下分化而来，小鼠 Th17 细胞需 TGF-β 和 IL-6 等细胞因子诱导，人的 Th17 细胞需 IL-1β 和 IL-6 诱导。Th17 细胞分泌 IL-17，通过 IL-17 刺激上皮细胞、内皮细胞、成纤维细胞和巨噬细胞等分泌促炎症细胞因子、趋化因子和集落刺激因子，参与炎症反应、感染性疾病及自身免疫性疾病的发生。另外，IL-17 还刺激上皮细胞、角朊细胞分泌防御素等抗菌物质，以及募集和活化中性粒细胞等，在固有免疫中发挥重要作用。

（明建扩）

第十三章　B淋巴细胞介导的体液免疫应答

【教材精要与重点提示】

抗原诱导B淋巴细胞活化、增殖，最终分化为浆细胞，产生特异性抗体，存在于体液中，发挥重要的免疫效应，称为特异性体液免疫。

第一节　B细胞对TD抗原的免疫应答

一、B细胞对TD抗原的识别

B细胞通过BCR识别抗原。识别后呈现两个作用：①产生B细胞活化的第一信号；②内化抗原，经加工处理，降解为抗原肽，与MHCⅡ类分子结合后，表达于细胞表面，提呈给Th细胞。

BCR识别抗原与TCR有以下不同：①不仅识别蛋白质抗原，还能识别多肽、核酸、多糖、脂类和小分子化合物；②可识别构象表位；③所识别的抗原无需APC加工处理，因而无MHC限制性。

二、B细胞活化的信号需求

B细胞活化需要双信号，即特异性抗原传递的第一信号和协同刺激分子提供的第二信号。

（一）B细胞活化的第一信号

BCR与特异性抗原的表位结合，启动第一信号，由Igα/Igβ将信号转入胞内。

B细胞活化共受体为CD19/CD21/CD81。结合于抗原表面的补体成分C3d与CD21结合，使CD19/CD21交联。CD21胞内区无酪氨酸残基，故不能转导信号，活化信号由CD19传入胞内。CD81起稳定作用。由CD19转导的信号对抗原诱导的信号起到促进和增强作用。

（二）B细胞活化的第二信号

第二信号由多种黏附分子对相互作用提供，其中最重要的是CD40/CD40L，前者主要表达于B细胞、单核细胞和DC表面；后者主要表达于活化的CD4$^+$T细胞表面。

（三）T、B细胞的相互作用与B细胞免疫应答

B细胞对TD抗原的应答必须有Th细胞的辅助。Th与B细胞的相互作用，首先表现为B细胞作为APC活化T细胞，其次是Th细胞向B细胞提供第二活化信号和分

泌细胞因子，活化 B 细胞。

三、B 细胞的增殖和终末分化

被 TD 抗原诱导活化的 B 细胞迅速进入细胞周期，大量增殖，并进一步分化，最终形成浆细胞和记忆性 B 细胞。此过程均需 Th 细胞的辅助。辅助主要发生于外周淋巴器官的 T 细胞区和生发中心。

四、B 细胞在生发中心的分化成熟

活化的 B 细胞进入初级淋巴滤泡，分裂增殖形成生发中心。分裂增殖的 B 细胞称为生发中心母细胞，由生发中心母细胞分裂增殖产生的子细胞称为生发中心细胞。生发中心明区的 FDC 通过其 Fc 受体结合抗原抗体复合物或通过 CD21 结合抗原抗体补体复合物，形成串珠小体。B 细胞可内化串珠小体，提呈抗原给 Th 细胞。

生发中心中绝大多数 B 细胞发生凋亡，部分 B 细胞在抗原刺激和 T 细胞辅助下继续分化，在生发中心完成 Ig 亲和力成熟及类别转换，最终形成浆细胞及记忆性 B 细胞。

（一）体细胞高频突变和 Ig 亲和力成熟

生发中心母细胞的重链和轻链 V 区基因可发生高频率的点突变，在每次细胞分裂中，IgV 区基因大约每 1000 bp 就有一对发生突变，而一般体细胞自发突变的频率是 $1/10^7 \sim 1/10^{10}$。此称为体细胞高频突变。体细胞高频突变与 Ig 基因重排导致的多样性，共同构成 BCR 和抗体的多样性。

随着免疫应答的进行，大量抗原被清除，或再次免疫应答仅有少量抗原时，只有表达高亲和力 BCR 的 B 细胞才能优先结合抗原，发生克隆扩增，产生高亲和力的抗体，此为抗体亲和力成熟。

（二）Ig 的类别转换

Ig 类别转换发生于已完成 IgV 基因重排后 B 淋巴细胞的子代细胞。每个 B 细胞在开始时一般均表达 IgM，随后可表达 IgG、IgA 或 IgE，但 IgV 区不发生改变。这种可变区相同而 Ig 类别发生变化的过程称为 Ig 同种型转换。因此，经过 IgV 基因重排后的子代细胞所分泌的抗体，其结合抗原的特异性不变，只是 Ig 的类或亚类发生改变。

（三）浆细胞的形成

浆细胞是 B 细胞分化的终末细胞，能合成和分泌大量抗体，因不表达 BCR 和 MHC Ⅱ类分子，不再结合抗原，也失去了与 Th 相互作用的能力。浆细胞大部分迁入骨髓，在较长时间内产生抗体。

（四）记忆性 B 细胞的产生

生发中心存活下来的 B 细胞，或分化发育为浆细胞，或成为记忆性 B 细胞。大部分记忆性 B 细胞离开生发中心进入血液参与再循环。当记忆性 B 细胞再次遇到相同的抗原时，引发机体的再次应答反应。

记忆性 B 细胞的大小与静息 B 细胞相似，其寿命长，表达 CD27 分子和较高水平的 CD44 分子。

第二节　B 细胞对 TI 抗原的免疫应答

一、B 细胞对 TI-1 抗原的应答

TI-1 抗原除能结合 BCR 外，还可通过丝裂原成分结合 B 细胞的丝裂原受体。成熟或不成熟 B 细胞均可被 TI-1 抗原激活，产生低亲和力 IgM。高浓度 TI-1 抗原是多克隆活化剂；低浓度时能激活抗原特异性 B 细胞。TI-1 抗原单独不足以诱导 Ig 类别转换、抗体亲和力成熟及记忆性 B 细胞形成。

二、B 细胞对 TI-2 抗原的应答

TI-2 抗原多为细菌胞壁与荚膜多糖，具有高度重复的结构，仅能激活成熟的 B1 细胞。其表位密度过高或过低均不能活化 B 细胞。

第三节　体液免疫应答抗体产生的一般规律

抗原刺激后，特异性抗体的产生分为四个时期：潜伏期、对数期、平台期和下降期。

初次应答指机体初次接受抗原刺激所产生的免疫应答，初次应答具有潜伏期长、抗体浓度低等特点；再次应答指同一机体再次接受相同抗原刺激时所产生的体液免疫应答，具有潜伏期短、抗体含量高、亲和力高、持续时间长、下降期迟缓等特点（表 13-1）。

表 13-1　初次应答与再次应答比较

特　性	初次应答	再次应答
潜伏期	长（5～10d）	短（2～5d）
平台期浓度	较低	较高
平台期持续时间	短	长
Ig 类别	主要为 IgM	IgG
Ig 亲和力	低	高

【测　试　题】

一、名词解释

1. 体液免疫应答（humoral immune response）
2. 记忆性 B 细胞（memory B cell）
3. 抗体亲和力成熟（affinity maturation）
4. B 细胞活化辅助受体（coreceptor）
5. Ig 基因的体细胞高频突变（somatic hypermutation）
6. 初次应答（primary response）
7. 再次应答（secondary response）

8. Ig 同种型转换（isotype switching）

二、选择题

A 型题

1. 组成性表达于成熟 B 细胞表面的协同刺激分子是：

A. CD40　　　B. CD28　　　C. CD154　　　D. CD40L　　　E. CD5

2. 与 mIg 共同组成 BCR 复合物的分子是：

A. CD3 和 CD2　　　　　　B. Igα/Igβ　　　　　　C. CD19 和 CD21

D. CD40 和 CD40L　　　　E. CD28 和 CD86

3. B 细胞接受 TI 抗原刺激后，产生的抗体主要是：

A. 高亲和力 IgM 类抗体　　　B. 低亲和力 IgM 类抗体

C. 高亲和力 IgG 类抗体　　　D. 低亲和力 IgG 类抗体

E. 低亲和力 IgE 类抗体

4. 高浓度细菌脂多糖（LPS）刺激小鼠产生抗体，下列哪项是错误的？

A. 产生的抗体主要是 IgM

B. 不会诱导记忆性 B 细胞产生

C. 使 B 淋巴细胞多克隆活化

D. 抗原经 APC 摄取、加工、处理后，使 B 淋巴细胞活化

E. LPS 具有促有丝分裂作用

5. B 细胞活化辅助受体中能与抗原-C3d 复合物中 C3d 结合的分子是：

A. CD19　　　B. CD21　　　C. CD81　　　D. CD79　　　E. CD19 和 CD81

6. 活化的磷脂酶 C-γ（PLC-γ）裂解磷脂酰肌醇二磷酸（PIP2）后产生的第二信使是：

A. 酪氨酸激酶　　　　　　B. 苏氨酸激酶　　　　　　C. 三磷酸肌醇（IP3）

D. MAP 激酶　　　　　　E. 转录因子 NF-κB

7. 下列与信号转导有关的分子中，可激活蛋白激酶 C 的是：

A. 三磷酸肌醇（IP3）

B. 甘油二酯（DAG）

C. 磷脂酰肌醇二磷酸（PIP2）

D. 磷脂酶 C-γ（PLC-γ）

E. 转录因子 NF-κB

8. 胞浆区含 ITAM 的膜分子是：

A. CD19　　　B. CD21　　　C. BCR　　　D. CTLA-4　　　E. TCR

9. 可表达 CD40L 的淋巴细胞是：

A. 静息 T 细胞　　　　　　B. 静息 B 细胞　　　　　　C. 活化 B 细胞

D. 活化 T 细胞　　　　　　E. 记忆 B 细胞

10. 为 B 细胞活化提供第二信号的协同刺激分子是：

A. B7 与 CD28　　　　　　B. CD4 与 MHC Ⅱ　　　　　　C. CD40L 与 CD40

D. IL-2 与 IL-2R　　　　　　E. BCR-Igα/Igβ 复合物与抗原

11. B 细胞与 Th 细胞相遇和激活的组织部位主要是在：

A. 血循环中

B. 淋巴循环中

C. 外周免疫器官的胸腺依赖区

D. 中枢免疫器官

E. 外周免疫器官的髓质区

12. B 细胞增殖分化的部位主要在：

A. 外周免疫器官的髓质区

B. 外周免疫器官的淋巴滤泡内

C. 外周免疫器官的胸腺依赖区

D. 外周免疫器官的被膜下区

E. 脾边缘区/淋巴结边缘窦

13. 下列抗原中，属 TI-2 抗原的是：

A. 肺炎球菌荚膜多糖　　　　B. 细菌脂多糖　　　　　　C. 白喉毒素

D. 结核菌素　　　　　　　　E. 卵白蛋白

14. 抗体初次应答的特点是：

A. 抗体以 IgG 类为主

B. 抗体亲和力较高

C. 抗体浓度达到平台期所需时间较短

D. 平台区持续时间短

E. 抗体产生潜伏期较短

15. 抗体再次应答的特点是：

A. 抗体亲和力低

B. 抗体浓度达到平台期所需时间较长

C. 用较少量抗原刺激即可引发再次应答

D. 抗体亲和力高低参差不齐

E. 平台期持续时间较短

16. 不能直接杀伤靶细胞的免疫细胞为：

A. Tc 细胞　　　　　　　　　B. B 细胞　　　　　　　　C. 中性粒细胞

D. NK 细胞　　　　　　　　　E. 巨噬细胞

17. 机体在免疫过程中，通常 Ig 类型产生的次序是：

A. IgA、IgG、IgM　　　　　B. IgM、IgG、IgA　　　　C. IgG、IgM、IgA

D. IgG、IgA、IgM　　　　　E. IgA、IgM、IgG

18. 在抗体形成过程中，下列叙述哪项是错误的？

A. B 细胞可提呈抗原给 Th 细胞

B. Th 和 B 细胞的相互作用具有 MHC 限制性

C. B 细胞的活化、增殖不需要细胞因子参与

D. B 对 TD-Ag 的应答需要 APC 与 Th 细胞间的相互作用

E. 再次应答中，抗体产生快、效价高

19. 关于记忆细胞的正确理解是：

A. 已接受过抗原刺激

B. 可生存数月或数年

C. 参加淋巴细胞再循环

D. 再次遇到相同抗原时能迅速活化、增殖和分化

E. 以上都正确

20. TD 抗原引起的免疫应答的特点是：

A. 产生免疫应答的细胞是 B-1 细胞

B. 只引起体液免疫，不能引起细胞免疫

C. 可直接作用于 T、B 淋巴细胞产生免疫应答

D. 只引起细胞免疫，不能引起体液免疫

E. 可形成记忆细胞

21. B 细胞活化、增殖、分化与下列哪组分子间的作用无关？

A. BCR 对抗原的识别与结合

B. IL-2 对 B 细胞的作用

C. IL-4 对 B 细胞的作用

D. B 细胞表面 CD40 与 T 细胞表面 CD40L 的作用

E. BCR 对 APC 表面抗原肽-MHC Ⅱ 类分子复合物的识别与结合

22. BCR 识别抗原的特点是：

A. 受 MHC Ⅰ 类分子的限制　　　B. 受 MHC Ⅱ 类分子的限制

C. 仅识别抗原的线性表位　　　　D. 直接结合游离抗原

E. 受 MHC 样分子的限制

X 型题

1. 生发中心的 B 细胞可发生以下哪些行为：

A. 凋亡　　　　　　　　B. 抗体亲和力成熟　　　　　C. 同种型转换

D. 分化为记忆性 B 细胞　　E. 改变 BCR 特异性

2. 抗原进入机体后，机体针对该抗原可能发生下列情况：

A. 产生特异性抗体　　　B. 产生特异性 Tc　　　　　C. 形成免疫耐受

D. 血清补体含量增高　　E. 红细胞表面 C3b 受体表达增高

3. Igα/Igβ 的主要功能是：

A. 转导抗原与 BCR 结合产生的活化信号

B. 转导抗原与 TCR 结合产生的活化信号

C. 参与 B 细胞活化的第一信号转导

D. 作为协同刺激分子与配体作用后促进淋巴细胞活化

E. B 细胞活化的辅助受体

4. T 和 B 细胞的相互作用表现为：

A. B 细胞为 Th 细胞提供协同刺激分子

B. Th 细胞为 B 细胞的增殖、分化提供细胞因子

C. Th 细胞为 B 细胞活化提供协同刺激分子

D. B 细胞提呈抗原给 Th 细胞

E. Th 细胞提呈抗原给 B 细胞

5. 体液免疫再次应答的特点是：

A. 抗体的滴度高　　　　　　　B. 主要抗体类型为 IgM

C. 主要抗体类型为 IgG　　　　D. 潜伏期短

E. 持续时间短

6. 在抗体形成过程中，下列叙述正确的是：

A. 浆细胞是产生抗体的细胞

B. 所有 B 细胞的活化都必须有双信号刺激

C. B 细胞对 TD-Ag 的应答需要 FDC 和 Th 细胞的参与

D. B 细胞和 Th 细胞的相互作用受 MHC I 类分子制约

E. 巨噬细胞和 Th 细胞的相互作用受 MHC Ⅱ 类分子制约

7. TI-1 抗原具有的特点为：

A. 为 B 细胞丝裂原

B. 有高度重复结构

C. 高浓度时可诱导多克隆 B 细胞增殖、分化

D. 低浓度时可激活抗原特异性的 B 细胞

E. 机体对 TI-1 抗原的应答比 TD-Ag 的应答早

8. 下列哪些细胞的功能与抗体亲和力成熟有关：

A. Th 细胞　　B. 巨噬细胞　　C. FDC　　　　D. 浆细胞　　　E. IDC

9. 在体液免疫中，免疫细胞间的相互作用表现为：

A. Th 细胞对 B 细胞的活化作用

B. Tc 细胞对 B 细胞的活化作用

C. B 细胞对 Th 细胞的活化作用

D. APC 对 Th 细胞的活化作用

E. FDC 对 B 细胞的作用

10. 下列哪些因素与抗体亲和力成熟有关：

A. 抗原　　　　B. T 细胞　　　C. FDC　　　　D. CD40L　　E. 补体

11. TI-抗原引起免疫应答的特点是：

A. 抗原无需巨噬细胞加工处理

B. 无 Ig 类别转换

C. 只引起体液免疫

D. 可因抗原多次刺激而增强

E. 只引起细胞免疫

12. 下列有关生发中心的叙述，正确的是：

  A. 由抗原活化的 B 细胞分裂增殖形成

  B. 由抗原活化的 T 细胞分裂增殖形成

  C. 生发中心细胞是指增殖产生的子细胞

  D. FDC 通过相应受体结合抗原供 B 细胞捕获

  E. FDC 主要在暗区

三、问答题

1. 试述 TD-Ag 与 TI-Ag 的概念及引起免疫应答的特点。

2. B 淋巴细胞识别抗原的特点有哪些?

3. 以 TD-Ag 为例,试述 B 细胞介导的初次免疫应答的具体过程及特点。

4. 列表比较免疫应答过程中,T 细胞和 B 细胞活化的区别。

5. 在 T 细胞区,Th 细胞是如何辅助 B 细胞产生抗体的?

6. 试述抗体产生的初次应答和再次应答的特点及意义?

7. 简述 B 细胞在生发中心的分化成熟过程。

【参 考 答 案】

一、名词解释

  1. **体液免疫应答**:抗原诱导 B 淋巴细胞活化、增殖,最终分化为浆细胞,产生和分泌特异性抗体,存在于体液中,发挥重要的免疫效应,称为体液免疫应答。

  2. **记忆性 B 细胞**:在生发中心中经过体细胞高频突变存活下来的 B 细胞,有些分化成为记忆性 B 细胞,离开生发中心进入血液参与再循环。记忆性 B 细胞再次遇到相同的抗原时,引发机体的再次应答反应。记忆性 B 细胞寿命长,表达 CD27 分子和较高水平的 CD44 分子。

  3. **抗体亲和力成熟**:随着免疫应答的进行,大量抗原被清除,或再次免疫应答仅有少量抗原时,只有表达高亲和力 BCR 的 B 细胞才能优先结合抗原,发生克隆扩增,产生高亲和力的抗体,此为抗体亲和力成熟。

  4. **B 细胞活化辅助受体**:是指 B 细胞表面的 CD19/CD21/CD81 复合物。其中 CD21 能识别 C3d,通过 CD19 向胞内传递信号,该信号明显降低抗原激活 B 细胞的阈值,大大提高 B 细胞对抗原刺激的敏感性。

  5. **Ig 基因的体细胞高频突变**:生发中心母细胞的重链和轻链 V 区基因可发生高频率的点突变,在每次细胞分裂中,IgV 区基因大约每 1000 bp 就有一对发生突变,而一般体细胞自发突变的频率是 $1/10^7 \sim 1/10^{10}$,此称为体细胞高频突变。体细胞高频突变与 Ig 基因重排导致的多样性,共同构成了 BCR 和抗体的多样性。

  6. **初次应答**:机体初次接受抗原(TD 抗原)刺激所产生的免疫应答,其特点是潜伏期长、抗体浓度低、维持时间短、以 IgM 类抗体为主。

  7. **再次应答**:机体初次免疫后,再次接受相同抗原刺激所产生的体液免疫应答。再次应答的特点是潜伏期短、抗体含量高、维持的时间长、以高亲和力的 IgG 为主。

8. Ig 同种型转换：B 淋巴细胞完成 IgV 基因重排后的子代细胞，在抗原的诱导和 Th 细胞分泌的细胞因子调节下，其 IgV 基因表达不变，而 C 基因的表达从一种类型转变到另一种类型，进而导致 Ig 类型的改变，称为 Ig 同种型转换，也叫做类别转换，如从 IgM 到 IgG 的转变。

二、选择题

A 型题

1. A　2. B　3. B　4. D　5. B　6. C　7. B　8. A　9. D　10. C　11. C　12. B　13. A　14. D　15. C　16. B　17. B　18. C　19. E　20. E　21. E　22. D

X 型题

1. ABCD　2. ABC　3. AC　4. ABCD　5. ACD　6. ACE　7. ACDE　8. AC　9. ACDE　10. ABCD　11. ABC　12. ACD

三、问答题

1. 答：TD-Ag 与 TI-Ag 的概念及引起免疫应答的特点如下。

（1）概念：TD-Ag 即胸腺依赖性抗原，指需在 T 细胞辅助下才能激活 B 细胞产生抗体的抗原物质。TI-Ag 即胸腺非依赖性抗原，指无需 T 细胞的辅助，可单独刺激 B 细胞产生抗体的抗原物质。

（2）引起免疫应答的特点：TD-Ag 不仅能引起体液免疫应答，也能引起细胞免疫应答；产生的抗体以 IgG 为主，也可产生其他类别抗体；可产生免疫记忆。TI-Ag 只引起体液免疫应答，不引起细胞免疫应答；只产生 IgM 抗体；无免疫记忆。

2. 答：B 淋巴细胞对抗原的识别具有以下特点。

（1）特异性：对于可溶性抗原，当局部抗原浓度低时，直接以 BCR 方式特异性识别结合，并经胞内加工处理后，以抗原肽-MHC 分子复合物的形式提呈给 T 细胞，启动免疫应答。

（2）非 MHC 限制性：B 细胞以 BCR 方式结合抗原时，识别的是抗原表面的天然构象决定簇，无需其他抗原提呈细胞的加工处理，因而不受 MHC 分子的限制性影响。

3. 答：TD 抗原刺激 B 淋巴细胞初次免疫应答的过程和特点如下。

（1）TD 抗原的提呈：TD 抗原被 APC（如巨噬细胞、树突状细胞）摄取、加工、处理成小分子抗原肽并与 MHC Ⅱ类分子结合，形成抗原肽-MHC Ⅱ分子复合物表达在 APC 的表面，供 CD4$^+$ Th 细胞识别。

（2）Th2 细胞活化及其对 B 细胞的辅助：Th 细胞识别抗原肽-MHC Ⅱ分子复合物，产生的信号由 CD3 传递到细胞内（T 细胞活化的第一信号）；APC 表面的协同刺激分子如 B7、LFA-3 结合 T 细胞表面的 CD28、CD2 等，产生细胞活化的第二信号；同时在细胞因子 IL-1、2 等刺激下，充分活化、增殖并分化为 Th2 细胞。Th2 细胞高表达 CD40L，可与 B 细胞表面的 CD40 结合，产生 B 细胞活化的第二信号，同时 Th2 细胞产生细胞因子如 IL-2、4、5、6 等，作用于 B 细胞。B 细胞 BCR 特异性识别并结合游离的抗原或存于上述 APC 表面抗原（TD-Ag）分子中的构象表位。在双信号和细胞因子作用下，B 细胞活化、增殖、分化为浆细胞，产生抗体。

（3）抗体发挥免疫效应：包括中和毒素和中和病毒作用、调理作用、激活补体和 ADCC 作用。

（4）B 细胞对 TD-Ag 初次免疫应答的特点是：首次刺激机体，需经一定的潜伏期才能在血液中出现抗体，且产量低，维持时间短，抗体类型以 IgM 为主。

4. 答：免疫应答过程中 T 细胞与 B 细胞活化的不同点如下表所示。

比较项目	B 细胞激活	T 细胞激活
抗原识别受体	BCR	TCR
抗原受体的分子结构	BCR-Igα/Igβ 复合物	TCR-CD3 复合物
刺激的抗原	TD 或 TI 抗原	仅 TD 抗原
识别的表位	B 细胞表位，构象表位	T 细胞表位，线性表位
APC 处理	不需要	需要
MHC 限制性	无	有
抗原识别条件	单识别：BCR 识别 B 细胞表位	双识别：TCR 识别 T 细胞表位及 MHC 分子
活化信号 1 的转导	Igα/Igβ	CD3
活化信号 2 的产生	CD40/CD40L 等	CD28/B7 等
对 CK 的依赖	IL-2、4、5、6 等	IL-1、2 等
免疫学效应	体液免疫：CDC、ADCC、调理作用	细胞免疫：炎症反应、细胞毒
效应分子	各类 Ig	多种细胞因子
效应细胞	无	活化的 Tc、Th1

5. 答：B 细胞对 TD 抗原的应答必须有 Th 细胞的辅助。Th 细胞以两种方式辅助 B 细胞。一是通过 Th 细胞与 B 细胞的直接接触为 B 细胞的活化提供第二信号。Th 细胞活化后诱导性表达 CD40L（CD154），与 B 细胞组成性表达的 CD40 相互作用，为 B 细胞的活化提供第二活化信号。二是通过分泌细胞因子作用于 B 细胞。Th 细胞活化后可分泌多种细胞因子，如 Th1 分泌的 IL-2、IFN-γ，Th2 分泌的 IL-4、IL-5、IL-6 等，通过作用于 B 细胞膜上相应的细胞因子受体，辅助 B 细胞的活化。

T 细胞的辅助作用发生于外周淋巴组织的 T 细胞区和生发中心。TD 抗原进入机体后，被树突状细胞捕获后加工，树突状细胞则从组织迁移到淋巴结的胸腺依赖区（T 细胞区）。循环中的初始 CD4$^+$ Th 细胞迁入淋巴结胸腺依赖区后，与位于此部位的抗原提呈细胞相互作用，在同时识别自身的 MHC 分子和外来性抗原时即被活化。

循环中的 B 细胞穿过高内皮小静脉迁入淋巴结的胸腺依赖区，接受抗原刺激并在 Th 细胞的辅助下被激活。其中小部分活化 B 细胞可增殖分化为浆细胞产生抗体，而大部分活化 B 细胞则进入初级淋巴滤泡分裂增殖形成生发中心，部分活化的 B 细胞分化为记忆 B 细胞。

6. 答：抗体产生可分为初次应答和再次应答两个阶段。当抗原初次进入机体后，需经一定的潜伏期，潜伏期长短与抗原的性质有关。疫苗经 5～7 天，类毒素则在 2～3 周后血液中才出现抗体，初次应答所产生的抗体量一般不多，持续时间也较短。

当第二次接触相同抗原时，机体可出现再次反应，开始时抗体有所下降，这是因为原有抗体被再次进入的抗原结合所致。随后抗体量（主要为 IgG）迅速增加，可以比初次产生的抗体量多几倍甚至几十倍，在体内留存时间也久。

　　了解这些规律，在医疗实践中有重要意义。例如，预防接种时，二次或二次以上的接种比只接种一次的免疫效果好；在使用血清学试验诊断传染病时，常在疾病早期及相隔一定时间后，比较两次血清中抗体量变化，若第二次抗体量比第一次抗体量增加或增加 4 倍时，则具有诊断或确诊意义。

　　7. 答：B 细胞在 Th 的辅助下活化后进入原始淋巴滤泡，分裂、增殖，形成生发中心。生发中心的 B 细胞发育成熟要历经以下变化：①IgV 基因的体细胞高频突变和亲和力成熟；②Ig 类别转换；③记忆性 B 细胞的产生。在生发中心存活下来的 B 细胞，离开生发中心，一部分分化为浆细胞分泌产生抗体，一部分成为记忆性 B 细胞，长期存活，一旦抗原再次入侵，则产生快速的再次应答。

（明建扩）

第十四章　固有免疫系统及其应答

【教材精要与重点提示】

固有免疫亦称非特异性免疫，是生物体长期种系进化过程中形成的一系列防御机制。固有免疫系统主要由组织屏障、固有免疫细胞、固有免疫分子组成。

第一节　组织屏障及其作用

一、皮肤黏膜及其附属成分的屏障作用

（1）物理屏障：由致密上皮细胞组成的皮肤和黏膜组织具有机械屏障作用。

（2）化学屏障：皮肤和黏膜分泌物在皮肤黏膜表面形成抗御病原体的化学屏障。

（3）微生物屏障：寄居在皮肤和黏膜表面的正常菌群，可通过多种方式对病原体产生抗御作用。

二、体　内　屏　障

（1）血-脑屏障：组织结构致密，能阻挡血液中的病原体和其他大分子物质进入脑组织及脑室，对中枢神经系统产生保护作用。

（2）血-胎屏障：可防止母体内病原体和有害物质进入胎儿体内，从而保护胎儿免遭感染。

第二节　固有免疫细胞

固有免疫细胞主要包括：吞噬细胞（中性粒细胞和单核吞噬细胞）、树突状细胞、NK细胞、NKT细胞、γδT细胞、B-1细胞、肥大细胞、嗜碱性粒细胞和嗜酸性粒细胞等。

一、吞　噬　细　胞

吞噬细胞包括中性粒细胞和单核吞噬细胞。

（一）中性粒细胞

中性粒细胞源于骨髓，存活期短，为2～3天；具有很强的趋化和吞噬功能，病原体引发局部感染时，可迅速穿越血管壁进入感染部位，发挥吞噬杀伤和清除作用。

（二）单核吞噬细胞

单核吞噬细胞包括血液中的单核细胞和组织器官中的巨噬细胞。巨噬细胞具有强大

的吞噬、杀菌、清除凋亡细胞和其他异物的能力，既参与固有免疫，也参与适应性免疫。

1. 巨噬细胞表面受体和识别的配体

（1）模式识别受体（pattern-recognition receptor，PRR）：指单核/巨噬细胞和树突状细胞等固有免疫细胞表面及胞内器室膜上能够识别病原体某些共有特定分子结构的受体。血液中还存在分泌型模式识别受体（sPRR），主要有甘露聚糖结合凝集素（MBL）、C反应蛋白等急性期蛋白。①甘露糖受体（MR）：其配体是广泛表达于病原体细胞壁糖蛋白和糖脂分子末端的甘露糖及岩藻糖残基。②清道夫受体（SR）：配体是乙酰化低密度脂蛋白、LPS、磷壁酸、磷脂酰丝氨酸。③Toll样受体（TLR）：表达于细胞膜上的有TLR1、2、4、5、6，主要识别病原微生物表面某些共有特定的分子结构；表达于胞内器室膜上的有TLR3、7、8、9，主要识别胞质中病毒ds/ssRNA和胞质中细菌或病毒非甲基化CpG DNA。巨噬细胞表达TLR2和TLR4。

（2）病原相关分子模式（pathogen associated molecular pattern，PAMP）：是病原体及其产物所共有的、某些高度保守的特定分子结构，是PRR的配体，如G^-菌的脂多糖、G^+菌的肽聚糖和磷壁酸等。PAMP属于外源性危险因子。与之对应的是内源性危险因子，即各种原因导致体内组织细胞损伤所产生的某些物质，如HSP、线粒体、DNA和RNA等。

（3）调理性受体：主要包括IgGFc受体（FcγR）和补体受体（C3bR/C4bR）。

2. 巨噬细胞的生物学功能　包括清除杀伤病原体、参与和促进炎症反应、杀伤靶细胞、加工提呈抗原和免疫调节等。

二、树突状细胞

DC属于专职抗原提呈细胞，主要功能是摄取、处理加工和提呈抗原。

三、自然杀伤细胞

自然杀伤（natural killer，NK）细胞不表达特异性抗原识别受体，无需抗原预先致敏即可直接杀伤某些肿瘤细胞和病毒感染细胞。其主要分布在外周血和脾脏，在机体抗肿瘤、早期抗病毒或胞内寄生菌感染的免疫应答中起重要作用。目前将人TCR^-、mIg^-、$CD56^+$、$CD16^+$淋巴样细胞鉴定为NK细胞。

（一）NK细胞杀伤机制

（1）穿孔素/颗粒酶途径；

（2）Fas/FasL途径；

（3）TNF-α/TNFR-1途径。

（二）NK细胞活性的调节

1. NK细胞的受体

（1）识别HLAⅠ类分子的受体。①杀伤细胞免疫球蛋白样受体（KIR）：KIR2DL和KIR3DL含ITIM，转导活化抑制性信号，属于抑制性受体。KIR2DS和KIR3DS含

ITAM，转导活化性信号，属于活化性受体。②杀伤细胞凝集素样受体（KLR）：CD94/NKG2A 为抑制性受体，CD94/NKG2C 为活化性受体。

（2）识别非 HLAI类分子的活化性受体。①NKG2D：识别的配体是 MICA 和 MICB。②自然细胞毒性受体（NCR）：包括 NKp46、NKp30、NKp44，识别配体不明。

2. NK 细胞的识别机制

生理条件下，抑制性受体识别自身组织细胞表面的 HLA Ⅰ类分子后，启动抑制性信号，抑制活化性受体的功能，表现为 NK 细胞不能杀伤自身正常组织细胞。病理情况下，如某些病毒感染细胞和肿瘤细胞表面 HLA Ⅰ类分子表达下降或缺失，抑制性受体因无配体结合而丧失负调控作用，此时活化受体即可发挥作用，导致 NK 细胞活化，杀伤病毒感染细胞或肿瘤细胞。

四、NKT 细胞

NKT 细胞是指组成性表达 CD56（小鼠 NK1.1）和 TCR-CD3 复合受体分子的 T 细胞，主要分布于肝脏、骨髓和胸腺。NKT 细胞 TCR 缺乏多样性，抗原识别谱窄，可识别不同靶细胞表面 CD1 分子提呈的磷脂类和糖脂类抗原，且不受 MHC 限制。NKT 细胞的主要生物学功能是：①非特异性杀伤肿瘤、病毒或胞内寄生菌感染的靶细胞；②分泌多种细胞因子参与免疫调节和介导炎症反应。

五、γδT 细胞

γδT 细胞主要分布于黏膜和皮下组织，表面抗原受体缺乏多样性，识别的抗原种类有限，主要是 HSP、CD1 分子提呈的脂类抗原、病毒蛋白和细菌裂解产物中的磷酸化抗原等。γδT 细胞是皮肤黏膜局部参与早期抗感染免疫的主要效应细胞，对肿瘤细胞也有一定的杀伤作用。此外，活化 γδT 细胞还可通过分泌多种细胞因子参与免疫调节。

六、B-1 细胞

B-1 细胞是指表面具有 CD5 和单体 IgM 分子的 B 细胞，主要存在于腹腔、胸腔和肠壁固有层，具有自我更新能力。B-1 细胞抗原受体缺乏多样性，抗原识别谱较窄，主要识别某些细菌表面共有的多糖抗原和某些变性的自身抗原。B-1 细胞接受相应多糖抗原刺激后，48h 内即可产生以 IgM 为主的低亲和力抗体，但不发生 Ig 类别转换，也不产生免疫记忆。

七、其他固有免疫细胞

其他固有免疫细胞包括肥大细胞、嗜碱性粒细胞和嗜酸性粒细胞等。

第三节　固有体液免疫分子及其主要作用

一、补 体 系 统

病原微生物侵入机体后，可通过旁路途径和 MBL 途径迅速激活补体系统，并由此产生溶菌或病毒溶解作用。此外，某些补体裂解产物（如 C3a、C5a）具有趋化和致炎作用，可吸引细胞到达感染部位，发挥吞噬杀菌作用和引起炎症反应；有些补体裂解产物（如 C3b、C4b）具有免疫黏附作用，可促进吞噬细胞对病原体的吞噬清除，在机体早期抗感染免疫应答中具有十分重要的意义。当病原体特异性抗体产生后，侵入体内的病原体与相应抗体结合后，也可通过经典途径激活补体，产生溶菌和促进病原体清除等抗感染免疫效应。

二、细胞因子

病原体感染机体后，可刺激免疫细胞和感染的组织细胞产生多种细胞因子，参与多种免疫功能。

（1）诱导产生抗病毒作用的细胞因子：如干扰素等。

（2）诱导和促进炎症反应的细胞因子：由活化的 Mo/Mφ 产生 IL-1、IL-6、TNF-α 和趋化性因子 IL-8、MCP-1 等，可介导产生炎症效应。

（3）诱导和增强抗肿瘤作用的细胞因子：如 IFN-γ 和 GM-CSF 等作用激活后的巨噬细胞，能杀伤肿瘤细胞。

三、抗菌肽及酶类物质

1. 防御素 是一组耐受蛋白酶、富含精氨酸的小分子多肽，对细菌、真菌和某些有囊膜的病毒具有直接杀伤作用。人和哺乳动物体内存在的 α-防御素为阳离子多肽，主要由中性粒细胞和小肠潘尼细胞产生，通过以下机制杀伤某些细菌和有囊膜病毒：①可使病原体膜屏障破坏、通透性增加；②诱导病原体产生自溶酶；③具有致炎和趋化作用。

2. 溶菌酶 是一种不耐热的碱性蛋白质，广泛分布于各种体液、外分泌液和吞噬细胞溶酶体中，能够裂解 G$^+$ 菌细胞壁中 N-乙酰葡萄糖胺与 N-乙酰胞壁酸之间的 β-1，4 糖苷键，使细胞壁的重要组分肽聚糖破坏，从而导致细菌溶解破坏。

3. 乙型溶素 是血清中一种对热较稳定的碱性多肽，在血浆凝固时由血小板释放，可作用于 G$^+$ 菌的细胞膜，产生非酶性破坏效应。

第四节 固有免疫应答

一、固有免疫应答作用时相

1. 瞬时固有免疫应答阶段 发生于感染 0～4h。皮肤黏膜及其分泌液的屏障作用，具有即刻免疫防御作用；局部存在的巨噬细胞迅速吞噬清除突破机体屏障结构的少量病原体；补体经旁路途径活化而溶解破坏病原体；C3b/C4b 可介导调理作用，C3a/C5a 则可直接作用于组织中肥大细胞，使之脱颗粒释放组胺、白三烯和前列腺素 D2 等血管活性胺类物质及炎性介质；中性粒细胞是机体抗细菌、抗真菌感染的主要效应细胞，发挥强大吞噬杀菌效应。通常绝大多数病原体感染终止于此时相。

2. 早期固有免疫应答阶段 发生于感染后 4～96h。巨噬细胞被募集到炎症反应部位，并被活化以增强局部抗感染免疫应答能力，产生大量促炎细胞因子和炎性介质，进一步增强扩大机体固有免疫应答能力和炎症反应。此外，B-1 细胞接受刺激可产生以 IgM 为主的抗菌抗体；NK 细胞、γδT 细胞和 NKT 细胞则可对某些病毒感染和胞内寄生菌感染的细胞产生杀伤作用。

3. 适应性免疫应答诱导阶段　发生于感染 96h 之后。活化巨噬细胞和树突状细胞作为专职抗原提呈细胞，可将摄入的病原体等外源性抗原或内源性抗原加工处理为具有免疫原性的小分子多肽，并以抗原肽-MHC 分子复合物的形式表达于细胞表面，同时表面协同刺激分子表达上调，诱导产生特异性免疫应答。

二、固有免疫应答的特点

1. 固有免疫细胞的识别特点　固有免疫细胞经其细胞表面受体，识别表达于多种病原体表面的模式分子而活化，迅速产生免疫效应。

2. 固有免疫细胞的应答特点　在趋化因子或炎症介质作用下，吞噬细胞等固有免疫细胞被招募而聚集在感染部位，并通过细胞表面 PRR 直接与病原微生物或宿主凋亡细胞表面相应配体分子（PAMP）结合而被激活。它们未经克隆扩增，即可迅速产生免疫效应。此外，固有免疫细胞寿命较短，在应答过程中不产生免疫记忆，通常也不会形成免疫耐受。

三、固有免疫应答与适应性免疫应答的关系

1. 启动适应性免疫应答　DC 为体内唯一能启动初始 T 细胞活化的抗原提呈细胞。巨噬细胞在吞噬、杀伤和清除病原微生物的同时，也具有抗原提呈功能。

2. 影响适应性免疫应答的类型　不同的固有免疫细胞通过表面 PRR 接受不同的配体分子（PAMP）刺激后，可产生不同的细胞因子。这些不同的细胞因子可调节特异性免疫细胞的分化方向，从而决定了适应性免疫应答的类型。

3. 协助适应性免疫应答产物发挥免疫效应　抗体只有在固有免疫细胞（如吞噬细胞和 NK 细胞）和固有免疫分子（如补体）参与下，通过调理吞噬、ADCC 等机制，才能有效杀伤清除病原体等异物。$CD4^+$ 效应 Th1 细胞分泌 IL-2、IFN-γ、TNF-α 等细胞因子，活化吞噬细胞和 NK 细胞，使其吞噬杀伤能力增强，从而有效清除入侵的病原体。

【测　试　题】

一、名词解释

1. 固有免疫（innate immunity）
2. 模式识别受体（pattern-recognition receptor，PRR）
3. 病原相关分子模式（pathogen associated molecular pattern，PAMP）
4. 自然杀伤（natural killer，NK）细胞
5. Toll 样受体（Toll like receptor，TLR）

6. 反应性氧中间产物（reactive oxygen intermediate，ROI）

7. 反应性氮中间产物（reactive nitrogen intermediate，RNI）

8. 甘露聚糖结合凝集素（mannan-binding lectin，MBL）

9. 防御素（defensin）

10. NK T 细胞（NK T cell）

二、选择题

A 型题

1. 下列可参与非特异性免疫作用的细胞是：

A. CD4$^+$Th1　　B. CD4$^+$Th2　　C. αβT 细胞　　　D. γδT 细胞　　E. CD8$^+$Tc（CTL）

2. 中性粒细胞在血循环中可存活：

A. 数小时　　　　B. 十几小时　　　C. 数天　　　　　D. 数周　　　　　E. 数月

3. 巨噬细胞所不具备的受体是：

A. IgG Fc 受体　　　　　　　B. C3b 受体　　　　　　　　C. 细胞因子受体

D. 岩藻糖受体　　　　　　　E. 抗原识别受体

4. 既具有杀菌作用又具有抗原加工提呈作用的细胞是：

A. 中性粒细胞　　　　　　　B. 巨噬细胞　　　　　　　　C. 树突状细胞

D. B 细胞　　　　　　　　　E. M 细胞

5. 巨噬细胞所不具备的与杀菌作用有关的物质是：

A. 一氧化氮　　B. 过氧化氢　　C. 髓过氧化物酶（MPO）

D. 溶菌酶　　　E. 蛋白酶

6. 活化巨噬细胞产生的对吞噬细胞有趋化作用的细胞因子是：

A. IL-1　　　　B. IL-6　　　　C. IL-8　　　　D. IL-12　　　　E. TNF-α

7. 下列哪种分子不是巨噬细胞产生的？

A. IL-1　　　　B. IL-8　　　　C. MCP-1　　　D. CR1　　　　E. MIP-1

8. NK 细胞所不具备的生物学功能是：

A. 非特异杀伤某些病毒感染的细胞

B. 非特异杀伤肿瘤靶细胞

C. 通过 ADCC 作用杀伤肿瘤细胞和病毒感染的细胞

D. 通过释放穿孔素杀伤肿瘤细胞

E. 通过释放蛋白水解酶杀伤病毒感染的靶细胞

9. 下面各项均属于皮肤黏膜的物理屏障作用，除了：

A. 机械屏障作用

B. 黏膜上皮细胞的更新

C. 黏膜上皮细胞纤毛的定向摆动

D. 黏膜表面分泌液的冲洗作用

E. 寄居在皮肤黏膜表面的正常菌群阻止病原体的结合

10. 组成化学屏障的物质不包括：

A. 不饱和脂肪酸　　　　　　B. 乳酸　　　　　　　　　　C. 溶菌酶

D. α-防御素　　　　　　　　E. 抗菌肽

11. 下列哪项不属于微生物屏障作用?

A. 与病原体竞争结合上皮细胞

B. 与病原体竞争营养物质

C. 分泌溶菌酶、抗菌肽等抑制或者杀伤病原体

D. 肠道大肠杆菌产生的细菌素

E. 口腔唾液链球菌产生的 H202

12. 下列关于巨噬细胞的说法错误的是:

A. 在机体抗感染免疫中发挥重要作用

B. 通过 PRR 特异性识别抗原

C. 通过表面 FcR 和 CR 发挥调理作用

D. 活化巨噬细胞可杀伤肿瘤细胞

E. 参与免疫调节

13. 关于 NK 细胞的说法错误的是:

A. 是执行免疫监视的重要细胞

B. 可发挥 ADCC 作用

C. 杀伤机制和 CTL 基本相同

D. 可分泌 IL-1 等发挥免疫调节作用

E. 活化 NK 细胞细胞毒作用增强

14. γδT 细胞的特点不包括:

A. 属于非特异性免疫细胞　　　B. 主要分布于黏膜和皮下组织

C. 抗原受体缺乏多样性　　　　D. 识别抗原受 MHC 限制

E. 杀伤机制与 CTL 基本相同

15. 关于 NK T 细胞,说法错误的是:

A. 表面一定表达 TCR-CD3 复合物

B. 主要分布于肝、骨髓和胸腺

C. 可识别 CD1 分子提呈的脂类抗原

D. 可分泌 IL-4 等细胞因子参与免疫调节

E. 特异性杀伤靶细胞

16. 下列说法哪项符合 B-1 细胞的特点?

A. 表面不表达 CD5 分子　　　B. 主要来源于骨髓

C. 可由骨髓造血细胞补充　　　D. 表面 mIgM 缺乏多样性

E. 受到抗原刺激后,24h 内产生低亲和力抗体

17. 下列关于补体的说法错误的是:

A. 其裂解产物具有趋化作用　　B. 其裂解产物可有免疫黏附作用

C. 只参与非特异性免疫应答　　D. 在机体早期抗感染免疫中发挥作用

E. 可发挥免疫调理作用

18. 下列说法错误的是：

A. 活化的 NK 细胞可以产生 IFN-γ 发挥抗病毒作用

B. IL-1 是促进抗菌性炎症反应的主要细胞因子

C. IL-8 可以趋化中性粒细胞

D. IFN-γ 可以增加巨噬细胞的活性

E. 防御素没有趋化作用

19. 下列关于防御素的说法错误的是：

A. 一类富含精氨酸的小分子多肽

B. 对某些囊膜病毒有直接杀伤作用

C. 主要由 Th1 细胞产生

D. 可诱导病原体产生自溶酶

E. 具有致炎作用

20. 不在瞬时固有免疫应答阶段发挥作用的是：

A. 皮肤黏膜的屏障作用　　　　　B. 补体的旁路激活途径

C. DC 的抗原提呈作用　　　　　 D. 巨噬细胞分泌细胞因子

E. 中性粒细胞杀伤靶细胞

21. 早期固有免疫应答阶段发生于感染后：

A. 0～4h　　　B. 4～72h　　　C. 96h 后　　　D. 72h 后　　　E. 4～96h

22. 参与早期固有免疫应答的免疫细胞不包括：

A. 巨噬细胞　　B. 中性粒细胞　C. NK 细胞　　D. B-2 细胞　　E. NK T 细胞

23. 关于 PRR 说法错误的是：

A. 即病原相关分子模式

B. 能直接识别 PAMP

C. 不同组织部位的巨噬细胞表面表达同样的 PRR

D. 较少多样性

E. 有分泌型和膜型两种形式

24. 关于 PAMP 说法错误的是：

A. 即病原相关分子模式　　　　　B. 分子结构高度保守　　　　　C. 数量有限

D. 不存在于正常宿主细胞表面　E. 无游离形式 PAMP

25. 下列哪项不是固有免疫细胞的应答特点？

A. PRR 识别结合 PAMP 启动　B. 免疫细胞不经克隆扩增

C. 免疫应答迅速　　　　　　　　D. 可产生免疫记忆

E. 通常不形成免疫耐受

26. 下列哪项说法错误？

A. 固有免疫启动适应性免疫

B. 固有免疫协助适应性免疫发挥效应

C. 适应性免疫潜伏期比固有免疫短

D. 固有免疫和适应性免疫均具有识别非己的能力

E. 固有免疫可以影响适应性免疫的类型

X 型题

1. 表面具有 IgG Fc 受体，可非特异杀伤肿瘤细胞的淋巴细胞是：

A. 细胞毒性 T 细胞（CTL）　　B. T 细胞　　　　　　　　C. NK 细胞

D. 巨噬细胞　　　　　　　　E. NK T 细胞

2. 巨噬细胞的主要生物学作用包括：

A. 吞噬杀伤病原微生物

B. 分泌促炎症细胞因子引起发热和急性期反应

C. 加工处理提呈抗原，启动特异免疫应答

D. 活化后可通过释放穿孔素非特异性杀伤肿瘤细胞

E. 产生抗体，参与体液免疫

3. 非特异性免疫的主要特点包括：

A. 接受病原体等抗原性异物刺激后产生

B. 作用时相为 0～96h

C. 免疫细胞经克隆扩增和分化后，方可发挥免疫效应

D. 无免疫记忆，作用维持时间短

E. 在长期种系发育和进化过程中逐渐形成

4. 关于急性期反应的描述，正确的是：

A. TNF-α 和 IL-1 等细胞因子是诱导产生急性期反应的主要物质

B. 感染期患者血中出现高浓度的急性期蛋白和中性粒细胞数量的增加

C. 急性期蛋白如 C 反应蛋白和甘露聚糖结合凝集素主要由肝细胞合成分泌

D. C 反应蛋白能与某些细菌和真菌表面的磷酸胆碱结合，产生细胞毒作用

E. C 反应蛋白可以激活补体

5. 具有 ADCC 效应的免疫细胞是：

A. 树突状细胞　B. 巨噬细胞　　C. NK 细胞　　　D. T 细胞　　　　E. B 细胞

6. 由巨噬细胞产生具有趋化作用的分子是：

A. IL-1　　　　B. IL-8　　　C. MCP-1　　　D. MIP-1α/β　E. C3a

7. 关于 γδT 细胞，正确的说法是：

A. 主要分布于黏膜和皮下组织　B. 可直接识别感染细胞表面的热激蛋白

C. 具有自我更新能力　　　　　D. 可识别 CD1 分子提呈的抗原

E. 对肿瘤细胞有杀伤作用

8. 关于 B-1 细胞，正确的说法是：

A. 由骨髓造血干细胞补充

B. 主要分布于腹腔和肠壁固有层

C. 主要识别细菌表面的多糖类抗原

D. 产生的抗体以 IgM 为主

E. 可以产生免疫记忆

9. 属于促炎症细胞因子的是：

A. IL-1　　　　B. IL-6　　　　C. IL-8　　　　D. IL-12　　　　E. C3a

10. 属于膜型模式识别受体的是：

A. C-反应蛋白　B. LBP　　　　C. Toll 样受体　D. 甘露糖受体　E. 清道夫受体

11. 固有免疫应答的特点包括：

A. 直接识别某些共有高度保守的配体分子

B. 具有识别非己的能力

C. 经克隆扩增和分化，迅速产生免疫效应

D. 免疫应答维持时间较短

E. 没有免疫记忆

12. 体内执行固有免疫功能的细胞包括：

A. γδT 细胞　　B. NKT 细胞　C. B-1 细胞　　D. 浆细胞　　　E. 巨噬细胞

13. 可对靶细胞发挥直接杀伤作用的是：

A. NK 细胞　　B. 补体　　　　C. NK T 细胞　D. γδT 细胞　　E. CTL

14. α-防御素：

A. 耐受蛋白酶

B. 多为阴离子小分子多肽

C. 主要由中性粒细胞和小肠潘尼细胞产生

D. 可以诱导病原体产生自溶酶，干扰 DNA 和蛋白质的合成

E. 具有趋化作用

15. 模式识别受体：

A. 有较大的多样性

B. 直接识别病原体表面的共有配体分子

C. 可识别凋亡细胞表面某些共有特定分子

D. 只表达于固有免疫细胞表面，无游离形式存在

E. 也可表达于某些正常宿主细胞表面

三、问答题

1. 简述巨噬细胞在固有免疫应答各时相中的主要作用。

2. 试述巨噬细胞产生的细胞因子在介导局部炎症反应中的主要作用。

3. NK 细胞为什么能够杀伤某些病毒感染的细胞和肿瘤细胞，而不能杀伤正常组织细胞？

4. 主要固有免疫细胞有哪些？试述各细胞的主要作用机制。

5. 简述模式识别受体的特点、分类及功能。

6. 试举例说明固有免疫应答对适应性免疫应答的作用。

7. 列表比较固有免疫应答和适应性免疫应答的主要特点。

【参 考 答 案】

一、名词解释

1. 固有免疫：亦称非特异性免疫，是生物体在长期种系发育和进化过程中逐渐形成的一系列防御机制。非特异性免疫在个体出生时就具备，可对外来病原体迅速应答，产生非特异抗感染免疫作用，同时在特异性免疫应答过程中也起重要作用。

2. 模式识别受体（PRR）：是指单核/巨噬细胞和树突状细胞等固有免疫细胞表面及胞内器室膜上能够识别病原体某些共有特定分子结构的受体。血液中还存在分泌型模式识别受体（sPRR），主要有甘露聚糖结合凝集素（MBL）、C 反应蛋白等急性期蛋白。

3. 病原相关分子模式（PAMP）：是病原体及其产物所共有的、某些高度保守的特定分子结构，是 PRR 的配体，如 G^- 菌的脂多糖、G^+ 菌的肽聚糖和磷壁酸等。

4. 自然杀伤（NK）细胞：不表达特异性抗原受体，表面标志为 TCR^-、mIg^-、$CD56^+$、$CD16^+$（$Fc\gamma R Ⅲ$）的淋巴样细胞，主要分布于外周血和脾脏。NK 细胞无需抗原致敏，可直接杀伤某些肿瘤细胞和病毒感染细胞，在机体抗肿瘤、早期抗病毒或胞内寄生菌感染中起重要作用。此外，NK 细胞还可通过释放细胞因子产生免疫调节作用。

5. Toll 样受体（TLR）：是一种 PRR，为一家族分子，因其胞外段与一种果蝇蛋白 Toll 同源而得名，在免疫应答的诱导和炎症反应中发挥重要作用，现已发现十余种。

6. 反应性氧中间产物（ROI）：是指在吞噬作用激发下，通过呼吸暴发，激活细胞膜上的还原型辅酶 Ⅰ（NADH 氧化酶）和还原型辅酶 Ⅱ（NADPH 氧化酶），使分子氧活化，生成超氧阴离子、游离羟基、过氧化氢和单态氧等具有杀菌作用的系统。

7. 反应性氮中间产物（RNI）：活化巨噬细胞产生的诱导型一氧化氮合酶（iNOS），在还原型辅酶或四氢生物蝶呤存在下，催化 L-精氨酸和氧分子反应，生成胍氨酸和一氧化氮，形成具有杀菌作用的系统。

8. 甘露聚糖结合凝集素（MBL）：属于一种分泌性 PRR，是肝脏合成的急性期反应蛋白之一，可识别并结合细菌、酵母菌、某些病毒等表面的甘露糖，通过 MBL 途径激活补体清除病原体。

9. 防御素：是一组耐受蛋白酶且富含精氨酸的小分子多肽，对细菌、真菌和某些有囊膜的病毒具有直接杀伤作用。

10. NK T 细胞：又称为 $NK1.1^+$ T 细胞，属于固有免疫细胞，是表达 CD56（小鼠 NK1.1）、TCR-CD3 的 T 细胞。NK T 细胞主要分布于骨髓、肝脏和胸腺，其 TCR 缺乏多样性，抗原识别谱较窄，主要针对 CD1 分子所提呈的磷脂类和糖脂类抗原，具有细胞毒作用和免疫调节作用。

二、选择题

A 型题

1. D 2. C 3. E 4. B 5. C 6. C 7. D 8. E 9. E 10. D 11. C 12. B 13. D 14. D 15. E 16. D 17. C 18. E 19. C 20. C 21. E 22. D 23. A 24. E 25. D 26. C

X 型题

1. CD 2. ABC 3. BDE 4. ABCE 5. BC 6. BCD 7. ABDE 8. BCD 9. ABC 10. CDE 11. ABDE 12. ABCE 13. ABCDE 14. ACDE 15. BC

三、问答题

1. 答：巨噬细胞在固有免疫应答各时相中的主要作用如下。

（1）瞬时固有免疫应答阶段：少量病原体突破机体屏障结构，进入皮肤或黏膜下组织后，可被局部存在的巨噬细胞迅速吞噬清除。

（2）早期固有免疫应答阶段：感染周围组织中的巨噬细胞被募集到炎症反应部位，并被活化，产生大量促炎细胞因子和其他低分子质量炎性介质如白三烯、前列腺素和血小板活化因子等，进一步增强扩大机体固有免疫应答能力和炎症反应。

（3）适应性免疫应答诱导阶段：活化巨噬细胞可作为专职抗原提呈细胞，可将摄入的病原体等外源性抗原或内源性抗原加工处理和提呈，为特异性免疫应答的启动做好准备。

2. 答：活化巨噬细胞可产生 TNF-α、IL-1、IL-6、IL-8、IL-12 和 MCP-1 等多种细胞因子。上述细胞因子可介导局部炎症反应，其主要作用如下。

（1）TNF-α 和 IL-1 可使局部血浆外渗进入局部感染部位，而且能使血液中吞噬细胞与血管内皮细胞接触，从而为其外渗创造条件。

（2）TNF-α 和 IL-1 可激活血管内皮细胞，使之表达选择素 P/E 和 ICAM-1 等黏附分子；有利于巨噬细胞的渗出。

（3）聚集在感染部位的吞噬细胞可进一步被 IL-8 和 MCP-1 活化，使其吞噬杀伤功能增强，同时产生更多细胞因子，从而极大增强局部非特异性抗感染免疫作用。

（4）TNF-α、IL-1 和 IL-6 等前炎性细胞因子可刺激肝细胞合成分泌一系列急性期蛋白，可通过调理作用和补体激活作用增强机体非特异性杀菌能力。

（5）TNF-α 可诱导局部小血管内皮细胞表达能够引起血凝的分子，并使血小板与内皮细胞黏附形成血栓封闭血管，从而有效防止局部病原体进入血流向全身扩散。

3. 答：NK 细胞活性受其表面多种调节性受体的调控。其中一类是识别 HLA I 类分子的受体，包括活化性受体和抑制性受体。还有一类是识别非 HLA I 类分子的活化性受体，如 NKG2D 和 NCR，其配体主要存在于某些肿瘤细胞和病毒感染细胞表面，而在正常组织细胞表面不表达。对宿主自身正常组织细胞而言，由于表面 HLA I 类分子表达正常，而使抑制受体的作用占主导地位，结果表现为 NK 细胞失活，自身组织细胞不被破坏。对病毒感染的细胞和肿瘤细胞而言，由于表面 HLA I 类分子表达减少或缺失，抑制受体失去负调控作用，同时又表达某些非 HLA I 类分子，活化受体发挥作用，使病毒感染细胞和肿瘤细胞溶解破坏或发生凋亡。

4. 答：（1）吞噬细胞　吞噬细胞包括中性粒细胞和单核-巨噬细胞，产生吞噬杀菌效应；巨噬细胞兼备吞噬杀菌和抗原加工提呈作用；活化后具有杀瘤效应，同时还可释放一系列细胞因子和其他炎性介质产生免疫调节作用或介导炎症反应。

（2）自然杀伤细胞　无需抗原预先致敏，就可直接杀伤某些肿瘤、病毒或胞内寄生菌感染的靶细胞；也可通过 ADCC 效应定向杀伤 IgG 抗体特异性结合的肿瘤和病毒感染的靶细胞。

（3）γδT 细胞　识别的抗原种类有限，主要是某些病原微生物或感染/突变细胞表达的共同抗原，是皮肤黏膜局部抗病毒感染的重要效应细胞，对肿瘤细胞也有一定的杀伤作用。

（4）NK T 细胞　TCR 缺乏多样性，抗原识别谱窄，可识别不同靶细胞表面 CD1 分子提呈的共有脂类和糖脂类抗原，发挥非特异性杀伤肿瘤、病毒或胞内寄生菌感染的靶细胞作用。

（5）B-1 细胞　主要识别某些细菌表面共有的多糖类抗原，接受相应多糖抗原刺激后，48h 内即可产生以 IgM 为主的低亲和力抗体。

5. 答：模式识别受体（PRR）主要是指存在于固有免疫细胞表面的一类能够直接识别结合病原微生物或宿主凋亡细胞表面某些共有的特定分子结构的受体。表达于固有免疫细胞膜表面的 PRR 称为膜型 PRR，来自不同组织部位的同一类型固有免疫细胞均表达相同的 PRR，具有相同的识别特性。固有免疫细胞表面 PRR 是胚系基因直接编码（未经重排）的产物，多样性较少，主要包括甘露糖受体、清道夫受体和 Toll 样受体。存在于血清中的 PRR 称为分泌型 PRR，主要包括某些急性期蛋白如甘露聚糖结合凝集素和 C 反应蛋白。分泌型 PRR 分别能与病原微生物表面的甘露糖残基和磷酸胆碱结合，并通过激活补体产生溶菌和调理作用。

6. 答：（1）固有免疫应答启动适应性免疫应答：巨噬细胞作为抗原提呈细胞，为 T 细胞活化提供第一、第二信号和所需细胞因子，启动特异性免疫应答。

（2）固有免疫应答影响特异性免疫应答的类型：巨噬细胞接受胞内寄生菌刺激后，可产生 IL-12 和 INF-γ 为主的细胞因子，可诱导初始 T 细胞分化为 Th1 细胞，产生细胞介导的细胞免疫。NK T 细胞和肥大细胞接受某些寄生虫刺激后，可产生以 IL-4 为主的细胞因子，可诱导初始 T 细胞分化为 Th2 细胞，产生抗体介导的体液免疫应答。

（3）固有免疫应答协助适应性免疫应答发挥免疫效应：B 细胞增殖分化为浆细胞后，通过分泌抗体产生免疫效应。但抗体本身不能直接杀菌和清除病原体，只有在固有免疫细胞（如吞噬细胞和 NK 细胞）和固有免疫分子（如补体）参与下通过调理吞噬、ADCC 等机制，才能有效杀伤清除病原体等异物。

7. 答：固有免疫与适应性免疫的比较如下。

特　点	固有免疫应答	适应性免疫应答
主要参与的细胞	黏膜上皮细胞、吞噬细胞、树突状细胞、NK 细胞、NK T 细胞、B-1 细胞	T 细胞、B-2 细胞
主要参与的分子	补体、细胞因子、抗菌蛋白、酶类物质	特异性抗体、细胞因子
作用时相	0～96h	96h 后启动
识别受体	模式识别受体，较少多样性	特异性抗原识别受体，胚系基因片段发生重排，具有高度多样性
识别特点	直接识别病原体某些共有高度保守的分子结构，具有多反应性	T 细胞识别 APC 提呈的抗原肽-MHC 分子复合物；B 细胞直接识别抗原表位，具有高度特异性
作用特点	未克隆扩增和分化，迅速产生免疫作用，没有免疫记忆功能	经克隆扩增和分化，成为效应细胞后发挥免疫作用，有免疫记忆功能
维持时间	维持时间较短	维持时间较长

（明建扩）

第十五章　免疫耐受

【教材精要与重点提示】

对抗原特异应答的 T 与 B 细胞，在抗原刺激下，不能被激活产生特异免疫效应细胞，从而不能执行正免疫应答效应的现象，称为免疫耐受（immunological tolerance）。诱导免疫耐受的抗原称为耐受原（toleragen）。

第一节　免疫耐受的形成及表现

一、胚胎期及新生期接触抗原所致的免疫耐受

Owen 于 1945 年首先报道了在胚胎期接触同种异型抗原所致免疫耐受的现象——红细胞嵌合体互不排斥。Medawar 等诱导新生期的 A 品系的小鼠产生免疫耐受。

二、后天接触抗原导致的免疫耐受

不适宜的抗原量、特殊的抗原表位及抗原表位的变异均会导致免疫耐受。T 细胞缺乏第二信号、T 及 B 细胞缺乏生长因子和分化因子均可表现为免疫耐受。

（一）抗原因素与免疫耐受

1. 抗原剂量　只有适宜剂量的抗原才致高水平的 Ab 产生。抗原剂量太低及太高引起的免疫耐受，分别称为低带及高带耐受。通常 T 细胞耐受易于诱导，所需抗原量低，耐受持续时间长；而诱导 B 细胞耐受，需要较大诱导免疫耐受的抗原，B 细胞耐受持续时间较短。

2. 抗原类型及剂型　蛋白单体易于诱导免疫耐受；蛋白聚体则易引起免疫应答。

3. 抗原免疫途径　口服抗原，可形成局部黏膜免疫，但却会导致全身的免疫耐受，称为耐受分离。

4. 抗原持续存在　自身抗原反复刺激易发生免疫耐受。

5. 表位特点　抗原表位特点不同，诱导耐受能力不同。

6. 抗原变异　抗原发生变异后能与特异应答的 T 及 B 细胞表达的受体结合，却不能产生使细胞活化的第一信号，使细胞处于免疫耐受状态。

（二）机体方面因素

每个个体的免疫应答状态受客观环境因素的影响，呈动态变化。

第二节　免疫耐受机制

免疫耐受按其形成时期的不同，分为中枢耐受及外周耐受。中枢耐受是指在胚胎期及出生后 T 与 B 细胞发育的过程中，遇自身抗原所形成的耐受；外周耐受是指成熟的 T 及 B 细胞，遇内源性或外源性抗原，不产生正免疫应答。

一、中枢耐受

当 T、B 细胞在胸腺及骨髓微环境中发育的过程中，阴性选择启动细胞程序性死亡，致克隆消除，显著减少出生后自身免疫病的发生。

二、外周耐受

（一）克隆清除及免疫忽视

对外周组织特异性自身抗原应答的 T 及 B 细胞克隆，存在于外周淋巴器官及组织中，有机会接触自身抗原。

如 T 细胞克隆的 TCR 对组织特异自身抗原具有高亲和力，且这种自身抗原浓度高者，可经 APC 提呈，但这样的 APC 表达的协同刺激分子很少，不能提供第二信号，致该类 T 细胞发生凋亡而被克隆清除。

如 T 细胞克隆的 TCR 对组织特异自身抗原的亲和力低，或这类自身抗原浓度很低，经 APC 提呈，不足以活化相应的初始 T 细胞，这种自身应答 T 细胞克隆与相应组织特异抗原并存，在正常情况下，不引起自身免疫病的发生，称为免疫忽视。

（二）克隆无能及不活化

在外周耐受中，自身应答细胞常以克隆无能或克隆不活化状态存在，通常由于缺乏协同刺激分子，导致 T、B 细胞不能充分活化，呈克隆无能状态。

（三）免疫调节（抑制）细胞的作用

小鼠与人体内的 $CD4^+CD25^+Foxp3^+$ Treg 细胞具有负调节作用，经细胞-细胞间的直接接触，抑制 $CD4^+$ 及 $CD8^+$ T 细胞的免疫应答；具有免疫抑制功能的尚有其他类型的 T 细胞，经分泌 IL-10 及 TGF-β 等细胞因子，诱导免疫耐受及抑制 Th1 和 $CD8^+$ 细胞功能。

（四）细胞因子的作用

细胞存活及生长因子的水平，亦涉及免疫耐受。

（五）信号转导障碍与免疫耐受

在 T 及 B 细胞的活化过程中，活化信号经信号转导途径受负信号分子反馈调控。如果这些负调控分子高表达，可致免疫耐受。

（六）免疫隔离部位的抗原在生理条件下不致免疫应答

免疫隔离部位如脑及眼的前房、胎盘等不诱导应答。原因主要有：①生理屏障，使免疫隔离部位的细胞不能随意穿越屏障，进入淋巴循环及血液循环；免疫效应细胞亦不能随意进入这些免疫隔离部位；②抑制性细胞因子（如 TGF-β）及 Th2 类细胞因子（如 IL-4、IL-10），抑制 Th1 类细胞功能。

第三节　免疫耐受与临床医学

免疫耐受与临床疾病的发生、发展及转归密切相关。

一、建立免疫耐受

建立免疫耐受可从抑制特异免疫应答及拮抗免疫原两方面入手。

1. 口服免疫原　口服免疫原，可致局部肠道黏膜特异免疫，从而抑制全身免疫应答。

2. 静脉注射抗原　静脉注射单体抗原可诱导免疫耐受。静脉注射供者的表达同种异型抗原的血细胞能延长移植器官的存活。

3. 移植骨髓及胸腺　建立或恢复免疫耐受。

4. 转染基因　将供者同种异基因转染给受者骨髓干细胞，易于诱导耐受。

5. 脱敏治疗　在 Ⅰ 型超敏反应中，皮下多次注射小剂量变应原，可诱导 IFN-γ 及 TGF-β 产生，抑制 IgE 型 Ab 产生，促进 IgG 的产生，达到脱敏目的。

6. 防止感染　因分子模拟作用，病原体感染诱导产生的效应免疫细胞，对自身组织细胞亦有攻击作用；另外，感染所致的树突状细胞的成熟与活化及 Th 的旁路作用，亦易致自身应答细胞活化、增殖。

7. 诱导产生具有特异拮抗作用的调节性细胞　诱导抗独特型 T 细胞产生，拮抗效应 Th1 细胞功能诱导耐受。

8. 自身抗原肽拮抗剂的使用　可从人工肽库中筛选自身抗原肽的拮抗肽，竞争抑制抗原肽与相应 T 及 B 细胞的 TCR 及 BCR 结合。

二、打破免疫耐受

在慢性感染及肿瘤患者中，常因诱导免疫应答的条件缺陷，致免疫耐受；提供相应条件，可望恢复免疫应答。

（1）免疫原及免疫应答分子用于肿瘤患者的治疗措施有：①经基因克隆 TSA/TAA，可作为肿瘤多肽疫苗；②对瘤细胞转染以 MHC 基因及 B-7 或 CD40 基因，提高 MHC 分子及 B-7 分子在瘤细胞表面的表达水平，可增强其免疫原性，进行免疫治疗；③同源异种分子免疫，可增强其免疫原性，打破免疫耐受。

（2）抗免疫抑制分子及调节性 T 细胞用于肿瘤免疫治疗。

（3）细胞因子及其抗体的合理使用。

（4）多重抗感染措施，防止病原体产生抗原拮抗分子。

【测 试 题】

一、名词解释

1. 免疫耐受（immunological tolerance）

2. 中枢耐受（central tolerance）

3. 外周耐受（peripheral tolerance）

4. 低带耐受与高带耐受（low-zone and high-zone tolerance）

5. 耐受分离（split tolerance）

6. 免疫忽视（immunological ignorance）

7. 耐受原表位（tolerogenic epitope）

8. 免疫隔离部位（immunologically privileged sites）

二、选择题

A 型题

1. 免疫耐受的诱导：

A. 可在胚胎期　　　　　　　　　　　　　B. 可在新生期

C. 可在新生期后甚至成年期　　　　　　　D. 上列 A 和 B 两项

E. 上列 A、B 和 C 三项

2. 关于免疫耐受描述错误的是：

A. 具有免疫特异性，只对特定抗原不应答

B. 一般情况下不影响适应性免疫应答整体功能

C. 不同于免疫缺陷

D. 不同于药物引起的对免疫系统的普遍抑制

E. 只能在中枢免疫器官内发生

3. 对抗原致免疫耐受描述错误的是：

A. 抗原剂量太高或太低都可导致免疫耐受

B. 单体抗原较其聚体容易导致免疫耐受

C. 特殊的抗原表位及抗原表位的变异均可导致免疫耐受

D. 不易被 MΦ 处理提呈的抗原易致免疫耐受

E. 静脉注射单体抗原不易致免疫耐受

4. 关于胚胎期接触 Ag 所致的免疫耐受描述有误的是：

A. 是 1945 年 Burnet 首先报道

B. 是不成熟的 T 及 B 淋巴细胞接触 Ag

C. 只形成对所接触 Ag 的免疫耐受

D. 原则上这种免疫耐受长期持续

E. 是相应 T 及 B 细胞克隆被消除

5. T 细胞后天接触抗原诱导免疫耐受描述有误的是：

A. 仅能由 TD-Ag 诱导　　　　　　　　B. 较 B 细胞容易诱导

C. 所需 Ag 量低　　　　　　　　　　　D. 持续时间长（数月至数年）

E. 只能在胸腺内形成

6. 后天接触抗原致免疫耐受描述错误的是：

A. Ag 量不适宜　　　　　　　　　　　B. Ag 表位特殊或变异

C. 缺乏第二信号　　　　　　　　　　　D. 缺乏生长因子及分化因子

E. 终生不被打破

7. 耐受原表位（tolerogenic epitope）是指：

A. 能诱导免疫耐受的 Ag 所具有的表位　　B. 能诱导 Ts 细胞活化的 Ag 表位

C. 能诱导 Th 细胞活化的 Ag 表位　　　　D. 能诱导 MΦ 活化的表位

E. 能诱导 B 细胞活化的表位

8. 中枢耐受是指：

A. 在中枢神经系统遇到 Ag 所形成的耐受

B. 在胚胎期 T 与 B 细胞发育过程中遇自身 Ag 所形成的耐受

C. 在出生后 T 与 B 细胞发育过程中遇自身 Ag 所形成前耐受

D. 上列 A 与 B 二项

E. 上列 B 与 C 二项

9. 外周耐受是指：

A. 不成熟的 T 及 B 细胞在外周遇到抗原所形成的耐受

B. 成熟的 T 及 B 细胞遇内源性 Ag 不产生正免疫应答

C. 成熟的 T 及 B 细胞遇外源性 Ag 不产生正免疫应答

D. 上列 A 与 B 二项

E. 上列 B 与 C 二项

10. 对胸腺微环境内 T 细胞中枢耐受形成描述错误的是：

A. 需发育至表达功能性抗原识别受体（TCR-CD3）阶段

B. TCR 需与基质细胞表达的自身抗原肽-MHC 分子复合物呈高亲和力结合

C. 通过阴性选择启动细胞程序性死亡致克隆消除

D. 可消除所有自身抗原应答的 T 细胞克隆

E. 可显著减少生后的自身免疫病的发生

11. 对耐受分离描述错误的是：

A. 口服 Ag 可致　　　　　　　　　　　B. 局部可产生分泌型 IgA

C. 形成胃肠道局部黏膜免疫　　　　　　D. 致全身免疫耐受

E. 其机制与诱导 Tr/Ts 细胞功能无关

12. B 细胞中枢耐受形成描述错误的是：

A. 不成熟 B 细胞遇自身 Ag　　　　　　B. 可在骨髓及末梢中发生

C. 需与自身 Ag 高亲和力结合　　　　　D. 经克隆消除所致

E. 仅在胚胎发育期发生

13. 外周耐受中自身抗原应答的 T 细胞克隆清除表述正确的是：

A. TCR 对组织特异自身抗原具有高亲和力

B. 经 APC 提呈致此类 T 细胞克隆清除

C. 这种组织特异自身抗原浓度高

D. 上列 A 和 B 两项

E. 上列 A、B、和 C 三项

14. 与免疫隔离部位形成有关的是：

A. 生理性屏障　　　　　　　B. 抑制性细胞因子　　　　　C. 免疫忽视

D. 上列 A 与 B 两项　　　　　E. 上列 A、B 和 C 三项

15. 口服免疫原最不可能建立的是：

A. 局部胃肠黏膜免疫耐受　　B. 全身免疫耐受　　　　　　C. 免疫分离

D. 外周 T 细胞免疫耐受　　　E. 外周 B 细胞免疫耐受

16. 小鼠同种异型器官移植前植以同种异型骨髓及胚胎胸腺可致：

A. 预防移植物抗宿主（GVH）反应

B. 延长移植物存活时间

C. 诱发 SLE

D. 上列 A 和 B 两项

E. 上列 A、B 和 C 三项

17. 对抗独特型 T 细胞抑制 EAE 描述正确的是：

A. 小鼠 EAE 是特异性 Th1 细胞的应答所致

B. 特异 Th1 细胞的独特型 TCR 可诱导抗独特型 T 细胞产生

C. 抗独特型 T 细胞拮抗效应 Th1 功能

D. 上列 A、B 和 C 三项

E. 上列 B 与 C 两项

18. 可致机体对肿瘤免疫耐受的因素有：

A. 肿瘤特异抗原（TSA）及相关抗原（TAA）密度低

B. 肿瘤细胞 MHC 分子表达不调或丢失

C. 患者 APC 的 B-7、CD40 下调

D. 上列 A 和 B 两项

E. 上列 A、B 和 C 三项

19. 打破机体对肿瘤免疫耐受可用的方法是：

A. 制备 TSA/TAA 基因克隆重组蛋白作肿瘤多肽疫苗

B. 对瘤细胞转染 MHC 基因及 B-7 或 CD40 基因

C. 可用抗 TGF-β 抗体治疗

D. 上列 A 和 B 两项

E. 上列 A、B 和 C 三项

20. 皮下多次注射小剂量变应原可达脱敏目的是因：

A. 可诱导 IFN-γ 及 TGF-β 产生

B. 抑制 IgE 型抗体的产生

C. 促进 IgG 的产生

D. 上列 A 和 B 两项

E. 上列 A、B 和 C 三项

21. B 细胞免疫耐受描述正确的是：

A. 较 T 细胞难　　　　　　　　B. 所需 Ag 量大

C. 持续时间短（数周）　　　　　D. 上列 A 和 B 两项

E. 上列 A、B 和 C 三项

22. BSA 单体致小鼠免疫耐受是因：

A. BSA 是 TI-Ag　　　　　　　　B. BSA 是 TD-Ag

C. BSA 单体不易被 MΦ 吞噬处理提呈

D. 上列 A 和 B 两项　　　　　　E. 上列 B 和 C 两项

23. 后天接触 Ag 致免疫耐受表述有误的是：

A. Ag 剂量不适宜　　　　　　　B. Ag 单体较其聚体容易

C. 口服 Ag 可致免疫分离　　　　D. 耐受原表位有作用

E. 终生不被打破

24. 形成 B 细胞中枢耐受描述正确的是：

A. 不成熟 B 细胞在骨髓及末梢中与自身 Ag 高亲和力结合致克隆消除

B. 输至外周的自身 Ag 应答 B 细胞处于克隆无能或克隆不活化状态

C. 出生后对自身 Ag 应答的不成熟 B 细胞施加的克隆消除仍在进行

D. 上列 A 和 B 两项

E. 上列 A 和 C 两项

25. 诱导胸腺及骨髓中克隆消除的自身 Ag 是：

A. 体内各组织细胞普遍存在的自身 Ag

B. 自身免疫调节基因调控在胸腺髓质区上皮细胞表达的组织特异性 Ag

C. 仅在胸腺和骨髓基质细胞表达的自身 Ag

D. 上列 A 和 B 两项

E. 上列 A、B 和 C 三项

26. 可致中枢免疫耐受的组织特异性自身 Ag 描述正确的是：

A. 是部分内分泌相关蛋白　　　　B. 如胰岛素及甲状腺球蛋白

C. 受自身免疫调节基因调控　　　D. 上列 A 和 B 两项

E. 上列 A、B 和 C 三项

27. 组织特异自身 Ag 致 T 细胞克隆免疫忽视是因：

A. T 细胞克隆 TCR 对组织特异自身抗原亲和力低

B. 这类自身抗原浓度很低

C. 经 APC 提呈不足以活化相应的初始 T 细胞

D. 上述 A 和 C 两项　　　　　　E. 上述 A、B 和 C 三项

28. 外周耐受机制不包括：

A. 克隆清除　　　　　　　　　　B. 免疫忽视

C. 克隆无能及不活化　　　　　D. 免疫隔离部位

E. 免疫缺陷

29. 与无能 T 细胞不活化有关的分子不包括：

A. 酪氨酸磷酸酶　　　　　　　B. caspase3　　　　　　　C. BAFF

D. 信号分子降解分子　　　　　E. 促使基因沉默的分子

30. 外周耐受中自身应答细胞克隆无能及不活化可因：

A. 有第一信号，无第二信号　　B. 无第一信号，有第二信号

C. 无第一信号，无第二信号　　D. 有 TCR-CD3，但 iDC 不提呈 Ag

E. iDC 提呈 Ag，但无相应 TCR-CD3

31. 中枢耐受的形成：

A. 在胚胎期及出生后

B. 在 T 与 B 细胞发育过程中

C. 与抗原特异应答细胞克隆的消除有关

D. 上列 A、B 和 C 三项

E. 上列 B、C 两项

32. 调节性 T 细胞（Tr）描述正确的是：

A. 是人体内的 CD4$^+$CD25$^+$ T 细胞

B. 是小鼠体内的 CD4$^+$CD25$^+$ T 细胞

C. 经细胞-细胞直接接触抑制 CD4$^+$ 及 CD8$^+$ T 细胞的免疫应答

D. 上列 A、B 和 C 三项

E. 上列 A 和 C 两项

33. 具有免疫抑制功能的 T 细胞分泌 IL-10 可介导的作用是：

A. 抑制 iDC 分化为成熟 DC　　B. 促进 iDC 诱导免疫耐受

C. 促进中枢耐受　　　　　　　D. 上列 A 和 B 两项

E. 上列 A、B 和 C 三项

34. 具有免疫抑制功能的 T 细胞分泌 TGF-β 可介导的作用是：

A. 抑制 iDC 分化为成熟 DC　　B. 抑制 Th1 及 CTL 功能

C. 促进 iDC 诱导免疫耐受　　　D. 上列 A 和 B 两项

E. 上列 A、B 和 C 三项

35. 关于 BAFF 描述错误的是：

A. 即 TNF 家族的 B 细胞活化因子

B. 生理性浓度使外周淋巴器官中初始 B 细胞得以存活

C. 分泌过多可致自身反应性 B 细胞增殖超越生理限度

D. 血清水平与 SLE 等人类自身免疫病严重程度相关

E. 可促进中枢免疫耐受

36. B 细胞外周耐受持续时间较短是因：

A. 无能 B 细胞寿命较短

B. 易由 FasL$^+$ Th 细胞诱导其表达 Fas

C. BAFF 分泌不足

D. 上列 A 和 B 两项

E. 上列 A、B 和 C 三项

X 型题

1. T 细胞耐受：

A. 仅能由 TD-Ag 诱导　　　　B. 较 B 细胞容易诱导　　　　C. 所需 Ag 量低

D. 持续时间长（数月至数年）　E. 仅能由 TI-Ag 诱导

2. B 细胞耐受：

A. 仅能由 TI-Ag 诱导　　　　B. 较 T 细胞难

C. 需要较大剂量的 Ag　　　　D. 持续时间短（数周）

E. 需要活化 T 细胞辅助

3. 后天接触 Ag 致免疫耐受表述正确的是：

A. Ag 剂量不适宜　　　　　　B. Ag 单体较其聚体容易

C. 口服 Ag 可致耐受分离　　　D. Ag 可有耐受原表位

E. 无相应的抗原受体

4. B 细胞中枢耐受形成描述正确的是：

A. 骨髓中 B 细胞发育至表达 mIgM-Igα/Igβ 的 BCR 复合物

B. 不成熟 B 细胞在骨髓及末梢中与自身 Ag 高亲和力结合致克隆消除

C. 致克隆消除的自身抗原可以是体内各组织细胞普遍存在的自身抗原

D. 出生后，对自身 Ag 应答的不成熟 B 细胞施加的克隆消除仍在进行

E. 是缺乏第二活化信号所致

5. 诱导胸腺及骨髓中克隆消除的自身 Ag 是：

A. 体内各组织细胞普遍存在的自身 Ag

B. 仅在胸腺和骨髓基质细胞表达的自身 Ag

C. 受自身免疫调节基因调控在胸腺髓质区上皮细胞表达的某些组织特异性 Ag

D. 仅在外周器官表达的组织特异性 Ag

E. 与免疫系统隔离的自身 Ag

6. 虽为组织特异，但亦可致中枢免疫耐受的自身 Ag 是：

A. 一些内分泌相关蛋白

B. 受自身免疫调节基因调控

C. 如胰岛素及甲状腺球蛋白

D. 可表达于胸腺髓质区上皮细胞

E. 与免疫系统隔离的自身 Ag

7. 在胸腺内对自身 Ag 呈低亲和力的 T 细胞：

A. 经阴性选择获得对外来抗原应答能力

B. 经阴性选择被清除

C. 成熟后定位于外周淋巴组织器官中

D. 成熟后仍保持对自身 Ag 的低亲和力结合

E. 永远不能对自身 Ag 应答

8. 形成外周耐受的可能机制有：

A. 克隆消除及免疫忽视

B. 克隆无能及不活化

C. 免疫调节（抑制）细胞的作用

D. 免疫隔离部位

E. 缺乏第二活化信号

9. 无能 T 细胞高表达可能与其不活化有关的分子是：

A. 酪氨酸磷酸酶　　　　　　B. caspase3　　　C. 信号分子降解分子

D. 促使基因沉默的分子　　　E. 共刺激分子

10. 外周耐受中克隆无能及不活化的可能原因是：

A. 有第一信号而无第二信号

B. 无第一信号而有第二信号

C. 第一和第二信号皆无

D. 组织细胞虽表达自身 Ag，但 IF 表达 B-7 及 CD40 等协同刺激因子

E. iDC 虽能提呈自身 Ag，但不充分表达 B-7 及 MHC II 类分子

11. 鸡卵溶菌酶（HEL）耐受原表位：

A. 在 N 端　　　B. 在 C 端　　　C. 活化 Th　　　D. 活化 Ts　　　E. 活化 NK

12. B 细胞外周耐受持续时间短是因无能 B 细胞：

A. 寿命较短　　　　　　　　B. 易由 FasL-Th 诱导表达 Fas

C. 易经 FasL/Fas 途径凋亡　　D. 易被补体溶解

E. 易被 NK 杀伤

13. Tr 是：

A. 20 世纪 90 年代发现

B. 人体内的 $CD4^+CD25^+$ T 细胞

C. 是小鼠体内的 $CD4^+CD25^+$ T 细胞

D. 经细胞-细胞直接接触，抑制 $CD4^+$ T 细胞的免疫应答

E. 经细胞-细胞直接接触，抑制 $CD8^+$ T 细胞的免疫应答

14. 具有免疫抑制功能的 T 细胞分泌 IL-10：

A. 可抑制 Th1 细胞功能　　　B. 可抑制 iDC 分化为成熟 DC

C. 促进 iDC 诱导免疫耐受　　D. 促进中枢耐受

E. 可抑制 $CD8^+$ T 细胞功能

15. 具有免疫抑制功能的 T 细胞分泌 TGF-β 可以抑制：

A. Th1 细胞功能　　　　　　B. CTL 功能

C. iDC 分化为成熟 DC　　　D. 外周免疫耐受

E. 中枢免疫耐受

16. 影响外周耐受的 BAFF：

A. 即 TNF 家族的 B 细胞活化因子

B. 生理浓度维持初始 B 细胞存活

C. 分泌过多可致自身应答 B 细胞超生理限度增殖

D. 其血清水平与 SLE 等人类自身免疫病严重程度相关

E. 可致 B 细胞凋亡

17. 维持 T、B 细胞外周免疫耐受的负信号分子有：

A. Lyn

B. 高表达于无能 B 细胞上的 CD5

C. PTEN（一种磷酸酶）

D. CTLA-4

E. PD-1

18. 免疫隔离部位有：

A. 脑　　　　B. 眼的前房　　　　C. 胎盘　　　　D. 胸腺　　　　E. 骨髓

19. 耐受原表位：

A. 是指能诱导免疫耐受的抗原所具有的表位

B. 是指能诱导 Ts 细胞活化的抗原表位

C. 是指能诱导 Th 细胞活化的抗原表位

D. 如 HEL 的 C 端氨基酸构成的表位

E. 如 HEL 的 N 端氨基酸构成的表位

20. 与免疫隔离部位形成有关的是：

A. 生理性屏障　　　　　　B. 抑制性细胞因子

C. 不成熟 T 细胞　　　　　D. 免疫忽视

E. 不成熟 B 细胞

21. 口服免疫原诱导免疫耐受有可能建立：

A. 局部胃肠道免疫耐受　　　　B. 全身免疫耐受

C. 免疫分离　　　　　　　　　D. 免疫隔离

E. 局部肠道黏膜特异免疫

22. 建立全身免疫耐受可经：

A. 口服免疫原　　　　　　B. 静脉注射单体的抗原

C. 注射 IFN-γ　　　　　　D. 转染 BAFF 基因

E. 缺乏 Lyn 基因

23. 小鼠同种异型器官移植前植以同种异型骨髓及胚胎胸腺：

A. 可诱发 GVH 反应　　　　B. 可预防 GVH 反应

C. 可加速移植物排斥　　　　D. 可延长移植物存活时间

E. 可致耐受分离

三、问答题

1. 以 T 细胞活化为例，简述低带耐受和高带耐受形成的机制。

2. 简述 T、B 细胞耐受各有哪些特点？

3. 免疫耐受的特点及其生物学作用是什么？

4. 简述中枢免疫耐受形成的主要机制。

5. 简述外周免疫耐受形成的主要机制。

6. 简述调节免疫耐受的措施。

【参 考 答 案】

一、名词解释

1. 免疫耐受：对抗原特异应答的 T 与 B 细胞，在抗原刺激下，不能被激活产生特异免疫效应细胞，从而不能执行正免疫应答效应的现象，称为免疫耐受。

2. 中枢耐受：是指在胚胎期及出生后 T 与 B 细胞发育过程中，遇自身抗原所形成的耐受。

3. 外周耐受：是指成熟的 T 及 B 细胞，遇内源性或外源性抗原，不产生正免疫应答。

4. 低带耐受与高带耐受：因 Ag 剂量太低而引起的免疫耐受称为低带耐受；因 Ag 剂量太高而引起的免疫耐受称为高带耐受。

5. 耐受分离：是指口服 Ag，经胃肠道诱导派氏集合淋巴结及小肠固有层 B 细胞，产生分泌型 IgA，形成局部黏膜免疫，但却致全身免疫耐受，这种现象称为耐受分离。

6. 免疫忽视：是指因 T 细胞克隆的 TCR 对组织特异自身 Ag 亲和力低，或这类自身 Ag 浓度很低，经 APC 提呈不足以活化相应的初始 T 细胞，而致自身应答 T 细胞克隆与相应组织特异 Ag 并存，在正常情况下，不致自身免疫病发生的状态，称为免疫忽视。

7. 耐受原表位：是指能诱导 Ts 细胞活化，而致免疫耐受的 Ag 表位。

8. 免疫隔离部位：是指脑、眼的前房及胎盘等为特殊部位，移植同种异型抗原的组织，不诱导免疫应答，移植物不被排斥，这些部位称为免疫隔离部位。

二、选择题

A 型题

1. E　2. E　3. E　4. A　5. E　6. E　7. B　8. E　9. E　10. D　11. E　12. E　13. E　14. E　15. A　16. D　17. D　18. E　19. E　20. E　21. E　22. E　23. E　24. E　25. E　26. E　27. E　28. E　29. C　30. A　31. D　32. D　33. D　34. E　35. E　36. D

X 型题

1. ABCD　2. BCD　3. ABCD　4. ABCD　5. ABC　6. ABCD　7. ACD　8. ABCDE　9. ABCD　10. ADE　11. AD　12. ABC　13. ABCDE　14. ABCE　15. ABC　16. ABCD　17. ABCDE　18. ABC　19. BE　20. ABD　21. BCE　22. AB　23. BD

三、问答题

1. 答：T 细胞活化需要 APC 提呈抗原；B 细胞产生抗体，因大多数抗原是 TD-Ag，需要活化 T 细胞辅助。以 T 细胞活化为例，APC 表面必须有 10～100 个相同的抗原肽-MHC 分子复合物，与相应数目的 TCR 结合后，才能使 T 细胞活化，低于此数目，不足以使 T 细胞活化，致低带耐受。抗原剂量太高，则诱导应答细胞凋亡，或可能诱导调节性 T 细胞活化，以抑制免疫应答，呈现为特异负应答状态，致高带耐受。

2. 答：通常 T 细胞耐受易于诱导，所需 Ag 量低，耐受持续时间长（数月至数年）；而致 B 细胞耐受，则需要较大剂量的 Ag，且耐受持续时间较短（数周）。

3. 答：免疫耐受的特点：①具有特异性，即只对引起耐受的特定抗原不应答，对不引起耐受 Ag 仍能进行良好的免疫应答；②稳定程度和持续时间，随形成的时期和机制不同而不同。中枢免疫耐受长期持续，不会轻易被打破。后天获得的部分耐受可能随诱导因素的消失，耐受亦逐渐解除，重新恢复对相应抗原的免疫应答能力。

生物学作用：①对自身抗原的耐受，避免发生自身免疫病；②免疫应答与免疫耐受的平衡，保持免疫系统的自身（内环境）稳定。

4. 答：中枢耐受是指在胚胎期及出生后，T 与 B 细胞发育的过程中，不成熟 T 及 B 细胞遇自身抗原所形成的耐受。其主要机制是：当 T 及 B 细胞分别在胸腺及骨髓微环境中发育至表达功能性抗原识别受体阶段，TCR 与微环境基质细胞表达的自身抗原肽-MHC 分子复合物呈高亲和力结合时，引发阴性选择，启动细胞程序性死亡，致克隆消除；不成熟 B 细胞在骨髓及末梢中，与自身 Ag 呈高亲和力结合时，亦被克隆消除。

5. 答：外周耐受是指成熟的 T 及 B 细胞，遇内源性或外源性 Ag，不产生正免疫应答。其形成的主要机制如下。

（1）克隆清除：T 细胞克隆的 TCR 对组织特异自身 Ag 具有高亲和力，且这种组织特异自身 Ag 浓度高者，则经 APC 提呈，但缺乏第二信号，导致此类 T 细胞克隆消除。

（2）免疫忽视：T 细胞克隆的 TCR 对组织特异自身抗原亲和力低，或这类自身抗原浓度很低，经 APC 提呈，不足以活化相应的初始 T 细胞。

（3）克隆无能及不活化：通常由于缺乏协同刺激分子，导致 T、B 细胞不能充分活化，呈克隆无能状态。

（4）免疫调节细胞的作用：多种具有抑制作用的免疫细胞可经细胞-细胞直接接触，或经分泌 IL-10 及 TGF-β 等抑制性细胞因子抑制免疫应答。

（5）信号转导障碍：负信号分子反馈调控可阻断 T、B 细胞的活化信号转导。

（6）免疫隔离部位：通过生理屏障作用形成免疫隔离部位。

6. 答：免疫耐受与临床疾病的发生、发展及转归密切相关，根据临床需要，可采用建立免疫耐受或打破免疫耐受两种措施。

（1）建立免疫耐受。建立免疫耐受可从抑制特异免疫应答及拮抗免疫原两个方面入手，包括：①口服免疫原，建立全身免疫耐受；②静脉注射抗原，建立全身免疫耐受；③移植骨髓及胸腺，建立或恢复免疫耐受；④脱敏治疗；⑤防止感染；⑥诱导产生具有特异拮抗作用的调节性细胞；⑦自身抗原肽拮抗剂的使用。

（2）打破病理性免疫耐受包括：①应用免疫原及免疫应答分子，打破肿瘤免疫耐受；②应用细胞因子及其抗体，打破肿瘤免疫耐受；③应用多重抗感染措施，防止病原体、产生抗原拮抗分子，打破病原体免疫耐受易突变病毒。

（付 嘉 洪 丰）

第十六章　免疫调节

【教材精要与重点提示】

免疫系统具有感知自身应答的强度并实施调节的能力。

第一节　免疫调节是免疫系统本身具有的能力

1. 感知与调节　免疫系统对引发免疫应答的抗原因素、各种参与应答的成分及其质和量的变化具有感知的能力。感知和调节由免疫系统自行实施。

2. 应答与调节　对免疫应答的一些进程，免疫系统会实施有序的修饰和调变，以应对多变的内外环境，相应机制就是免疫调节研究的对象。

3. 调节与干预　人为地剔除、增添和改变免疫应答的某些环节属于免疫干预。免疫干预不同于免疫调节，一个是人为介入，一个系自然发生。

4. 调节与疾病　任何一个免疫应答调节环节失误或不到位，可导致全身或局部免疫的异常，引起或加剧诸如自身免疫病、过敏、持续感染和肿瘤等疾病。

第二节　固有免疫应答的调节

一、炎症因子分泌的反馈调节

机体对 Toll 样受体（TLR）介导炎症应答的调节机制为双时相反馈机制。在效应期，磷脂酰肌醇 3 激酶（PI3K）激活，启动一个"早期相安全系统"，使炎症反应保持在一个适度的水平。在耐受期，多种胞内分子和跨膜分子参与对 TLR 信号转导的抑制，引起持续性免疫低反应。

二、SOCS 蛋白调控细胞因子的分泌

细胞因子受体相关信号转导的主要调控成分为细胞因子信号转导抑制蛋白（SOCS），其对细胞因子活性的这种反馈调节存在着时相差异：细胞因子的靶基因激活后，SOCS 基因再激活，启动反馈调节。

三、补体调节蛋白对补体效应的调节

补体活化途径的调控，保证了补体在发挥生物效应时不致无节制地大量消耗，避免补体对自身组织和细胞的损伤。

第三节　抑制性受体介导的免疫调节

一、免疫细胞激活信号转导的调控

1. 信号转导中的两类功能相反的分子　免疫细胞受体启动的信号转导涉及蛋白质磷酸化，终止信号转导涉及蛋白质脱磷酸化。磷酸化和脱磷酸化是可以相互转化的过程，分别由蛋白酪氨酸激酶（PTK）和蛋白酪氨酸磷酸酶（PTP）所促成。游离于胞质中的 PTK 和 PTP 需聚积在受体跨膜分子附近才能行使功能，此过程依赖于免疫受体酪氨酸激活基序（ITAM）和免疫受体酪氨酸抑制基序（ITIM）。

2. 免疫细胞活化中两类功能相反的免疫受体　激活性受体通常携带 ITAM，其酪氨酸发生磷酸化，可招募游离于胞质中带有 SH2 结构的 PTK 分子或衔接蛋白。抑制性受体分子胞内段携带 ITIM，其酪氨酸发生磷酸化，可招募游离于胞质中带有 SH2 结构的 PTP 分子，由 PTK 参与的激活信号转导通路被截断。PTP 的招募和活化通常是在免疫细胞行使功能后，故而此生理性反馈调节的特征，既保证了激活信号有时间充分发挥作用（引起免疫细胞活化），也使得免疫应答得以保持在适度的时空范畴内。

二、各种免疫细胞的抑制性受体及其反馈调节

1. 共信号分子对 T 细胞增殖的反馈调节　CD28 胞内段带有 ITAM，同 B7 分子结合提供 T 细胞激活第二信号；而 CTLA-4 和 PD-1 胞内段带有 ITIM，属于抑制性受体。

2. B 细胞通过 FcγRⅡ-B 受体实施对特异性体液应答的反馈调节　BCR 通过结合 FcγRⅡ-B 分子上的抗抗体交联，也可通过与 FcγRⅡ-B 结合的免疫复合物交联，使 FcrRⅡ-B 的 ITIM 磷酸化而引发抑制性信号，终止 B 细胞的分化和进一步分泌抗体。

3. 杀伤细胞抑制性受体调节 NK 细胞活性　NK 细胞胞内段都带有 ITIM 的抑制性受体，一旦被激活，由杀伤性（激活性）受体转导的信号失效，NK 细胞难以显示细胞毒性活性。

第四节　调节性 T 细胞参与免疫调节

一、自然调节性 T 细胞

自然调节性 T 细胞的代表为 $CD4^+ CD25^+$ Treg 细胞，表型特征为 $Foxp3^+$，可遏制自身免疫病的发生，并参与肿瘤的发生和诱导移植耐受。

二、适应性调节性 T 细胞

适应性调节性 T 细胞一般在外周由抗原诱导产生，可以从自然调节性 T 细胞或其他初始 T 细胞分化而来。其发挥功能时必须有特定的细胞因子的参与。Tr1 和 Th3 是

两类重要的适应性调节性 T 细胞。Tr1 细胞分泌 IL-10 和 TGF-β，Th3 细胞主要产生 TGF-β 发挥作用（表 16-1）。

表 16-1　两种调节性 T 细胞的比较

特　点	自然调节性 T 细胞	适应性调节性 T 细胞
诱导部位	胸腺	外周
转录因子 Foxp3	＋＋＋	＋
CD25 表达	＋＋＋	－～＋
抗原特异性	自身抗原（胸腺中）	组织特异性抗原和外来抗原
发挥效应作用的机制	细胞接触，不依赖细胞因子	细胞接触，依赖细胞因子
功能	抑制自身反应性 T 细胞介导的局部应答	抑制自身损伤性炎症反应、阻遏病原体和移植物引起的病理性应答
举例	$CD4^+CD15^+T$、NKT、γδT	Th1、Th2、Tr1、Th3、$CD8^+T$

三、Th1 和 Th2 的免疫调节作用

Th1 分泌的 IFN-γ 可抑制 IL-4 基因转录；Th2 分泌的 IL-4 可抑制 IFN-γ 基因转录。这两种功能上相互抑制的适应性调节性 T 细胞亚群在临床上具有重要的应用价值。

第五节　抗独特型淋巴细胞克隆对特异性免疫应答的调节

一、抗独特型抗体和独特型网络

1. 抗体分子的抗原表位　当 BCR 或抗体分子数量超越阈值时，抗体分子（或 BCR）的独特型表位可在同一个体体内引发抗独特型抗体（AId）的产生。

2. 独特型网络与抗原内影像　抗独特型抗体有两种，分别针对抗体分子 V 区的支架部分（α 型，称 Ab2α）和抗原结合部位（β 型，称 Ab2β）。其中的 Ab2β，因其结构和抗原表位相似，并能与抗原竞争性地和 Ab1 结合，因而 β 型的抗独特型抗体被称为体内的抗原内影像。大量抗抗体的产生，又可以诱发出抗抗抗体（Ab3）。如此反复，构成独特型网络。

3. 独特型网络调控的实质是淋巴细胞克隆在 BCR 和 TCR 间引发的相互作用　独特型网络真正涉及的，并不是游离的抗体分子，而是 B 细胞表面 BCR 以及相应 B 细胞克隆间的相互作用。在这个意义上，独特型网络也适用于 TCR 独特型和 T 细胞克隆间的相互作用及其调节。

二、以独特型为核心的两种调控格局

1. 通过第二抗体增强机体对抗原的特异性应答　应用抗原内影像（Ab2β）所具有的结构特点，通过诱导产生 Ab1（或 Ab3）增强机体对抗原的特异性应答。对那些不宜直接对人体接种的病原体内影像具有无毒性的特点。

2. 通过第二抗体抑制机体对抗原的特异性应答　是诱导 Ab2 的产生（或独特型 T

细胞的产生），以最终减弱或去除体内原有 Ab1 及所介导的抗原特异性应答，主要用于防治自身免疫病。

第六节　其他形式的免疫调节

一、活化诱导的细胞死亡对效应功能的反馈调节

Fas 一旦和配体 FasL 结合，可启动死亡信号转导，最终引起细胞凋亡。把 Fas 受体分子启动的细胞凋亡称为活化诱导的细胞死亡（AICD）。

二、免疫-内分泌-神经系统的相互作用和调节

免疫系统行使功能时，往往与神经和内分泌系统发生相互作用。神经递质、内分泌激素、受体，以及免疫细胞和免疫分子之间存在广泛联系。

【测　试　题】

一、名词解释

1. 免疫调节（immune regulation）
2. 自然调节性 T 细胞（naturally occurring regulatory T cell，nTreg）
3. 适应性调节性 T 细胞（adaptive regulatory T cell）
4. 抗原内影像（antigen internal image）
5. 活化诱导的细胞死亡（activation-induced cell death，AICD）

二、选择题

A 型题

1. 关于免疫调节错误的是：
A. 免疫系统具有感知自身应答强度并实施调节的能力
B. 对应答的感知是启动调节的前提
C. 感知和调节由免疫系统自行实施
D. 负反馈调节是免疫调节的主流
E. 免疫调节是免疫系统特有的功能

2. 真正意义上的免疫调节描述正确的是：
A. 是机体本身对免疫应答过程作出的生理性反馈
B. 是机体在长期进化过程中形成的各种控制免疫应答在有效而适度范围的调节
C. 对之阐明可为人工干预免疫应答提供依据
D. 上列 A 和 B 两项
E. 上列 A、B 和 C 三项

3. 对 Src-PTK 表述正确的是：
A. 为胞膜相连的一类 PTK

B. 能使 YxxL/V 中的酪氨酸磷酸化

C. 能使 I/Vx YxxL 中已磷酸化的酪氨酸脱磷酸化

D. 上列 A 和 B 两项

E. 上列 A、B 和 C 三项

4. 对 PTK 和 PTP 表述正确的是：

A. PTK 能使蛋白质分子上酪氨酸残基磷酸化

B. PTP 能使蛋白质分子中已磷酸化酪氨酸残基脱磷酸化

C. PTK 常活跃在信号转导的起始阶段和上游阶段

D. 上列 A 和 B 两项

E. 上列 A、B 和 C 三项

5. 对游离于胞质中的 PTK 行使功能表述正确的是：

A. 必须被招募到胞膜内侧并聚积在受体跨膜分子附近

B. 带 SH2 结构域的 PTK 可被酪氨酸残基已磷酸化的 ITAM 招募

C. 可启动激活信号的转导

D. 上列 A 和 B 两项

E. 上列 A、B 和 C 三项

6. 对 PTK 描述错误的是：

A. 即蛋白酪氨酸激酶

B. 能使蛋白质上酪氨酸残基发生磷酸化

C. 活跃在信号转导的起始阶段和上游阶段

D. 作用与 PTP 相反

E. 游离于胞质中的 PTK 可被酪氨酸已磷酸化的 ITIM 招募

7. 对 PTK 表述错误的是：

A. 即蛋白酪氨酸磷酸酶

B. 能使蛋白质上酪氨酸残基发生磷酸化

C. 只有在激活的情况下才能起作用

D. 可正调免疫细胞的激活

E. 可正调激活信号的转导

8. 关于 ITAM 描述错误的是：

A. 即免疫受体酪氨酸激活基序

B. 位于免疫细胞激活性受体的胞内段

C. 基本结构为 I/VxYxxL

D. 其活化有赖于 Src-PTK 激活后提供磷酸根

E. 活化后可招募游离于胞质中带 SH2 结构域的 Syk-PTK 或衔接蛋白

9. 关于 ITIM 描述错误的是：

A. 即免疫受体酪氨酸抑制基序

B. 位于免疫细胞抑制性受体内段

C. 基本结构为 I/VxYxxL

D. 其活化有赖于 Src-PTK 激活后提供磷酸根

E. 活化后招募游离于胞质中带 SH2 结构域的 PTK

10. 对 PD-1 描述正确的是：

A. 是 T 细胞抑制性受体之一　　　B. 其配体是 B-7 家族一个新成员 B7-H1

C. 其胞内段也带有 ITIM　　　　　D. 上述 A 和 B 两项

E. 上述 A、B 和 C 三项

11. 不在任何 T 细胞出现的抑制性受体是：

A. CTLA-4　　　B. PD-1　　　　C. FcγRⅡ-B　　D. KIR　　　　E. CD94/NKG2A

12. B 细胞抑制性受体是：

A. CTLA-4　　　　　　　　　B. PD-4　　　　　　　　　　C. FcγRⅡ-B

D. KIR　　　　　　　　　　　E. CD94/NKG2A

13. B 细胞和肥大细胞都有的抑制性受体是：

A. CTLA-4　　　B. PD-1　　　　C. FcγRⅡ-B　　D. KIR　　　　E. CD94/NKG2A

14. NK 和 γδT 细胞都有的抑制性受体是：

A. CTLA-4　　　B. PD-1　　　　C. FcγRⅡ-B　　D. KIR　　　　E. CD94/NKG2A

15. NK 和某些 CD8$^+$CTL 都有的抑制性受体是：

A. CTLA-4　　　B. PD-1　　　　C. FcγRⅡ-B　　D. KIR　　　　E. CD94/NKG2A

16. 对自然调节性 T 细胞描述错误的是：

A. 胸腺中天然存在　　　　　　B. 组成性高表达 IL-2Rα

C. 为 CD4$^+$CD25$^+$　　　　　　D. 需双信号激活

E. 行使抑制功能只需细胞因子参与

17. 对适应性调节性 T 细胞表述有误的是：

A. 一般在外周由 Ag 诱导产生　　B. 可从自然调节性 T 细胞分化而来

C. 也可来自其他初始 T 细胞　　　D. 其激活一般不需 CD28-B7 提供共刺激

E. 发挥功能时无需特定细胞因子参与

18. 抑制性受体胞内段带有：

A. ITAM　　　B. ITIM　　　　C. DD　　　　D. DED　　　　E. FADD

19. 激活性受体胞内段带有：

A. ITAM　　　B. ITIM　　　　C. DD　　　　D. DED　　　　E. AICD

20. 自然调节性 T 细胞包括：

A. CD4$^+$CD25$^+$T　　　　　　　B. NKT　　　　　　　　　C. γδT

D. 上述 A 和 B 两项　　　　　　E. 上述 A、B 和 C 三项

21. 适应性调节性 T 细胞不包括：

A. Th1　　　　B. Th2　　　　C. Th3　　　　D. Tr1　　　　E. γδT

22. 对 CD4$^+$Th1 适应性调节性 T 细胞描述错误的是：

A. 与 CD4$^+$Th2 互为适应性调节性 T 细胞

B. 分泌的关键性细胞因子是 IFN-γ

C. 主要介导细胞免疫和炎症反应，参与移植物排斥

D. 具有抗病毒和胞内寄生菌的活性

E. 其激活必需 CD28-B7 提供的共刺激

23. 对 CD4$^+$Th2 适应性调节 T 细胞描述错误的是:

A. 分泌的关键性细胞因子是 IL-4

B. 主要涉及 B 细胞增殖、抗体产生和超敏反应

C. 与 CD4$^+$Th1 互为适应性调节 T 细胞

D. 瘤型麻风患者体内特异性 CD4$^+$Th2 往往大量增殖

E. IFN-γ 可使之激活

24. 对 Tr1 和 Th3 描述错误的是:

A. CD4$^+$Tr1 主要分泌 IL-10

B. CD4$^+$Th3 主要分泌 TGF-β

C. Th3 通常在口服耐受和黏膜免疫中发挥作用

D. Tr1 可调控炎症性自身免疫反应和诱发移植耐受

E. 它们都属于自然调节 T 细胞

25. 对 CD4$^+$CD45RB^{low}描述错误的是:

A. 属于适应性调节 T 细胞

B. 也依赖于 IL-10 发挥作用

C. 可能与 Tr1 属于同一类调节 T 细胞

D. 其诱导部位在胸腺

E. 是从实验性肠炎中检出的一种调节细胞

26. 对独特型网络调节描述错误的是:

A. Ag 选择有相应 BCR 的 B 细胞发生克隆扩增大量分泌 Ab1

B. 大量 Ab1 诱发抗独特型抗体（Ab2）

C. Ab2（包括 Ab2α 和 Ab2β）负反馈抑制 Ab1 的分泌

D. 大量 Ab2 诱发抗抗独特型抗体（Ab3），如此反复，构成网络

E. 是在抗体分子水平，不适用于 TCR 及 T 细胞克隆间的相互作用及其调节

27. 正确描述 AICD 是:

A. 指 Fas 受体分子启动的细胞凋亡

B. 是 Fas 与 FasL 结合引发的

C. FasL 通常只见于活化的 T 细胞和 NK 细胞

D. 上述 A 和 B 两项

E. 上述 A、B 和 C 三项

28. 仅可表达于某些 CD8$^+$CTL 的抑制性受体是:

A. FcγR Ⅱ-B　　　　　　B. CD94/NKG2A　　　　　C. PD-1

D. CTLA-4　　　　　　　E. KIR

29. 对 KLR 表述正确的是:

A. Vγ9Vδ2CTL 和 NK 细胞所具有

B. 在人体中称 CD94/NKG2A

C. 主要识别由 I 类分子 HLA-E 及其提呈的肽段

D. 上列 A 和 B 两项

E. 上列 A、B 和 C 三项

30. 对 KIR 表述正确的是：

A. 属 Ig 超家族，胞内段有 ITIM

B. NK 细胞和某些 CD8$^+$CTL 具有 KIR

C. 识别特定的 HLAI 类分子和 HLA-G 分子

D. 上列 A 和 B 两项

E. 上列 A、B 和 C 三项

31. 不属于适应性调节 T 细胞的是：

A. CD4$^+$CD25$^+$T 细胞　　　　B. CD4$^+$Th1 细胞　　　　C. CD4$^+$Th2 细胞

D. CD4$^+$Th3 细胞　　　　E. CD4$^+$Tr1 细胞

32. CD4$^+$Th1 适应性调节 T 细胞的关键性细胞因子是：

A. IL-2　　　　B. IL-4　　　　C. IL-10　　　　D. TGF-β　　　　E. IFN-γ

33. CD4$^+$Th2 适应性调节 T 细胞的关键性细胞因子是：

A. IL-2　　　　B. IL-4　　　　C. IL-10　　　　D. TGF-β　　　　E. IFN-γ

34. CD4$^+$Th3 适应性调节 T 细胞的关键性细胞因子是：

A. IL-2　　　　B. IL-4　　　　C. IL-10　　　　D. IFN-γ　　　　E. TGF-β

35. CD4$^+$Tr1 适应性调节 T 细胞的关键性细胞因子是：

A. IL-2　　　　B. lL-4　　　　C. IL-10　　　　D. IFN-γ　　　　E. TGF-β

36. 能下调免疫应答的内分泌因子是：

A. 雄激素　　　　B. 雌激素　　　　C. 生长激素　　　　D. 甲状腺素　　　　E. 胰岛素

37. 下列内分泌因子中可下调免疫应答的是：

A. 皮质类固醇　B. 雌激素　　　　C. 生长激素　　　　D. 甲状腺素　　　　E. 胰岛素

X 型题

1. 关于免疫调节表述正确的是：

A. 是机体在长期进化过程中随免疫系统发育完善而孕育的各种有效调节手段

B. 是机体本身对免疫应答过程作出的生理性反馈

C. 是机体维持内环境稳定，将免疫应答控制在有效而适度的范围内

D. 是在免疫应答的基因水平、蛋白质水平、细胞水平以及整体和群体水平的调节

E. 对之阐明可为免疫相关特别是免疫调节失效相关疾病的防治提供有效干预手段

2. 关于 Src-PTK 表述正确的是：

A. 是胞膜相连的一类 PTK

B. 是游离于胞质中的一类 PTK

C. 能使 YxxL/V 中的 Y 磷酸化

D. 能使 pYxxL/V 中的 pY 脱磷酸化

E. 能使 I/VxpYxxL 中的 pY 脱磷酸化

3. 对 PTK 和 PTP 表述无误的是：

A. PTK 是蛋白酪氨酸激酶

B. PTK 能使蛋白质分子上酪氨酸残基磷酸化

C. PTK 常活跃在信号转导的起始阶段和上游阶段

D. PTP 是蛋白酪氨酸磷酸酶

E. PTP 能使蛋白质分子上的 pY 脱磷酸化

4. PTK：

A. 即蛋白酪氨酸激酶

B. 参与免疫细胞的活化

C. 能使蛋白质上酪氨酸残基脱磷酸化

D. 活跃在信号转导的起始阶段和上游阶段

E. 能被 ITIM 招募

5. 蛋白酪氨酸激酶（PTK）：

A. 参与免疫细胞活化

B. 活跃在信号转导的起始阶段和上游阶段

C. 能使蛋白质上酪氨酸残基发生磷酸化

D. 能使蛋白质上酪氨酸残基发生脱磷酸化

E. 能被 ITAM 招募

6. PTP：

A. 即蛋白酪氨酸磷酸酶　　B. 能使蛋白质上酪氨酸发生磷酸化

C. 可负调节免疫细胞的激活　　D. 作用与 PTK 相反

E. 能被 ITAM 招募

7. 对游离于胞质中的 PTK 行使功能表述无误的是：

A. 必须被招募到胞膜内侧并积聚在受体跨膜分子附近

B. 带 SH2 结构域的 PTK 可被酪氨酸已磷酸化的 ITAM 招募

C. 可启动激活性受体的激活性信号的转导

D. 可启动抑制性受体的抑制性信号的转导

E. 其招募依赖于已磷酸化的 ITAM 脱磷酸化

8. 对游离于胞质中的 PTP 行使功能表述无误的是：

A. 必须被招募到胞膜内侧并积聚在受体跨膜分子附近

B. 带 SH2 结构域的 PTP 可被酪氨酸已磷酸化的 ITAM 招募

C. 带 SH2 结构域的 PTP 可被酪氨酸已磷酸化的 ITIM 招募

D. 其招募活化可启动激活信号的转导通路

E. 其招募活化可截断激活信号的转导通路

9. 在信号转导分子水平的免疫调节描述正确的是：

A. PTK 可发挥活化信号转导的作用

B. PTP 可发挥抑制信号转导的作用

C. pYxxL/V 可招募带 SH2 结构域的 PTK

D. pYxxL/V 可招募带 SH2 结构域的 PTP

E. I/VxpYxxL 可招募带 SH2 结构域的 PTK

10. 对 ITAM 描述正确的是：

A. 位于免疫细胞激活性受体胞内段

B. 位于免疫细胞激活性受体胞外段

C. 基本结构为 YxxL/V

D. 基本结构为 I/VxYxxL

E. 位于免疫细胞抑制性受体胞外段

11. 正确描述 ITIM 的是：

A. 位于免疫细胞抑制性受体胞内段

B. 位于免疫细胞抑制性受体胞外段

C. 基本结构为 YxxL/V

D. 基本结构为 I/VxYxxL

E. 位于免疫细胞激活性受体胞外段

12. 正确描述 PD-1 的是：

A. 是 B 细胞抑制性受体之一　　　B. 是 T 细胞抑制性受体之一

C. 是 B 细胞激活性受体之一　　　D. 是 T 细胞激活性受体之一

E. 其配体是 B-7 家族一个新成员 B7-H1

13. 关于抗独特型抗体（Ab2）下调特异抗体（Ab1）产生表述正确的是：

A. 大量 Ab1 能诱发出 Ab2

B. Ab2 可识别结合 Ab1 特异 B 细胞 BCR

C. Ab2 Fc 段可与 B 细胞表面 FcγRII-B 结合

D. BCR 与 FcγRII-B 同时被 Ab2 交联引发抑制信号

E. 只有 Ab2β 可负反馈下调 Ab1 的产生

14. 关于适应性调节 T 细胞表述正确的是：

A. 一般在外周由 Ag 诱导产生　　B. 可从自然调节 T 细胞分化而来

C. 也可来自其他初始 T 细胞　　　D. 其激活一般不再依赖 CD28-B7 的共刺激

E. 发挥功能时无需特定细胞因子参与

15. 对自然调节 T 细胞表述正确的是：

A. 为 $CD4^+CD25^+foxp3^+$ T 细胞

B. 需双信号激活

C. 具有阻遏自身免疫性 $CD4^+CD25^-$ T 细胞增殖的活性

D. 还可诱导移植耐受

E. 行使抑制功能时不依赖细胞间（T-T 和 T-APC）接触

16. ITAM：

A. 即免疫受体酪氨酸激活基序

B. 其基本结构为 YxxL/V

C. 其酪氨酸残基磷酸化后可被 PTK 上的 SH2 结构域所结合

D. 其可通过招募 PTK 而参与启动激活信号的转导

E. 存在于激活性受体分子胞内段

17. ITIM

A. 即免疫受体酪氨酸抑制基序

B. 其基本结构为 I/VxYxxL

C. 其酪氨酸残基磷酸化后可被 PTP 上的 SH2 结构域所结合

D. 其可通过招募和活化 PTP 而负调激活信号的转导

E. 存在于抑制性受体分子胞内段

18. 抑制性受体要发挥负向调节作用：

A. 需要和激活性受体同时被交联

B. 其 ITIM 中的 Y 必须要先发生磷酸化

C. 其 ITIM 中的 Y 有赖于 Src-PTK 激活提供磷酸根

D. 需 Y 已磷酸化的 ITIM 招募 PTP

E. 需 ITIM 脱磷酸化

19. ITIM 中供 SH2 识别的 YxxL：

A. 与 ITAM 中的 YXxL 相同　　　B. Y 侧隔一个 X 可是 I

C. Y 侧隔一个 X 可是 V　　　　　D. Y 侧隔一个 X 可是任意氨基酸

E. Y 侧隔一个 X 必须是疏水性氨基酸

20. 对 FcγRII-B 引发抑制信号表述正确的是：

A. 其胞内段有 ITIM

B. 其必须与 BCR 同时被交联

C. 抗 BCR 抗体可经其引发抑制信号

D. Ag-Ab 复合物可经其引发抑制信号

E. CTLA-4 可经其引发抑制信号

21. 可见于 T 细胞的抑制性受体是：

A. FcγRII-B　　B. KIR　　　　C. CTLA-4　　　D. PD-I　　　E. gp49 B1

22. 不属于 B 细胞抑制性受体的是：

A. CTLA-4　　　　　　　B. PD-I　　　　　　　C. FcγRIIB

D. CD94/NKG2A　　　　E. KIR

23. 具有 CD94/NKG2A 抑制性受体的细胞是：

A. CD4$^+$Th1 细胞　　　　　B. B 细胞　　　　　　C. NK 细胞

D. Vγ9δ2CTL　　　　　　　E. 肥大细胞

24. 具有 FcγRII-B 抑制性受体的是：

A. T 细胞　　B. B 细胞　　C. NK 细胞　　D. 肥大细胞　　E. γδT 细胞

25. KIR 可见于：

A. 某些 CD8$^+$CTL　　　　　B. B 细胞　　　　　　C. NK 细胞

D. 肥大细胞　　　　　　　　E. γδT 细胞

26. 自然调节 T 细胞是：

A. 胸腺中天然存在

B. 组成性高表达 CD25

C. 具有阻遏 CD4⁺CD25⁻ T 细胞增殖的活性

D. 行使抑制功能时需细胞因子参与

E. 行使抑制功能时不依赖细胞间（T-T 和 T-APC）的接触

27. 属于自然调节 T 细胞的是：

A. CD4⁺CD25⁺T 细胞   B. NKT 细胞   C. γδT 细胞

D. CD4⁺Tr1 细胞   E. CD4⁺Th3 细胞

28. Caspase 的含义和功能包括：

A. 简称半胱天冬氨酸蛋白酶

B. 其中的 C 指半胱氨酸

C. 其中的 asp 指天冬氨酸

D. 专一性地在天冬氨酸及其邻近的氨基酸残基之间使底物分解

E. 在 Fas 相关的凋亡信号转导中发挥重要作用

29. AICD 的含义和功能包括：

A. 是"活化诱导的细胞死亡"英文字头缩写

B. 主要清除受到抗原活化并发生克隆扩增的 T 细胞

C. 主要清除受到抗原活化并发生克隆扩增的 B 细胞

D. 通常是指 Fas 启动的细胞凋亡

E. 通常是指受体饥饿诱导的凋亡

30. 效应性 CTL 通过分泌 FasL：

A. 可杀伤该 T 细胞自己

B. 可杀伤其他 T 细胞

C. 可杀伤被活化的 B 细胞

D. 所杀伤的细胞都是活化后表达 Fas 的细胞

E. 所介导的负反馈效应无明显的克隆依赖性

31. 对适应性调节 T 细胞及其分泌的关键性细胞因子表述正确的是：

A. CD4⁺Th1 为 IFN-γ   B. CD4⁺Th2 为 IL-4

C. CD4⁺Th3 为 IL-10   D. CD4⁺Tr1 为 TGF-β

E. CD4⁺CD25⁺T 细胞为 IL-2

32. 多数情况下能增强免疫应答的是：

A. 皮质类固醇   B. 雄激素   C. 雌激素   D. 生长激素   E. 甲状腺素

33. 多数情况下能下调免疫反应的是：

A. 胰岛素   B. 雄激素   C. 雌激素   D. 皮质类固醇   E. 甲状腺素

34. CD4⁺CD25⁺调节性 T 细胞行使抑制功能

A. 依赖细胞间（T-T 和 T-APC）的接触

B. 不依赖细胞间（T-T 和 T-APC）的接触

C. 一般需要细胞因子的参与

D. 一般不需要细胞因子的参与

E. 需要 Ab 介导

35. 适应性调节 T 细胞包括:

A. Th1　　　　B. Th2　　　　C. Th3　　　　D. Tr1　　　　E. CD8$^+$T

三、问答题

1. 固有免疫应答的调节机制如何?

2. 抑制性 T 细胞的类型、功能是什么?

3. 为什么抑制性受体能在信号转导水平抑制免疫细胞的激活?

4. 独特型网络在调节特异性免疫应答中的作用是什么?

5. 活化诱导的细胞死亡在调节特异性免疫应答中的作用是什么?

【参 考 答 案】

一、名词解释

1. 免疫调节:是指机体在长期进化过程中发育完善形成的一系列反馈性上调和下调免疫系统功能,将免疫应答控制在有效而适度范畴内,以维持内环境稳定的生理性调节。

2. 自然调节 T 细胞:主要指 CD4$^+$CD25$^+$Foxp3$^+$调节性 T 细胞,在胸腺中分化,可遏制自身免疫性病的发生,还参与肿瘤的发生和诱导移植耐受。

3. 适应性调节 T 细胞:是在外周由抗原诱导产生的一类调节性 T 细胞,可从自然调节 T 细胞分化而来,也可来自初始 T 细胞。发挥功能时必须有特定细胞因子的参与,如 Tr1、Th3 等。

4. 抗原内影像:是指由 Ab1 诱导产生的针对 Ab1 抗原结合部位的抗独特型抗体(Ab2β),因其构型与抗原表位相似,所以能与抗原竞争性地与 Ab1 结合。

5. 活化诱导的细胞死亡:Fas 与 FasL 结合,可通过 Fas 启动致死性信号转导,最终引起一系列特征性变化,使细胞死亡。通常只见于活化的 T 细胞(特别是活化的 CTL)和 NK 细胞。

二、选择题

A 型题

1. E　2. E　3. D　4. E　5. E　6. E　7. A　8. C　9. E　10. E　11. C　12. C
13. C　14. E　15. D　16. E　17. E　18. B　19. A　20. E　21. E　22. E
23. E　24. E　25. D　26. E　27. E　28. E　29. E　30. E　31. A　32. E
33. B　34. E　35. C　36. A　37. A

X 型题

1. ABCDE　2. AC　3. ABCDE　4. ABD　5. ABCE　6. ACD　7. ABC　8. ACE
9. ABC　10. AC　11. AD　12. BE　13. ABCD　14. ABCD　15. ABCD
16. ABCDE　17. ABCDE　18. ABCD　19. ABCE　20. ABCD　21. BCD
22. ABDE　23. CD　24. BD　25. AC　26. ABC　27. ABC　28. ABCDE
29. ABCD　30. ABCD　31. AB　32. CDE　33. BD　34. AD　35. ABCDE

三、问答题

1. 答：(1) 炎症因子分泌的反馈调节：机体对 Toll 样受体（TLR）介导炎症应答的调节机制为双时相反馈机制。效应期时，磷脂酰肌醇 3 激酶（PI3K）激活，启动一个"早期相安全系统"，使炎症反应保持在一个适度的水平。耐受期时，多种胞内分子和跨膜分子参与对 TLR 信号转导的抑制，引起持续性免疫低反应。

(2) SOCS 蛋白调控细胞因子的分泌：细胞因子的靶基因激活后，SOCS 基因再激活，启动反馈调节。

(3) 补体调节蛋白对补体效应的调节：补体活化途径的调控，保证了补体在发挥生物效应时不致无节制地大量消耗，避免补体对自身组织和细胞的损伤。

2. 答：抑制性 T 细胞有 $CD4^+CD25^+$ T 细胞、NKT、$\gamma\delta$T 等自然调节 T 细胞，以及 Th1、Th2、Th3、Tr1 等适应性调节 T 细胞。

自然调节 T 细胞代表为 $CD4^+CD25^+$ Treg 细胞，表型特征为 $Foxp3^+$，可遏制自身免疫病的发生，并参与肿瘤的发生和诱导移植耐受。

适应性调节 T 细胞，一般在外周由抗原诱导产生，可以从初始 T 细胞或自然调节性 T 细胞分化而来。发挥功能时必须有特定的细胞因子的参与，如 Tr1 和 Th3。

3. 答：免疫细胞的激活有赖于由 PTK 参与的激活信号转导通路。因为抑制性受体胞内段均带有 ITIM，即免疫受体酪氨酸抑制基序，其 YxxL 的酪氨酸（Y）残基一侧相隔一个任意氨基酸后必须是异亮氨酸（I）或缬氨酸（V）等疏水性氨基酸，即 I/VxYxxL，故而造成带有 SH2 结构域的 PTP（而不是 PTK）对 ITIM 中已发生磷酸化的酪氨酸进行识别，PTP 被招募并进一步活化。结果，由 PTK 参与的激活信号转导通路被截断，从而使抑制性受体能在信号转导水平抑制免疫细胞的激活。

4. 答：特异性免疫应答包括抗原（Ag）激发的产生相应抗体（Ab1）的特异性体液免疫应答和 Ag 激发的产生相应致敏淋巴细胞的特异性细胞免疫应答，分别涉及带有相应 BCR（膜 Ab1）的 B 细胞克隆和带有相应 TCR 的 T 细胞克隆扩增。大量的 Ab1 作为抗原，在体内诱发大量抗独特型（在 CDR 部位）抗体（Ab2）。Ab2 作为一种负反馈因素，可以抑制 Ab1 阳性 B 细胞克隆扩增，降低 Ab1 的产生；Ab2 又可诱发抗独特型抗体 Ab3，如此反复，构成 B 细胞的独特型网络。同理，独特型网络也适用于 TCR 及 T 细胞克隆间的相互作用及其调节。因而，独特型网络是在带有相应 BCR 或 TCR 特定结构的 T、B 淋巴细胞克隆水平，精细地调节特异性免疫应答，使之在时空上被控制在有效而适度的范围。

5. 答：活化诱导的细胞死亡（AICD）是指由活化后的 T 细胞（特别是活化后的 CTL）和 NK 细胞表达的 FasL 与靶细胞的 Fas 结合，然后启动靶细胞的凋亡。由于 T 细胞被活化并发挥效应功能后，可借自身表达的 FasL 与自身 Fas 结合，使已发生特异性克隆扩增的 T 细胞（主要是 CTL）数量迅速下降。从 T 细胞释放出来的 FasL 分子，既可杀伤自己，也可杀伤其他 T 细胞，最后还损伤被活化的 B 细胞。这种负反馈机制造成效应细胞死亡，使特异性的细胞免疫和体液免疫应答同时受到下调。

（付 嘉 洪 丰）

第十七章 超敏反应

【教材精要与重点提示】

超敏反应又称变态反应，是机体受到某些抗原刺激时，出现生理功能紊乱或组织细胞损伤的异常适应性免疫应答。分型：Ⅰ型超敏反应，即速发型超敏反应；Ⅱ型超敏反应，即细胞毒型或细胞溶解型超敏反应；Ⅲ型超敏反应，即免疫复合物型或血管炎型超敏反应；Ⅳ型超敏反应，即迟发型超敏反应。

第一节 Ⅰ型超敏反应

Ⅰ型超敏反应又称过敏反应，主要由特异性IgE抗体介导产生。其主要特征是：①超敏反应发生快，消退也快；②常引起生理功能紊乱，几乎不发生严重组织细胞损伤；③具有明显个体差异和遗传背景。

一、参与Ⅰ型超敏反应的主要成分

（一）变 应 原

变应原是指能够选择性诱导机体产生特异性IgE抗体的免疫应答，引起速发型变态反应的抗原物质。临床常见的变应原主要有：①某些药物或化学物质；②吸入性变应原；③食物变应原。

（二）IgE及其受体

1. IgE IgE是引起Ⅰ型超敏反应的主要因素，主要由鼻咽、扁桃体、气管和胃肠道黏膜下固有层淋巴组织中的B细胞产生。Th2细胞活化所分泌的IL-4在B细胞产生特异性IgE过程中起重要作用。

2. IgE受体 IgE受体有两种，即FcεRⅠ和FcεRⅡ（CD23）。其中FcεRⅠ为高亲和力受体，表达于肥大细胞和嗜碱性粒细胞表面。

（三）肥大细胞、嗜碱性粒细胞和嗜酸性粒细胞

1. 肥大细胞和嗜碱性粒细胞 肥大细胞主要分布于呼吸道、胃肠道和泌尿生殖道的黏膜上皮下及皮肤下的结缔组织内靠近血管处。嗜碱性粒细胞主要分布于外周血中。两种细胞表面都表达有高亲和力的FcεRⅠ，胞质中含有嗜碱性颗粒，储存有肝素、白三烯等生物活性介质。

2. 嗜酸性粒细胞 主要分布于呼吸道、消化道和泌尿生殖道黏膜上皮下的结缔组

织内。嗜酸性粒细胞活化后，胞质中嗜酸性颗粒脱出，释放一系列生物活性介质。

二、发 生 机 制

（一）机 体 致 敏

变应原进入机体后，可选择诱导变应原特异性 B 细胞产生 IgE 类抗体应答。IgE 类抗体 Fc 段与肥大细胞或嗜碱性粒细胞表面相应的 FcεR I 结合，从而使机体处于对该变应原的致敏状态。

（二）IgE 交联引发细胞活化

致敏机体再次接触相同变应原时，变应原与致敏的肥大细胞或致敏的嗜碱性粒细胞表面两个或两个以上相邻 IgE 抗体特异性结合，FcεR I 交联，使细胞活化释放生物活性介质。

（三）释放生物活性介质

1. 预先形成储备的介质及其作用　包括组胺和激肽原酶等。前者可诱导支气管、胃肠道等处平滑肌收缩，小静脉通透性增强，黏膜腺体分泌增加。后者可作用于血浆中激肽原，使之生成具有生物活性的激肽，刺激平滑肌收缩，使支气管痉挛；使毛细血管扩张，通透性增强；吸引嗜酸性粒细胞、中性粒细胞等向局部趋化。

2. 新合成的介质及其作用　主要有白三烯（LTs）、前列腺素 D2（PGD2）、PAF 及多种细胞因子。LT 是引起晚期反应的主要介质，其主要作用是使支气管平滑肌强烈而持久地收缩，也可使毛细血管扩张、通透性增强和促进黏膜腺体分泌增加。PGD2 的主要作用是刺激支气管平滑肌收缩，使血管扩张和通透性增加。PAF 可凝聚和活化血小板使之释放组胺、5-羟色胺等血管活性胺类物质，增强 I 型超敏反应。多种细胞因子，如 IL-1 和 TNF-α 参与全身过敏反应，IL-4 和 IL-13 促进 B 细胞产生 IgE 抗体。

（四）局部或全身性的 I 型超敏反应发生

生物活性介质作用于效应组织和器官，引起局部或全身性的过敏反应，可分为即刻/早期反应和即刻/晚期反应两种类型。即刻/早期反应通常在接触变应原后数秒钟内发生，可持续数小时，表现为血管通透性增强、平滑肌快速收缩；即刻/晚期反应主要发生在变应原刺激 6～12h，可持续数天或更长时间，常是一种局部以嗜酸性粒细胞、中性粒细胞、巨噬细胞、Th2 细胞和嗜碱性粒细胞浸润为主的炎症反应，主要是由新合成的脂类介质，如 LT、PAF 引起的。

三、临床常见疾病

（一）全身过敏性反应

1. 药物过敏性休克　青霉素最为常见，头孢菌素、普鲁卡因等也可引起。
2. 血清过敏性休克　如破伤风抗毒素、白喉抗毒素进行治疗或紧急预防时。

（二）局部过敏反应

1. 呼吸道过敏反应　常因吸入花粉、尘螨、真菌和毛屑等变应原或呼吸道病原微生物感染引起，如过敏性鼻炎和过敏性哮喘。

2. 消化道过敏反应　少数人进食鱼、虾、蟹、蛋、奶等食物后可发生过敏性胃肠炎，出现恶心、呕吐、腹痛和腹泻等症状，严重者也可发生过敏性休克。

3. 皮肤过敏反应　皮肤过敏反应主要包括荨麻疹、特应性皮炎（湿疹）和血管神经性水肿，可由药物、食物、肠道寄生虫或冷热刺激等引起。

四、防 治 原 则

（一）远 离 变 应 原

查明变应原，避免与之接触是最有效的方法。

（二）脱 敏 治 疗

1. 异种免疫血清脱敏疗法　抗毒素皮试阳性但又必须使用者，可采用小剂量、短间隔（20～30min）多次注射抗毒素血清的方法进行脱敏治疗。

2. 特异性变应原脱敏疗法　对已查明而难以避免接触的变应原，如花粉、尘螨等，可采用小剂量、间隔较长时间、反复多次皮下注射相应变应原的方法进行脱敏治疗。

（三）药 物 防 治

1. 抑制生物活性介质合成和释放的药物　阿司匹林、色苷酸二钠、肾上腺素等。

2. 生物活性介质拮抗药　苯海拉明、扑尔敏、异丙嗪、阿司匹林等。

3. 改善效应器官反应性的药物　肾上腺素、钙制剂、维生素 C 等。

（四）免 疫 新 疗 法

免疫新疗法包括以 IL-12 为佐剂、人源化抗 IgE 单克隆抗体、重组可溶型 IL-4 受体等。

第二节　Ⅱ型超敏反应

Ⅱ型超敏反应又称细胞毒型、细胞结合抗原型或细胞溶解型，是由 IgG 或 IgM 类抗体与靶细胞表面相应抗原结合后，在补体、吞噬细胞和 NK 细胞参与下，引起的以细胞溶解或组织损伤为主的病理性免疫反应。

一、发 生 机 制

（一）靶细胞及其表面抗原

正常组织细胞、改变的自身组织细胞和被抗原或抗原表位结合修饰的自身组织细胞，均可成为Ⅱ型超敏反应中被攻击杀伤的靶细胞。靶细胞表面的抗原主要包括：①正常存在于血细胞表面的同种异型抗原；②外源性抗原与正常组织细胞之间具有的共同抗原；③感染和理化因素所致改变的自身抗原；④结合在自身组织细胞表面的药物抗原表位或抗原-抗体复合物。

（二）抗体、补体和效应细胞的作用

参与Ⅱ型超敏反应的抗体主要是 IgG 和 IgM 类抗体，该抗体与靶细胞表面抗原结

合后：①通过补体活化使靶细胞溶解破坏；②通过其 Fc 段与效应细胞表面存在的 Fc 受体结合，调理吞噬和（或）ADCC 作用，溶解破坏靶细胞。

二、临床常见疾病

临床常见疾病包括输血反应、新生儿溶血症、自身免疫性溶血性贫血、药物过敏性血细胞减少症、肺出血-肾炎综合征和甲状腺功能亢进等。

第三节　Ⅲ型超敏反应

Ⅲ型超敏反应又称免疫复合物型或血管炎型超敏反应，是由可溶性免疫复合物沉积于局部或全身多处毛细血管基底膜后，通过激活补体和在一些效应细胞（如血小板、嗜碱性粒细胞、中性粒细胞等）参与作用下，引起的以充血水肿、局部坏死和中性粒细胞浸润为主要特征的炎症反应及组织损伤。

一、发 生 机 制

（一）可溶性免疫复合物的形成与沉积

正常状态下，免疫复合物的形成有利于清除抗原性异物。但在某些情况下，可溶性免疫复合物不能有效地被清除，可沉积于毛细血管基底膜引起炎症反应和组织损伤。

（二）免疫复合物沉积引起的组织损伤

1. 补体的作用　免疫复合物通过经典途径激活补体，产生过敏毒素 C3a 和 C5a，使肥大细胞或嗜碱性粒细胞释放炎性介质，并可趋化中性粒细胞至免疫复合物沉积部位。

2. 中性粒细胞的作用　聚集的中性粒细胞在吞噬免疫复合物的同时，还释放许多溶酶体酶等，可水解血管及周围组织。

3. 血小板和嗜碱性粒细胞的作用　肥大细胞或嗜碱性粒细胞活化释放的 PAF，可使局部血小板集聚、激活，促进血栓形成，引起局部出血、坏死。

二、临床常见疾病

（一）局部免疫复合物病

1. Arthus 反应　再次注射马血清时，可在注射局部出现红肿、出血和坏死等剧烈炎症反应。

2. 类 Arthus 反应　可见于局部反复注射胰岛素的糖尿病患者。

（二）全身性免疫复合物病

全身性免疫复合物病包括血清病、链球菌感染后肾小球肾炎、类风湿性关节炎等。

第四节　Ⅳ型超敏反应

Ⅳ型超敏反应是效应 T 细胞与特异性抗原结合作用后，引起的以单个核细胞浸润和组织损伤为主要特征的炎症反应。其特点是：①发生较慢，常在接触相同抗原后24～72h出现炎症反应，因此又称迟发型超敏反应；②与抗体和补体无关；③与效应 T 细胞和吞噬细胞及其产生的细胞因子或细胞毒性介质有关。

一、发 生 机 制

（一）抗原与相关致敏细胞

抗原主要有胞内寄生菌、病毒、寄生虫和化学物质。相关参与细胞为巨噬细胞、$CD4^+$ Th1 细胞及 $CD8^+$ CTL。

（二）T 细胞介导炎症反应和组织损伤

1. Th1 细胞介导的炎症反应和组织损伤　效应性 Th1 细胞识别抗原后活化，释放多种细胞因子，趋化和激活多种炎症细胞，加重炎症反应。

2. CTL 介导的细胞毒作用　效应 CTL 细胞与特异性抗原结合被活化后，通过释放穿孔素和颗粒酶等介质，使靶细胞溶解或凋亡。

二、临床常见的Ⅳ型超敏反应

1. 感染性迟发型超敏反应　多发生于胞内寄生物感染。
2. 接触性迟发型超敏反应　接触性皮炎，通常是由于接触小分子半抗原物质引起。

三、Ⅳ型超敏反应的皮试检测

可采用皮试法检测机体细胞免疫对某种抗原的应答强度。如果皮试结果为阳性，说明该机体存在针对受试抗原特异性的致敏 Th1 细胞。

4 种类型超敏反应的比较如下。

	Ⅰ型	Ⅱ型	Ⅲ型	Ⅳ型
抗体与效应 T 细胞	IgE	IgG、IgM	IgG	Th1、CTL
抗原	可溶性抗原	细胞性抗原	可溶性抗原	可溶性抗原，细胞性抗原
效应机制	变应原与结合在肥大细胞/嗜碱性粒细胞上的 IgE 抗体结合并交联，细胞释放生物活性介质，使平滑肌收缩，血管扩张通透性增强，黏膜腺体分泌增加	抗体与抗原结合，通过激活补体和 ADCC 破坏细胞	抗原抗体复合物沉积组织，通过活化补体，中性粒细胞聚集和活化血小板导致炎症组织损伤	致敏 Th1 细胞释放细胞因子活化 CTL 细胞和巨噬细胞，导致局部组织损伤；CTL 也可直接识别细胞性抗原杀伤靶细胞
临床常见病	药物过敏性休克、支气管哮喘、枯草热、食物过敏症、湿疹等	输血反应、新生儿溶血症、药物过敏性血细胞减少症等	Arthus 反应、血清病、肾小球肾炎、类风湿关节炎	接触性皮炎、结核性损伤

【测 试 题】

一、名词解释

1. 超敏反应（hypersensitivity）
2. Ⅰ型超敏反应（type Ⅰ hypersensitivity）
3. 变应原（allergen）
4. Ⅱ型超敏反应（type Ⅱ hypersensitivity）
5. Ⅲ型超敏反应（type Ⅲ hypersensitivity）
6. Arthus 反应（Arthus reaction）
7. 类 Arthus 反应（Arthus-like reaction）
8. Ⅳ型超敏反应（type Ⅳ hypersensitivity）

二、选择题

A 型题

1. 介导Ⅰ型超敏反应的生物活性物质主要是由下列哪一种细胞释放的？
A. 巨噬细胞　　B. 单核细胞　　C. 肥大细胞　　D. B 细胞　　E. 中性粒细胞

2. 介导Ⅰ型超敏反应晚期相的最主要介质是：
A. 组胺　　　　　　　　　B. 白三烯　　　　　　　　C. 肝素
D. 腺苷酸环化酶　　　　　E. 前列腺素

3. 哪些细胞表达高亲和力的 FcεRⅠ？
A. 单核细胞、巨噬细胞　　　　B. 中性粒细胞、肥大细胞
C. 中性粒细胞、嗜碱性粒细胞　D. 肥大细胞、嗜碱性粒细胞
E. 嗜酸性粒细胞、嗜碱性粒细胞

4. 介导Ⅰ型超敏反应即刻反应的最主要介质是：
A. 组胺　　　　　　　　　B. 白三烯　　　　　　　　C. 肝素
D. 腺苷酸环化酶　　　　　E. 血小板活化因子

5. 重组可溶性 IL-4 受体能够治疗Ⅰ型超敏反应的可能机制是：
A. 降低 Th1 型细胞的活性　　B. 升高 Th2 型细胞的活性
C. 减少 IgG4 的产生　　　　　D. 减少组胺酶的产生
E. 降低 IgE 抗体的产生

6. 介导Ⅰ型超敏反应的抗体主要是：
A. IgG　　　　B. IgD　　　　C. IgE　　　　D. IgM　　　　E. IgA

7. T 细胞介导的超敏反应是：
A. Ⅰ型超敏反应　　　　　B. Ⅱ型超敏反应　　　　C. Ⅲ型超敏反应
D. Ⅳ型超敏反应　　　　　E. 以上都不是

8. 花生四烯酸可通过环氧合酶途径合成下列哪种物质？
A. PAF　　　　B. CTS　　　　C. PGD2　　　　D. DAG　　　　E. IP3

9. 能使胎儿 Rh$^+$ 红细胞发生溶解破坏的抗体是：

A. 免疫抗体 IgM   B. 天然抗体 IgM   C. 单价免疫 IgG

D. 双价免疫 IgG   E. 亲细胞性 IgE

10. 下列哪项与 I 型超敏反应的发生有关？

A. 补体依赖的细胞毒作用   B. 肥大细胞脱颗粒

C. IC 沉积激活补体   D. CD4$^+$T 细胞介导的炎症反应

E. 特异性免疫无应答性

11. I 型超敏反应可通过下列哪种成分被动转移？

A. 致敏淋巴细胞   B. 患者的血清

C. 特异性转移因子   D. 生物活性介质

E. 特异性 IgE 形成细胞

12. 花生四烯酸可通过脂氧合酶途径合成下列哪种物质？

A. PAF   B. PGD2   C. LT   D. DAG   E. IP3

13. 羟基化磷脂在磷脂酶 A2 和乙酰转移酶作用生成下列哪种物质？

A. DAG   B. IP3   C. PAF   D. PIP$_2$ E. PC

14. 关于 IV 型超敏反应哪一项是正确的？

A. 以中性粒细胞浸润为主的炎症

B. 抗原注入后 4h 达到反应高峰

C. 补体参与炎症的发生

D. 能通过血清 Ig 被动转移

E. 以单个核细胞浸润为主的炎症

15. 下列哪一项属于 IV 型超敏反应？

A. 过敏性休克   B. 血清病

C. 类风湿性关节炎   D. 结核菌素皮肤试验阳性

E. 系统性红斑狼疮

16. 下列哪一项疾病属于免疫复合物型超敏反应？

A. 过敏性休克   B. 特应性皮炎   C. 新生儿溶血症

D. 链球菌感染后肾小球肾炎   E. 肺出血肾炎综合征

17. IV 型超敏反应可经下列哪一种成分被动转移？

A. 巨噬细胞   B. 淋巴细胞   C. 血清 Ig

D. 血清补体   E. 中性粒细胞

18. 下列哪一种物质可以引起 III 型超敏反应？

A. 细胞因子   B. 单核-吞噬细胞   C. 补体

D. 免疫球蛋白   E. 免疫复合物

19. 属于 I 型超敏反应的疾病是：

A. 新生儿溶血症   B. 系统性红斑狼疮性肾炎   C. 接触性皮炎

D. 免疫球蛋白   E. 青霉素过敏性休克

20. 属于 II 型超敏反应的疾病是：

A. 新生儿溶血症   B. 系统性红斑狼疮   C. 血清病

D. 接触性皮炎   E. 青霉素过敏性休克

21. 属于Ⅲ型超敏反应的疾病是：

A. 新生儿溶血症   B. 输血反应   C. 血清病

D. 接触性皮炎   E. 青霉素过敏性休克

22. 属于Ⅳ型超敏反应的疾病是：

A. 新生儿溶血症   B. 支气管哮喘   C. 血清病

D. 接触性皮炎   E. 青霉素过敏性休克

23. 抗体介导的超敏反应有：

A. Ⅰ、Ⅱ、Ⅳ型超敏反应   B. Ⅰ、Ⅱ、Ⅲ型超敏反应

C. Ⅰ、Ⅲ、Ⅳ型超敏反应   D. Ⅱ、Ⅲ、Ⅳ型超敏反应

E. Ⅱ、Ⅲ型超敏反应

24. 下列哪一种疾病的变应原是半抗原？

A. 系统性红斑狼疮

B. 农民肺

C. 青霉素治疗后发生溶血性贫血

D. 风湿性关节炎

E. 对移植肾的排斥反应

25. 预防 Rh 血型不合的新生儿溶血症的方法是：

A. 用抗 Rh 血清给新生儿进行人工被动免疫

B. 给胎儿输入母亲的红细胞

C. 用过量的抗原中和母亲的抗 Rh 球蛋白

D. 用免疫抑制剂抑制母体产生抗 Rh 抗体

E. 分娩 72h 内给产妇注射抗 Rh 免疫血清

26. 不能引起肥大细胞和嗜碱性粒细胞脱颗粒的因素是：

A. 细胞表面 IgE 与多价 Ag 结合

B. C3a、C5a

C. 植物凝集素与细胞上 IgE 分子结合

D. IgE 与单价 Ag 结合

E. 抗 FcεR Ⅰ 抗体

27. 脱敏治疗可用于：

A. 冷空气过敏   B. 食物过敏   C. 血清病

D. 接触性皮炎   E. 血清过敏症

28. 免疫复合物沉积引起血管炎的主要原因是：

A. 组胺和白三烯的释放   B. 攻膜复合体的形成

C. 细胞毒性 T 细胞的作用   D. 细胞因子的作用

E. 多形核白细胞溶酶体酶的作用

29. Ⅱ型超敏反应的发生机制是：

A. Mφ 直接吞噬靶细胞　　　　　　B. CTL 特异性杀伤靶细胞

C. 补体依赖的细胞毒　　　　　　　D. 中性粒细胞释放溶酶体酶

E. 嗜酸性粒细胞介导的 ADCC

30. 青霉素可以引起哪些类型超敏反应？

A. Ⅰ型、Ⅱ型超敏反应　　　　　　B. Ⅰ型、Ⅱ型、Ⅲ型超敏反应

C. Ⅱ型、Ⅳ型超敏反应　　　　　　D. Ⅰ型、Ⅱ型、Ⅲ型、Ⅳ型超敏反应

E. Ⅰ型、Ⅱ型、Ⅳ型超敏反应

31. 下列哪种因素出现时可能发生血清病？

A. 存在抗肾小球基底膜抗体　　　B. 大量 IgE 产生

C. 补体水平升高　　　　　　　　　D. 中等大小可溶性免疫复合物形成

E. 巨噬细胞功能亢进

32. 以下哪一项不属于迟发型超敏反应？

A. 接触性皮炎　　　　　　B. 干酪性肺炎　　　　　　C. 移植排斥反应

D. 血清病　　　　　　　　E. 结核菌素皮肤试验阳性

33. 引起 Arthus 反应的主要原因是：

A. T_{DTH} 释放的淋巴因子的作用

B. 单个核细胞浸润引起的炎症

C. 肥大细胞脱颗粒

D. IgE 抗体大量产生

E. IC 引起的补体活化

34. 引起Ⅲ型超敏反应组织损伤的主要细胞是：

A. Mφ　　　　　　　　　B. 血小板　　　　　　　　C. 淋巴细胞

D. 中性粒细胞　　　　　　E. NK 细胞

35. 哪一种因素与免疫复合物性疾病发病无关？

A. 血管活性物质的释放

B. 免疫复合物在血管壁沉积

C. 激活补体活化产生大量 C3a、C5a

D. 大量 IC 形成

E. 大量淋巴细胞局部浸润

36. 补体不参与下列哪种超敏反应性疾病的发生？

A. 溶血性贫血　　　　　　B. 重症肌无力　　　　　　C. 肾小球肾炎

D. 血清过敏症　　　　　　E. 血小板减少性紫癜

37. 不属于Ⅰ型超敏反应预合成介质的是：

A. 组胺　　　　　　　　　B. 蛋白水解酶　　　　　　C. 激肽原酶

D. 嗜酸性粒细胞趋化因子　E. PAF

38. 下列哪一种物质与Ⅲ型超敏反应的炎症无关？

A. 蛋白水解酶　　　　　　B. 激肽形成酶　　　　　　C. IL-4

D. 胶原酶　　　　　　　　E. 血管活性胺类物质

39. 一般不引起迟发型超敏反应的物质是：

A. 豚草花粉　　B. 油漆　　　　C. 化妆品　　　D. 青霉素　　　E. 结核菌素

40. 下列哪一种物质与Ⅰ型超敏反应无关？

A. 组胺　　　　B. 备解素　　　C. 激肽　　　　D. 白三烯　　　E. 前列腺素

41. Ⅲ型超敏反应的重要病理学特征是：

A. 巨噬细胞浸润　　　　　　　　B. 淋巴细胞浸润

C. 嗜酸性粒细胞浸润　　　　　　D. 中性粒细胞浸润

E. 红细胞浸润

42. 与Ⅱ型超敏反应发生无关的是：

A. 补体　　　　B. 吞噬细胞　　C. 肥大细胞　　D. IgG　　　　E. IgM

43. 下列不属于免疫复合物病的是：

A. 自身免疫性溶血性贫血　　　　B. 链球菌感染后肾小球肾炎

C. 血清病　　　　　　　　　　　D. 血管炎

E. Arthus 反应

44. 与农民肺无关的是：

A. 特异性 IgG 介导

B. 局部 Arthus 反应

C. 激活补体是炎症损伤的主要原因

D. 嗜热放线菌为常见的变应原

E. 注射局部可出现干酪性病变

45. 关于Ⅰ型超敏反应皮肤试验哪一项是错误的？

A. 一般在 15～20min 观察结果

B. 局部皮肤有丘疹，周围有红晕

C. 组织改变为局部水肿、充血

D. 可检测引起Ⅰ型超敏反应的变应原

E. 可有单个核细胞浸润

X 型题

1. 下列能通过下调 IgE 产生治疗Ⅰ型超敏反应的是：

A. IL-4　　　　　　　　　　　B. 可溶性 IL-4 受体　　　　　C. IL-12

D. IFN-γ　　　　　　　　　　E. 葡萄糖酸钙

2. Ⅲ型超敏反应发生过程中，导致清除免疫复合物能力降低和沉积的因素有：

A. 免疫复合物的量过大　　　　B. 吞噬细胞缺陷

C. 血管通透性增加　　　　　　D. 血管内高压

E. 血管内形成涡流

3. 抗毒素脱敏疗法的机制是：

A. 小剂量变应原只引起微量的生物活性介质的释放

B. 少量介质迅速被灭活不引起明显的临床症状

C. 短期内小剂量、多次注射逐渐消耗肥大细胞上的 IgE

D. IgE 耗尽，机体处于暂时脱敏状态

E. 此时接受大量变应原，不引起超敏反应

4. 在 I 型超敏反应防治中，最常使用的肾上腺素具有的主要作用是：

A. 稳定肥大细胞胞膜　　　　　　B. 解除支气管平滑肌痉挛

C. 提高胞内 cAMP 浓度　　　　　D. 减少腺体分泌

E. 抑制磷酸二酯酶

5. 有 IgE 抗体参与的免疫过程是：

A. 血清病　　　　　　　B. Arthus 反应　　　　　　C. 过敏性鼻炎

D. 食物变态反应　　　　E. 支气管哮喘

6. T 细胞介导的超敏反应结果可以是：

A. 肉芽肿形成　　　　　B. 皮肤局部红肿、硬结　　　C. 移植排斥反应

D. 剥脱性皮炎　　　　　E. 结核病患者肺空洞形成

7. 参与 III 型超敏反应的细胞和分子是：

A. 血小板　　　　　　　B. IgG 和 IgM 类抗体　　　　C. 补体

D. NK 细胞　　　　　　 E. 中性粒细胞

8. 与补体有关的超敏反应性疾病是：

A. 自身免疫性溶血性贫血　　B. 重症肌无力

C. 链球菌感染后肾小球肾炎　　D. 甲状腺功能亢进

E. 血小板减少性紫癜

9. 与免疫复合物型超敏反应发病有关的因素是：

A. 血管活性物质的释放　　　B. 沉积的 IC 激活补体

C. 吞噬细胞释放过敏毒素　　　D. 中等大小循环 IC 的形成

E. 可通过攻膜复合体加重组织损伤

10. 具有 IgE Fc 受体的细胞是：

A. 巨噬细胞　　　　　　B. B 细胞　　　　　　　　　C. 嗜碱性粒细胞

D. 树突状细胞　　　　　E. 肥大细胞

11. 介导 I 型超敏反应的预合成介质是：

A. 组胺　　　　B. 激肽原酶　　C. 缓激肽　　　D. PGD2　　　E. LTD4

12. 能引起速发型超敏反应的物质是：

A. 破伤风抗毒素　　　　B. 青霉素　　　　　　　　　C. 屋尘

D. 牛奶　　　　　　　　E. 豚草花粉

13. 以下哪些免疫应答是细胞免疫介导的？

A. 化妆品引起的接触性皮炎　　B. 机体对某些寄生虫感染的免疫力

C. 肾移植排斥反应　　　　　　D. 念珠菌病

E. 系统性红斑狼疮

14. 属于 I 型超敏反应的疾病是：

A. ABO 血型不合新生儿溶血症

B. 支气管哮喘

C. 接触性皮炎

D. 初次注射血清病

E. 青霉素过敏症

15. 以下哪些疾病属于免疫复合物病?

A. 甲状腺机能亢进　　　　　　B. 链球菌感染的肾小球性肾炎　C. 赫氏反应

D. 变应性鼻炎　　　　　　　　E. 传染性变态反应

16. 参与Ⅱ型超敏反应的细胞与分子是:

A. 补体　　　　B. 巨噬细胞　　C. NK 细胞　　D. IgG　　　　E. IgM

17. 介导Ⅰ型超敏反应的新合成介质是:

A. 脂氧合酶　　B. PGD2　　　C. PAF　　　　D. LT　　　　E. 缓激肽

18. 下列哪些条件下易形成中等大小免疫复合物?

A. 可溶性抗原　　　　　　　　B. 颗粒性抗原　　　　　　　　　C. IgG 类抗体

D. 抗原略多于抗体　　　　　　E. 中等亲和力的抗体

19. Ⅰ型超敏反应中,引起平滑肌收缩的活性介质是:

A. PGD2　　　　B. LTD　　　　C. PAF　　　　D. 组胺　　　　E. 缓激肽

20. 多形核白细胞所释放的可以加重Ⅲ型超敏反应炎症的因子是:

A. 中性蛋白水解酶　　　　　　B. 激肽形成酶　　　　　　　　　C. 阳离子

D. 胶原酶　　　　　　　　　　E. 5-羟色胺

21. 发病机制属于Ⅲ型超敏反应的疾病是:

A. 系统性红斑狼疮　　　　　　B. 链球菌感染的肾小球性肾炎

C. 肺出血肾炎综合征　　　　　D. Arthus 反应

E. 类风湿性关节炎

22. 参与Ⅳ型超敏反应的成分是:

A. T 细胞　　　B. 巨噬细胞　　C. 淋巴因子　　D. 单核因子　　E. 补体

23. 与Ⅰ型超敏反应有关的细胞是:

A. 血管内皮细胞　　　　　　　B. 嗜碱性粒细胞　　　　　　　　C. 肥大细胞

D. 成纤维细胞　　　　　　　　E. 嗜酸性粒细胞

24. Ⅰ型超敏反应中肥大细胞释放的活性介质可引起:

A. 趋化作用　　　　　　　　　B. 毛细血管扩张

C. 血管通透性增加　　　　　　D. 平滑肌收缩

E. 黏膜腺体分泌增加

三、问答题

1. 青霉素引起的过敏性休克和吸入花粉引起的支气管哮喘属于哪一型超敏反应?其发病机制如何?简述其防治方法和原理。

2. 在Ⅱ型和Ⅲ型超敏反应性疾病的发生过程中,其参与因素有何异同?试举例说明。

3. 请以结核杆菌感染为例,试述Ⅳ型超敏反应的发生机制与其他三型有何不同。

4. 应用Ⅱ型超敏反应发生机制，解释新生儿溶血症。

【参考答案】

一、名词解释

1. 超敏反应：是指机体受到某些 Ag 刺激时，出现生理功能紊乱或组织细胞损伤的异常适应性免疫应答，又称为变态反应。

2. Ⅰ型超敏反应：又称过敏反应，主要由特异性 IgE 抗体介导产生。发生快，消退也快；以引起生理功能紊乱为主；具有明显个体差异和遗传背景。

3. 变应原：指能够选择性地诱导机体产生特异性 IgE 抗体，引起速发型变态反应的抗原性物质。

4. Ⅱ型超敏反应：是由 IgG 或 IgM 类抗体与靶细胞表面相应抗原结合后，在补体、吞噬细胞和 NK 细胞参与下，引起的以细胞溶解或组织损伤为主的病理性免疫反应。

5. Ⅲ型超敏反应：是由可溶性免疫复合物沉积于局部或全身多处毛细血管基底膜后，通过激活补体和在一些效应细胞（如血小板、嗜碱性粒细胞、中性粒细胞等）参与作用下，引起的以充血水肿、局部坏死和中性粒细胞浸润为主要特征的炎症反应和组织损伤。

6. Arthus 反应：是一种实验性局部Ⅲ型超敏反应。用马血清皮下反复免疫家兔数周后，再次注射马血清时，可在注射局部出现红肿、出血、坏死等剧烈炎症反应。

7. 类 Arthus 反应：可见于局部反复注射胰岛素的糖尿病患者，可刺激机体产生相应 IgG 类抗体。若此时再次注射胰岛素，即可在注射局部出现与 Arthus 反应类似的局部炎症反应。

8. Ⅳ型超敏反应：Ⅳ型超敏反应是效应 T 细胞与特异性抗原结合作用后，引起的以单个核细胞浸润和组织损伤为主要特征的炎症反应，又称迟发型超敏反应（DTH）。

二、选择题
A 型题

1. C　2. B　3. D　4. A　5. E　6. C　7. D　8. C　9. D　10. B　11. B　12. C
13. C　14. E　15. D　16. D　17. B　18. E　19. E　20. A　21. C　22. D
23. B　24. C　25. E　26. D　27. E　28. E　29. C　30. D　31. D　32. D
33. E　34. D　35. E　36. D　37. E　38. C　39. A　40. B　41. D　42. C
43. A　44. E　45. E

X 型题

1. BCD　2. ABCDE　3. ABCD　4. BCD　5. CDE　6. ABCDE　7. ABCE
8. ABCE　9. ABDE　10. CE　11. ABC　12. ABCDE　13. ABCD　14. BE
15. BC　16. ABCDE　17. BCD　18. ACDE　19. ABDE　20. ABCD
21. ABDE　22. ABCD　23. BCE　24. ABCDE

三、问答题

1. 答：青霉素引起的过敏性休克和吸入花粉引起的支气管哮喘均属于Ⅰ型超敏反应。（1）发生机制：降解产物青霉噻唑醛酸或青霉烯酸，与体内组织蛋白共价结合后，可刺激机体产生特异性IgE抗体，使肥大细胞和嗜碱性粒细胞致敏，当机体再次接触青霉素时，青霉噻唑醛酸或青霉烯酸蛋白可通过交联结合靶细胞表面特异性IgE分子而触发过敏反应，重者可发生过敏性休克，甚至死亡。

（2）防治方法和原理：①查明变应原，避免与之接触是预防Ⅰ型超敏反应最有效的办法，临床常用皮肤试验进行检测，如青霉素皮试。②药物治疗：包括抑制生物活性介质合成和释放的药物，如阿司匹林、肾上腺素等；生物活性介质拮抗药，如苯海拉明、扑尔敏等；改善效应器官反应性的药物，如肾上腺素、钙制剂等。

2. 答：（1）相同点：都有IgG或IgM抗体的参与，IgG或IgM抗体与相应抗原结合后引起一系列的免疫反应。

（2）不同点：在Ⅱ型超敏反应中，IgG或IgM抗体与靶细胞膜表面相应抗原结合后，通过激活补体引起靶细胞的溶解破坏；或其Fc段与NK细胞表面的受体结合后，调理吞噬和（或）ADCC效应溶解、破坏靶细胞；补体在该型疾病中的作用主要是破坏靶细胞。而Ⅲ型超敏反应中，IgG或IgM抗体与血液循环中的可溶性抗原结合后，形成可溶性抗原-抗体复合物，沉积于组织引起机体损伤；补体的作用主要是促使肥大细胞或嗜碱性粒细胞释放组胺等炎性介质，使毛细血管通透性增高。

举例：Ⅱ型超敏反应性疾病，如肺出血肾炎综合征，该病产生针对基底膜抗原的自身IgG类抗体。肺泡基底膜和肾小球基底膜间有共同抗原，该抗体可与两种组织的基底膜结合，通过激活补体或调理作用，导致肺出血和肾炎。Ⅲ型超敏反应性疾病，如链球菌感染后肾小球肾炎，链球菌感染后产生抗体，该抗体与链球菌可溶性抗原结合形成循环免疫复合物，沉积于肾小球基底膜，引起免疫复合物型肾炎。

3. 答：结核杆菌感染属于Ⅳ型超敏反应性疾病，是迟发型超敏反应。与其他三型超敏反应相比，其最大的不同点是，前三型超敏反应都有抗体与补体参与。Ⅳ型超敏反应是抗原诱导的一种细胞性免疫应答，效应T细胞与特异性抗原结合后，引起以单个核细胞浸润和组织损伤为主要特征的炎症反应。此型超敏反应发生较慢，通常在接触相同抗原后24～72h出现炎症反应。此型超敏反应与抗体和补体无关，而与效应T细胞和吞噬细胞及其产生的细胞因子或细胞毒性介质有关。

4. 答：母子间Rh血型不符是引起新生儿溶血症的主要原因。血型为Rh⁻的母亲由于输血、流产或分娩等原因接受红细胞表面Rh抗原刺激后，可产生抗Rh抗体，此类血型抗体为IgG类，可通过胎盘。当体内已产生抗Rh抗体的母亲再次妊娠，且胎儿血型为Rh⁺时，母体内的抗Rh抗体便可通过胎盘进入胎儿体内，与其红细胞结合使之溶解破坏，引起流产或新生儿溶血症。

（付 嘉 洪 丰）

第十八章 自身免疫性疾病

【教材精要与重点提示】

自身免疫性疾病（autoimmune disease）是人体对自身细胞或自身成分发生免疫应答而导致的疾病状态。正常时，人体通常处于免疫自身稳定状态。免疫自身稳定是指机体的免疫系统对自身的组织细胞成分处于免疫耐受状态不发生免疫应答。当这种耐受一旦被打破，机体就可发生自身免疫（autoimmunity），持续迁延的自身免疫会引发自身免疫性疾病。自身反应性 T 淋巴细胞（self-reactive T cell）和自身反应性 B 淋巴细胞（self-reactive B cell）是介导自身免疫性疾病的两大因素。

第一节 概　　述

一、自身免疫和自身免疫性疾病

自身免疫是机体免疫系统对自身细胞或自身成分发生免疫应答，产生自身抗体和（或）自身致敏淋巴细胞的现象。其存在于所有个体。自身免疫的作用是维持自稳，清除受损和衰老组织。短时的自身免疫普遍存在，只有当自身免疫长期持续存在引起机体的组织细胞损伤，才会导致自身免疫性疾病。

二、自身免疫病的特点

(1) 存在高效价的自身抗体和（或）自身反应性淋巴细胞；
(2) 自身抗体和（或）自身反应性淋巴细胞造成组织损伤和功能障碍；
(3) 病情转归和自身免疫反应强度相关；
(4) 反复发作，慢性迁延。

三、自身免疫病的分类

(1) 器官特异性自身免疫性疾病：病变局限于某一特定器官，包括桥本氏甲状腺炎、毒性甲状腺肿等。
(2) 全身性自身免疫性疾病：又称系统性自身免疫性疾病，病变可见于多个器官和组织，如系统性红斑狼疮、类风湿关节炎等。

第二节 自身免疫性疾病的免疫损伤机制及典型疾病

自身抗体和（或）自身反应性淋巴细胞介导的对自身细胞或自身成分发生的免疫应答是自身免疫性疾病发生的原因。

一、自身抗体引起的自身免疫性疾病

（一）细胞膜或膜吸附成分的自身抗体引起的自身免疫性疾病

一些自身抗体可以启动破坏自身细胞从而引发自身免疫性疾病，如自身免疫性贫血；或某些药物也可通过吸附在红细胞表面而改变细胞的抗原性，进而刺激机体产生自身红细胞抗体，引起红细胞裂解。

除红细胞，机体还可针对其他细胞产生自身抗体，引起相应的自身免疫性疾病，如自身免疫性血小板减少性紫癜、自身免疫性中性粒细胞减少症等。

针对细胞膜自身抗体引起自身细胞破坏的方式有：①激活补体，形成攻膜复合物破坏细胞；②免疫黏附作用；③ADCC；④激活补体，招募中性粒细胞到达局部，释放酶和介质引起细胞的损伤。

（二）细胞表面受体自身抗体引起的自身免疫性疾病

（1）激动型抗受体自身抗体：自身抗体激动细胞表面的受体而引发的自身免疫性疾病，如毒性弥漫性甲状腺肿。

（2）阻断型抗受体自身抗体：自身抗体阻断细胞受体的功能而引发的自身免疫性疾病，如重症肌无力（MG）。

（三）细胞外成分自身抗体引起的自身免疫性疾病

机体对细胞外的其他成分也可产生自身抗体而引发自身免疫性疾病，如肺出血肾炎综合征，由抗基底膜IV型胶原的自身抗体引起的自身免疫性疾病。

（四）自身抗体-免疫复合物引起的自身免疫性疾病

自身抗体和相应抗原结合形成的免疫复合物引起的自身免疫性疾病，如系统性红斑狼疮。

二、自身反应性 T 淋巴细胞介导的自身免疫性疾病

体内存在的针对自身抗原的自身反应性 T 淋巴细胞在一定条件下可引发自身免疫性疾病，如胰岛素依赖型糖尿病、多发性硬化症等。

第三节 自身免疫性疾病发生的相关因素

一、抗原方面的因素

1. 免疫隔离部位抗原的释放 精子、眼晶状体、神经髓鞘磷脂碱性蛋白等，在某些因素的作用下，如手术、外伤、感染时，可释放入血或淋巴液，刺激自身反应性淋巴细胞发生免疫应答，引起自身免疫性疾病。

2. 自身抗原的改变 生物、物理、化学及药物等因素可以使自身抗原发生改变，引起自身免疫病，如肺炎支原体引起的溶血性贫血等。

3. 分子模拟 分子模拟（molecular mimicry）是指有些微生物与人的细胞或细胞

外成分有相同或相似的抗原表位，在感染人体后激发的针对微生物抗原的免疫应答，也能攻击含有相同或相似表位的人体细胞或细胞外成分。

二、免疫系统方面的因素

1. MHCⅡ类分子的异常表达　当几乎不表达 MHCⅡ类分子的非抗原提呈细胞表达出较高水平的 MHCⅡ类分子时，这种细胞就可能成为自身反应性 T 淋巴细胞的靶细胞，从而导致自身免疫性疾病。

2. 免疫忽视的打破　免疫忽视（immunological ignorance）是指免疫系统对低水平抗原或低亲和力抗原不发生免疫应答的现象。

当免疫忽视被某些因素（如微生物感染、超抗原刺激等）所打破，就可能引起机体的自身免疫性疾病。

3. 调节性 T 细胞的功能失常　$CD4^+CD25^+$ 调节性 T 细胞（Treg）的免疫抑制功能异常是自身免疫性疾病发生的原因之一。

4. 活化诱导的细胞死亡发生障碍　活化诱导的细胞死亡（AICD）是指激活的效应性淋巴细胞在行使效应功能后死亡的现象。AICD 相关基因缺陷的个体易患自身免疫性疾病。

5. 淋巴细胞的多克隆激活　B 淋巴细胞的多克隆激活可引起自身抗体的产生，这些自身抗体可识别并结合自身抗原，造成人体的免疫损伤。

6. 表位扩展　表位扩展（epitope spreading）是指免疫系统针对一个优势表位发生免疫应答后，可能对隐蔽表位相继发生免疫应答的现象。

表位扩展是自身免疫性疾病发生发展的一种机制。在自身免疫病的进程中，机体的免疫系统可不断扩大所识别的自身抗原表位的范围，对自身表位不断发生新的免疫攻击，使疾病迁延不愈并不断加重。

三、遗传方面的因素

遗传背景在一定程度上决定个体对自身免疫性疾病发生的易感性。

（1）HLA 等位基因的基因型和人类自身免疫性疾病的易感性相关：①特定的 HLA 基因编码的 HLA 分子能更好地提呈与自身抗原相似的病原体抗原，以分子模拟的方式引发自身免疫性疾病；②特定的 HLA 基因编码的 HLA 分子在胸腺发育的过程中，不能很好地向发育中的 T 细胞提呈自身抗原，使其经历有效的阴性选择，导致相应的自身反应 T 细胞克隆在个体发育成熟后依然存在，在一定条件下对自身抗原发动免疫攻击。

（2）与自身免疫性疾病发生相关的其他基因。

（3）性别与某些自身免疫性疾病的发生相关。

第四节　自身免疫性疾病的防治原则

（1）预防和控制微生物感染。采用疫苗和抗生素控制微生物感染，可降低某些自身免疫性疾病的发生率。

（2）应用免疫抑制剂。

（3）应用细胞因子及其受体的抗体或阻断剂。

【测 试 题】

一、名词解释

1. 自身免疫病（autoimmune disease）

2. 分子模拟（molecular mimicry）

3. 免疫忽视（immune ignorance）

4. 表位扩展（epitope spreading）

二、选择题

A 型题

1. 关于自身抗体哪一项是正确的？

A. 健康人血清中存在

B. 自身免疫病患者才有

C. 转输给同种动物可引起自身免疫病

D. 为器官特异性

E. 均为 IgM 型

2. SLE 的自身抗原是：

A. 变性 IgG　　B. 细胞核成分　C. 胃壁细胞　　D. 红细胞　　　E. 以上都不对

3. 属于隐蔽抗原的是：

A. 类风湿因子　　　　　　　B. EB 病毒　　　　　　　　C. 大肠杆菌

D. 溶血性链球菌　　　　　　E. 精子

4. 自身免疫病是由下面哪项免疫功能受损所致？

A. 免疫监视　　B. 免疫调节　　C. 免疫防御　　D. 免疫自稳　　E. 抗原提呈

5. 机体产生的类风湿因子属于：

A. 变性 IgA　　B. 变性 IgM　　C. 变性 IgG　　D. 变性 IgE　　E. 变性 IgD

6. 自身免疫性血小板减少性紫癜的抗体是：

A. 抗红细胞抗体　　　　　　B. 抗血小板抗体

C. 抗中性粒细胞抗体　　　　D. 抗胃壁细胞抗体

E. 以上都不是

7. 携带 HLA-B27 的个体易患下列哪种疾病？

A. SLE　　　　　　　　　　B. 桥本氏甲状腺炎　　　　　C. 强直性脊柱炎

D. 重症肌无力　　　　　　　E. 风湿性关节炎

8. 自身免疫是指：

A. 机体免疫系统对自身抗原不应答

B. 机体对自身组织成分产生自身抗体和自身免疫效应淋巴细胞

C. 机体对自身抗原产生免疫应答，导致组织损伤并产生临床症状

D. 对机体有害的免疫应答

E. 对"非己"和自身抗原产生免疫应答

9. 风湿性心脏病的发病与下列哪一项有关？

A. 交叉抗原的存在　　　　　　　B. 隐蔽抗原的释放

C. 免疫调节功能的缺陷　　　　　D. 多克隆 B 细胞的激活

E. 自身抗原的改变

10. 补体成分 C1q 基因缺陷的个体易发哪种疾病？

A. 重症肌无力　　　　　　　B. 原发性胆管硬化　　　　　C. SLE

D. 胰岛素依赖性糖尿病　　　E. 多发性硬化

11. 超抗原引起自身免疫病的机制是：

A. 交叉抗原的存在

B. 隐蔽抗原的释放

C. 多克隆激活自身反应性 T 细胞和 B 细胞

D. 自身抗原的改变

E. 分子模拟

12. 机体产生抗核抗体多见于：

A. 多发性骨髓瘤　　　　　　B. 自身免疫性溶血性贫血

C. 桥本氏甲状腺炎　　　　　D. SLE

E. 支气管哮喘

13. 属于自身免疫病的是：

A. 艾滋病　　　　　　　　　B. 白血病

C. 流行性乙型脑炎　　　　　D. 肺出血肾炎综合征

E. 多发性骨髓瘤

14. 下列哪一项是器官特异性自身免疫病？

A. 风湿性关节炎　　　　　　B. SLE　　　　　　　　　C. 多发性硬化症

D. 强直性脊柱炎　　　　　　E. 重症肌无力

15. 下列哪项与 AID 的发生无关：

A. 遗传因素　　　　　　　　B. 表位扩展

C. 免疫忽视的打破　　　　　D. 克隆清除

E. 隐蔽抗原的释放

X 型题

1. 自身免疫病的基本特征包括：

A. 患者体内可检测到针对自身抗原的自身抗体和自身反应性淋巴细胞

B. 反复发作，慢性迁延

C. 病情的转归与所用药物是否对症密切相关

D. 自身免疫应答常造成机体组织损伤和功能障碍

E. 动物实验中可复制出与自身免疫病相似的动物模型

2. 自身免疫病的特点有：

A. 男性发病率多于女性　　　　B. 病程一般较长　　　　C. 大多为自发性

D. 通常可彻底治愈　　　　　　E. 为多系统发病

3. 关于自身免疫与自身免疫病的关系，正确的有：

A. 自身免疫即为自身免疫病　　B. 自身免疫不一定引起自身免疫病

C. 自身免疫与自身免疫病无关　D. 自身免疫病必然存在自身免疫

E. 自身免疫不同于自身免疫病

4. 自身免疫性疾病的发病机制有：

A. Ⅰ型超敏反应　　　　　　　B. Ⅱ型超敏反应　　　　C. Ⅲ型超敏反应

D. Ⅳ型超敏反应　　　　　　　E. 以上都不是

5. 自身免疫病的诱因有：

A. 各种诱因引起的自身抗原的改变

B. 共同抗原

C. 隐蔽抗原的释放

D. 免疫佐剂

E. 酗酒引起的染色体异位

6. 自身免疫病的发病机制是：

A. 表位扩展和分子模拟　　　　B. MHC Ⅱ类抗原表达被抑制

C. 禁忌克隆的突变　　　　　　D. 淋巴细胞多克隆的激活

E. 自身抗原发生改变

7. 自身免疫病的治疗原则有：

A. 免疫调节　　　　　　　　　B. 免疫增强治疗　　　　C. 免疫抑制治疗

D. 抗炎治疗　　　　　　　　　E. 抗菌治疗

8. 器官特异性自身免疫性疾病包括：

A. SLE　　　　　　　　　　　B. 桥本氏甲状腺炎

C. 胰岛素依赖性糖尿病　　　　D. 重症肌无力

E. 多发性硬化症

三、问答题

1. 影响自身免疫病发生的相关因素有哪些？

2. 试述自身免疫性疾病的免疫损伤机制。

3. 为什么反复注射 CTLA-4 Ig 可以抑制由髓鞘碱性蛋白诱发的 EAE 的发生？

【参 考 答 案】

一、名词解释

1. 自身免疫病：是机体对自身细胞或自身成分发生免疫应答而导致的组织损伤和功能紊乱，属于病理性免疫应答。

2. 分子模拟：有些微生物表面有与人相同或类似的抗原表位，在感染人体后激发的针对微生物抗原的免疫应答，也能攻击含有相同或类似表位的人体细胞或细胞外成分，这种现象被称为分子模拟。

3. 免疫忽视：是指免疫系统对低水平抗原或低亲和力抗原不发生免疫应答的现象。

4. 表位扩展：在自身免疫病的发生过程中，机体免疫系统针对自身抗原的自身应答性淋巴细胞克隆首先识别自身抗原的优势表位，继而识别自身抗原的隐蔽表位，这种现象称为表位扩展。

二、选择题

A 型题

1. A　2. B　3. E　4. D　5. C　6. B　7. C　8. B　9. A　10. C　11. C
12. D　13. D　14. E　15. D

X 型题

1. ABDE　2. BC　3. BDE　4. BCD　5. ABC　6. ACDE　7. ACD　8. BCD

三、问答题

1. 答：影响自身免疫病发生的相关因素如下。

（1）自身抗原的出现：①在手术、外伤或感染等情况下，隐蔽抗原释放入血和淋巴液；②生物、物理、化学及药物等因素可以使自身抗原性质发生改变；③多种病毒与正常宿主细胞或细胞外成分有相类似的抗原决定基。

（2）免疫调节的异常：①正常细胞异常表达 MHC Ⅱ类分子；②微生物感染或多克隆激活剂等可打破机体免疫系统的免疫忽视现象；③Th1 和 Th2 细胞功能失调；④Fas/FasL 表达异常；⑤多克隆刺激剂和超抗原可激活处于耐受状态的 T 细胞或向 B 细胞发出辅助信号刺激其产生自身抗体；⑥表位扩展。

（3）遗传因素：多种自身免疫性疾病的发生与个体的 MHC 基因型有关。

2. 答：自身免疫性疾病是由自身抗体和（或）自身反应性淋巴细胞介导的，对自身抗原发生应答引起的疾病。①由Ⅱ型超敏反应引起的自身免疫病：在这种自身免疫性疾病发生的过程中，由针对自身细胞表面或细胞外基质抗原物质的自身抗体 IgG 和 IgM 启动，造成细胞和组织的损伤，如抗血细胞表面抗原的抗体引起的自身免疫性溶血性贫血等。②自身抗体形成免疫复合物引起的自身免疫性疾病：在有些情况下，机体有核细胞普遍表达的抗原可刺激自身抗体的产生，这种抗体和相应抗原结合形成免疫复合物可引起自身免疫性疾病，此类疾病属于Ⅲ型超敏反应引起的免疫复合物病，如 SLE 就是此类疾病的代表。③T 细胞对自身抗原应答引起的炎症性损伤：T 细胞对自身抗原发生免疫应答，可引起自身免疫性疾病。CD8⁺ CTL 和 Th1 都可以造成自身细胞的免疫损伤，引起自身免疫病，如胰岛素依赖型糖尿病即由患者体内的 CD8⁺ CTL 对胰岛 β 细胞发生免疫应答，并将其特异性杀伤而引起。

3. 答：T 细胞对自身抗原发生免疫应答，可引起自身免疫性疾病，如髓鞘碱性蛋白是一种自身隐蔽抗原，针对髓鞘碱性蛋白的特异性 Th1 细胞在小鼠可引起实验性自身免疫性脑脊髓炎（EAE）。Th1 细胞的活化除了需要 TCR 双识别抗原肽、MHC 分子复合物以及细胞因子的作用外，还需要抗原提呈细胞上的 B-7 与 T 细胞上的 CD28 等相应的黏附分子相互结合以形成协同刺激信号。CTLA-4 与免疫球蛋白形成的可溶性融合蛋白可以和 B-7 相互作用，从而阻止 B7 与 CD28 的作用，来抑制 T 细胞的激活，使 T 细胞处于无能状态，因此反复注射 CTLA-4Ig 可以抑制由自身抗原髓鞘碱性蛋白诱发的 EAE 的发生。

（李志华　张　惠）

第十九章 免疫缺陷病

【教材精要与重点提示】

免疫缺陷病（immunodeficiency disease，IDD）是免疫系统先天发育不全或后天损害而使免疫细胞的发育、增殖、分化和代谢异常并导致免疫功能不全所出现的临床综合征。按病因分为原发性免疫缺陷病（primary immunodeficiency disease，PIDD）和获得性免疫缺陷病（acquired immunodeficiency disease，AIDD）。其主要临床特点为感染、肿瘤、自身免疫病、遗传倾向等。

第一节 原发性免疫缺陷病

原发性免疫缺陷病是由于免疫系统遗传基因异常或先天性免疫系统发育障碍而致免疫功能不全引起的疾病。

一、原发性 B 细胞缺陷

原发性 B 细胞缺陷是 B 细胞先天性发育不全，或由于 B 细胞对 T 细胞传递的信号反应缺陷，而导致抗体产生减少的一类疾病。该病以体内 Ig 水平降低或缺失为特征，患者外周血 B 细胞减少或缺失，T 细胞数目正常。原发性 B 细胞缺陷包括 X 性联无丙种球蛋白血症、选择性 IgA 缺陷、X-性连锁高 IgM 综合征等。

二、原发性 T 细胞缺陷

原发性 T 细胞缺陷是涉及 T 细胞发生、分化和功能障碍的遗传性缺陷病，常伴有体液免疫缺陷，如 DiGeorge 综合征（CTH）、T 细胞活化和功能缺陷等。

三、原发性联合免疫缺陷

原发性联合免疫缺陷（combined immunodeficiency disease，CID）是一类因 T、B 细胞均出现发育障碍或缺乏细胞间相互作用所致的疾病，多见于新生儿和婴幼儿。其中重症联合免疫缺陷病（SCID）源自骨髓干细胞 T、B 细胞发育异常所致的疾病，包括常染色体隐性遗传和 X-性连锁隐性遗传。

四、补体系统缺陷

补体缺陷病多为常染色体隐性遗传（少数为显性遗传），属少见的原发性免疫缺陷病。在补体系统中，任一成分的缺失均可导致此类疾病，如遗传性血管神经性水肿、阵发性夜间血红蛋白尿等。

五、吞噬细胞缺陷

吞噬细胞缺陷包括吞噬细胞数量减少和功能异常，严重者可危及生命。

第二节　获得性免疫缺陷病

获得性免疫缺陷病（acquired immunodeficiency disease，AIDD）是后天因素造成的、继发于某些疾病或使用药物后产生的免疫缺陷性疾病。

一、诱发获得性免疫缺陷病的因素

非感染性因素包括恶性肿瘤、营养不良、医源性免疫缺陷等。某些病毒、细菌和寄生虫感染，也可导致 AIDD。

二、获得性免疫缺陷综合征

获得性免疫缺陷综合征（acquired immunodeficiency syndrome，AIDS）是由人类免疫缺陷病毒（human immunodeficiency virus，HIV）侵入机体，引起细胞免疫严重缺陷，导致以机会性感染、恶性肿瘤和神经系统病变为特征的临床综合征。AIDS 的传染源主要是 HIV 携带者和 AIDS 患者。

HIV 存在于血液、精液、阴道分泌物、乳汁、唾液和脑脊液中，主要的传播途径有：①性接触传播；②血液传播；③母婴垂直传播；④其他，如医源性感染、职业暴露等。

（一）HIV 的分子生物学特征

HIV 是反转录病毒，分为两型，HIV-Ⅰ型是目前 AIDS 的主要致病型。

（二）AIDS 的发病机制

1. HIV 侵入免疫细胞的机制　HIV 主要侵犯宿主的 $CD4^+$ T 细胞以及表达 CD4 分子的单核/巨噬细胞、树突状细胞和神经胶质细胞等。HIV 侵入机体后，其表面的糖蛋白 gp120 与宿主细胞表面 CD4 分子和趋化因子受体 CCR5 或 CXCR4 同时结合，致病毒外膜与靶细胞膜结合，病毒核心进入靶细胞。

2. HIV 损伤免疫细胞的机制　①$CD4^+$ T 细胞：是 HIV 在体内感染的主要靶细胞；HIV 及其胞膜蛋白的直接细胞毒作用；感染细胞与未感染细胞形成合胞体；HIV 诱导 $CD4^+$ 细胞发生程序性死亡。②B 细胞：HIV 可诱导多克隆 B 细胞激活，导致高丙种球蛋白血症并产生多种自身抗体。③巨噬细胞：HIV 可损伤其趋化、黏附和杀菌功能，同时减少细胞表面 MHC Ⅱ类分子表达，使其抗原提呈能力下降。④树突状细胞：HIV 感染的机体，其外周血及组织中的树突状细胞数目大幅减少，功能下降。⑤NK 细胞：HIV 感染机体的 NK 细胞数目并不减少，但其分泌细胞因子的能力大幅下降，使其细胞毒活性下降。

3. HIV 逃逸免疫攻击的机制 ①HIV 通过频繁地改变其抗原表位来阻止 CTL 对其的识别与杀伤；②树突状细胞可完整地包裹 HIV 病毒颗粒，使其免于失活和被吞噬；③被病毒潜伏感染的细胞表面不表达 HIV 蛋白，从而有利于 HIV 逃避免疫系统的攻击。

（三）HIV 诱导的机体免疫应答

1. 体液免疫应答 HIV 感染后，机体可产生不同的抗体。中和抗体：对 HIV 感染有抑制作用，可阻断病毒的扩散；但其效价较低。故中和病毒的能力较低。抗 p24 壳蛋白抗体：其消失预示 AIDS 症状的出现，但并不清楚其是否对机体有保护作用。抗 gp120 和抗 gp41 抗体：主要为 IgG，可通过 ADCC 杀伤病毒感染的靶细胞。

2. 细胞免疫应答 机体主要通过细胞免疫应答来阻遏 HIV 感染。①$CD8^+$ T 细胞应答：HIV 感染后，特异性激活 $CD8^+$ T 细胞，杀伤 HIV 感染的靶细胞，CTL 可针对 HIV 编码的所有蛋白质。CTL 细胞毒效应和血浆中病毒水平直接与病程及预后有关。②$CD4^+$ T 细胞应答：HIV 刺激的 $CD4^+$ T 细胞可分泌各种细胞因子，辅助体液免疫和细胞免疫。

（四）临床分期及免疫学特征

HIV 感染的临床过程分为急性期、潜伏期、症状期和 AIDS 发病期。

（五）免疫学诊断

免疫学诊断方法主要为检测病毒抗原、抗病毒抗体、免疫细胞数目和功能等。

（六）预防和治疗

1. 预防 主要的预防措施：宣传教育；控制并切断传播途径；防止医院交叉感染。

2. 治疗 核苷类及非核苷类反转录酶抑制剂和蛋白酶抑制剂是目前临床上常用的两类药物。

第三节 免疫缺陷病的治疗原则

免疫缺陷病的基本治疗原则：尽可能减少感染并及时控制感染；通过过继免疫细胞或移植免疫器官以替代受损或缺失的免疫系统组分。

【测 试 题】

一、名词解释

1. 免疫缺陷病（immunodeficiency disease）

2. 联合免疫缺陷病（combined immunodeficiency disease，CID）

3. 获得性免疫缺陷综合征（acquired immunodeficiency syndrome，AIDS）

二、选择题

A 型题

1. AIDS 患者最主要的死亡原因是：

A. 机会性感染   B. Kaposi 肉瘤   C. B 细胞淋巴瘤

D. 白血病　　　　　　　　　　　　E. 恶性淋巴瘤

2. HIV 感染后，患者哪项免疫功能严重缺陷：

A. 体液免疫功能　　　　　　　　　B. 细胞免疫功能

C. 巨噬细胞的吞噬功能　　　　　　D. 补体系统

E. 以上都有

3. 在原发性免疫缺陷病中，补体固有成分缺陷，患者易发生哪种感染？

A. 病毒感染　　　　　　　　B. 真菌感染　　　　　　　　C. 胞内寄生菌感染

D. 原虫感染　　　　　　　　E. 化脓性细菌感染

4. 无症状或仅表现为流感样症状，在 AIDS 临床分期中属于哪一期？

A. 急性期　　　　　　　　　B. 潜伏期　　　　　　　　　C. 症状期

D. 感染期　　　　　　　　　E. 典型 AIDS 发病期

5. 引起继发性免疫缺陷的最常见因素是：

A. 肿瘤　　　　B. 手术　　　　C. 射线辐射　　　D. 感染　　　　E. 创伤

6. CD40L 缺陷引起下列哪种疾病？

A. X-性联无丙种球蛋白血症 B. X-性连锁高 IgM 综合征　　C. 选择性 IgA 缺陷

D. 重症联合免疫缺陷病　　　E. DiGeorge 综合征

7. HIV 在体内感染的主要靶细胞是：

A. CD4$^+$T 细胞　　　　　　　　B. CD8$^+$T 细胞　　　　　　　C. B 细胞

D. NK 细胞　　　　　　　　　　E. CTL 细胞

8. 遗传性血管神经性水肿的发生机制是：

A. C2a 过多　　　　　　　　　　B. C3a 过多　　　　　　　　C. C3 转化酶过多

D. C5 转化酶过多　　　　　　　　E. C4a 过多

9. 性联无丙种球蛋白血症的发生机制是：

A. Btk 缺陷　　　　　　　　　　B. CD40L 缺陷　　　　　　　C. ZAP-70 缺陷

D. ADA 缺陷　　　　　　　　　　E. PNP 缺陷

10. 性联无丙种球蛋白血症属于：

A. T 细胞缺陷　　　　　　　　　B. B 细胞缺陷　　　　　　　C. 补体成分缺陷

D. 吞噬细胞缺陷　　　　　　　　E. 联合免疫缺陷

11. 最常见的选择性 Ig 缺陷是：

A. 选择性 IgG 缺陷　　　　　　　B. 选择性 IgA 缺陷　　　　　C. 选择性 IgM 缺陷

D. 选择性 IgD 缺陷　　　　　　　E. 选择性 IgE 缺陷

12. 免疫缺陷是：

A. 免疫系统中任何一个成分的缺失或功能不全而导致的免疫功能障碍

B. 机体经某种抗原诱导后形成的特异性免疫无应答状态

C. 机体对某些抗原所产生的非正常生理性免疫应答

D. 应用免疫抑制剂导致的免疫无应答状态

E. 免疫隔离部位的抗原在生理状态下不致免疫应答

13. 血清中免疫球蛋白的含量缺乏需考虑下列哪一项疾病？

A. 自身免疫病　　　　　　B. 免疫缺陷病　　　　　　C. 轻链病

D. 重链病　　　　　　　　E. Graves 病

14. ADA 和 PNP 缺陷可导致：

A. 重症联合免疫缺陷病　　B. 慢性肉芽肿　　　　　C. 白细胞黏附缺陷病

D. 遗传性血管神经性水肿　E. 性联无丙种球蛋白血症

X 型题

1. 导致免疫缺陷的常见病原微生物有：

A. 巨细胞病毒　　　　　　B. EB 病毒　　　　　　　C. 麻风杆菌

D. 支原体　　　　　　　　E. 衣原体

2. HIV 感染后，下面哪种细胞数目减少？

A. T 细胞　　　　　　　　B. B 细胞　　　　　　　C. 巨噬细胞

D. 树突状细胞　　　　　　E. NK 细胞

3. 获得性免疫缺陷综合征的主要临床症状有：

A. 机会性感染　　　　　　B. 恶性贫血　　　　　　C. 恶性肿瘤

D. 神经系统异常　　　　　E. 精神障碍

4. 免疫缺陷病的治疗原则有：

A. 抗感染　　　B. 免疫重建　　C. 基因治疗　　D. 免疫抑制　　E. 免疫增强

5. HIV 感染对免疫系统的损害主要表现为：

A. $CD8^+$ T 细胞数量减少　　B. $CD4^+$ T 细胞功能降低

C. $CD4^+$ T 细胞数量减少　　D. $CD8^+$ T 细胞功能降低

E. $CD4^+/CD8^+$ T 细胞比例失调

6. 易发生胞外菌和真菌感染的原发性免疫缺陷病有：

A. 白细胞黏附缺陷　　　　　B. 遗传性血管神经水肿

C. 性联无丙种球蛋白血症　　D. 阵发性夜间血红蛋白尿

E. ZAP-70 缺陷

7. 免疫缺陷发生的原因有：

A. 性连锁遗传基因突变　　　B. 常染色体遗传基因异常

C. 中枢免疫器官发育障碍　　D. 免疫活性细胞本身有缺陷

E. 免疫活性细胞间调控机制异常

8. 免疫缺陷病的治疗原则有：

A. 骨髓或胸腺移植

B. 对于因遗传基因异常所致免疫缺陷病者可采用基因治疗的策略

C. 输入免疫球蛋白或免疫细胞

D. 使用抗生素控制感染

E. 预防感染

三、问答题

1. 简述 HIV 入侵免疫细胞的机制。

2. 试述 AIDS 的主要传播途径。

3. 简述 AIDS 的发病机制。

【参考答案】

一、名词解释

1. 免疫缺陷病：是免疫系统先天发育不全或后天损伤而使免疫细胞的发育、增殖、分化和代谢异常并导致免疫功能不全所出现的临床综合征。

2. 联合免疫缺陷病：是一类因 T、B 细胞均出现发育障碍或缺乏细胞间相互作用所致的一类疾病，多见于新生儿和婴幼儿。

3. 获得性免疫缺陷综合征：是因 HIV 侵入机体，引起细胞免疫严重缺陷，导致以机会性感染、恶性肿瘤和神经系统病变为特征的临床综合征。

二、选择题

A 型题

1. A 2. B 3. E 4. A 5. D 6. B 7. A 8. A 9. A 10. B 11. B 12. A
13. B 14. A

X 型题

1. ABC 2. AD 3. ACD 4. ABCE 5. CE 6. AC 7. ABCDE 8. ABCDE

三、问答题

1. 答：HIV 主要侵犯宿主的 $CD4^+$ T 细胞以及表达 CD4 分子的单核/巨噬细胞、树突状细胞和神经胶质细胞等。HIV 侵入机体后，其表面的糖蛋白 gp120 与宿主细胞表面 CD4 分子和趋化因子受体 CCR5 或 CXCR4 同时结合，致病毒外膜与靶细胞膜结合，病毒核心进入靶细胞。

2. 答：AIDS 的主要传染源是 HIV 携带者和 AIDS 患者。HIV 的传播途径主要有 4 类。①性接触传播：包括同性恋、双性恋或异性恋；②血液传播：输入被 HIV 感染的血液或血液制品，静脉毒瘾者共用 HIV 污染的注射器和针头；③母婴垂直传播：HIV 可经胎盘或产程中母血或阴道分泌物传播，产后可通过乳汁传播；④其他：医源性感染，接受 HIV 感染者的器官移植、人工授精，医务人员被 HIV 污染的针头刺伤或破损皮肤受污染等。

3. 答：AIDS 的病原体是 HIV，患者通过接触被 HIV 污染的体液而感染。HIV 的包膜糖蛋白 gp120 可与 CD4 分子高亲和性结合，同时也与表达在 T 细胞、巨噬细胞和树突状细胞表面的辅助受体 CXCR4 和 CCR5 结合，然后 gp41 介导病毒包膜与细胞膜融合，使 HIV 的基因组和相关病毒蛋白进入细胞，HIV 感染可损害体内多种免疫细胞。(1) $CD4^+$ T 细胞：①HIV 感染导致 $CD4^+$ T 细胞减少；②gp120 与 CD4 分子结合，可干扰 $CD4^+$ T 细胞与 APC 的相互作用，患者表现为对破伤风类毒素等抗原无应答；③Th1 细胞与 Th2 细胞平衡失调，从而减弱 $CD8^+$ CTL 细胞的细胞毒作用；

④HIV LTR的 V3 区同宿主细胞 NF-κB 结合，使 NF-κB 不能与相应基因结合，从而影响 T 细胞增殖及细胞因子分泌。(2) 巨噬细胞：HIV 感染巨噬细胞后在胞内复制，但不杀死细胞，因此，巨噬细胞可作为 HIV 的重要庇护所，并将病毒播散到其他组织，HIV 感染的巨噬细胞是晚期 AIDS 患者血清中高水平病毒的重要来源。(3) 树突状细胞：是 HIV 感染的重要靶细胞和病毒的主要庇护所，感染病毒的成熟树突状细胞可与 CD4$^+$ T 细胞结合并传播 HIV，导致 CD4$^+$ T 细胞的感染，感染 HIV 的某些树突状细胞功能下调，导致记忆性 T 细胞缺乏，再次免疫应答能力降低。(4) B 细胞：HIV 可多克隆激活 B 细胞，患者表现为高免疫球蛋白血症并产生多种自身抗体。

（李志华　胡雪梅）

第二十章　肿瘤免疫

【教材精要与重点提示】

肿瘤免疫学（tumor immunology）是研究肿瘤抗原的种类、性质、机体对肿瘤的免疫监视和免疫应答，以及肿瘤免疫逃逸的方式和机制、肿瘤的免疫诊断和免疫防治的科学。

第一节　肿瘤抗原

肿瘤抗原是指细胞癌变过程中出现的新抗原（neoantigen）、肿瘤细胞异常或过度表达的抗原物质的总称。肿瘤抗原能诱导机体产生抗肿瘤免疫应答反应，是肿瘤免疫诊断和免疫防治的分子基础。

一、肿瘤抗原产生的分子机制

目前认为肿瘤抗原产生的分子机制主要有以下 6 个方面：细胞癌变过程中合成了新的蛋白质分子；由于基因突变或重排等使正常蛋白质分子的结构发生改变；由于糖基化等原因导致异常的细胞蛋白及其产物；正常情况下处于隐蔽状态的抗原表位暴露出来；多种膜蛋白分子的异常聚集；胚胎抗原或分化抗原的异常表达。

二、肿瘤抗原的分类和特征

根据肿瘤抗原的特异性和产生机制不同，可将肿瘤抗原进行分类。

（一）根据肿瘤抗原特异性的分类

1. 肿瘤特异性抗原（tumor specific antigen，TSA）　是指肿瘤细胞特有的或只存在于某种肿瘤细胞而不存在于正常细胞的新抗原，又称为肿瘤特异性移植抗原（tumor specific transplantation antigen，TSTA）或肿瘤排斥抗原（tumor rejection antigen，TRA）。这种抗原实质上主要是肿瘤细胞来源的热激蛋白（heat-shock protein，HSP）与肿瘤抗原多肽的复合物。

2. 肿瘤相关抗原（tumor-associated antigen，TAA）　是指肿瘤细胞和正常细胞组织均表达的抗原，只是其含量在细胞癌变时明显增高。此类抗原只表现出量的变化而无严格肿瘤特异性。

（二）根据肿瘤发生情况的分类

1. 化学或物理因素诱发的肿瘤抗原　化学致癌剂或物理因素诱发的肿瘤所表达的

肿瘤抗原的特点是特异性高而抗原性弱，常表现出明显的异质性。

2. 病毒诱发的肿瘤抗原　某些肿瘤由病毒（包括 DNA 病毒和 RNA 病毒）感染引起。同一种病毒诱发的不同类型肿瘤均可表达相同的抗原且抗原性较强。

3. 自发性肿瘤的抗原　指一些无明确诱发因素的肿瘤，大多数人类肿瘤属于此类。

4. 胚胎抗原或分化抗原　是指在胚胎发育阶段由胚胎组织产生的正常成分，在胚胎后期减少，出生后逐渐消失，或仅存留极微量。但当细胞癌变时，此类抗原可重新合成而大量表达。

第二节　机体对肿瘤的免疫应答

当肿瘤发生后，机体可产生针对肿瘤抗原的适应性免疫应答，包括细胞免疫和体液免疫。CD8$^+$CTL 介导的细胞免疫应答起最重要的作用，是抗肿瘤免疫的主要效应细胞。CD4$^+$Th 细胞通过分泌各种细胞因子及辅助诱导和激活 CD8$^+$CTL，在抗肿瘤免疫应答中也起重要作用。

尽管肿瘤抗原可以诱导机体产生特异性抗体，并可通过激活补体系统、抗体依赖性细胞介导的细胞毒作用等方式发挥抗肿瘤作用，但并不是抗肿瘤免疫的重要效应因素。

此外，固有免疫应答细胞包括 NK 细胞、巨噬细胞和 γδT 细胞等参与了机体的抗肿瘤作用。

第三节　肿瘤的免疫逃逸机制

（1）肿瘤细胞的抗原缺失和抗原调变：肿瘤细胞表达的抗原与正常蛋白差别很小，或抗原性弱，无法诱导机体产生足够强度的抗肿瘤免疫应答。抗原调变（antigenic modulation）是指肿瘤细胞表面抗原表位减少或丢失，使肿瘤细胞避免宿主免疫系统的杀伤。

（2）肿瘤细胞 MHC I 类分子表达低下：使肿瘤细胞内抗原无法提呈，导致 CTL 无法识别和杀伤肿瘤细胞。

（3）肿瘤细胞缺乏共刺激信号：无法有效诱导抗肿瘤免疫应答。

（4）肿瘤细胞导致的免疫抑制：肿瘤细胞可通过分泌 TGF-β、IL-10 等抑制性细胞因子，抑制抗肿瘤免疫应答。

（5）肿瘤细胞的"漏逸"："漏逸"（sneaking through）指的是肿瘤细胞的迅速生长超越了机体抗肿瘤免疫效应的限度。

（6）肿瘤细胞的凋亡抵抗作用：肿瘤细胞可高表达多种抗凋亡分子（如 Bcl-2），不表达或弱表达 Fas 等凋亡诱导因子。

第四节　肿瘤免疫诊断和免疫治疗及预防

一、肿瘤的免疫诊断

通过生化和免疫学技术检测肿瘤抗原、抗肿瘤抗体或其他肿瘤标记物，将有助于肿瘤患者的诊断及其免疫功能状态的评估。检测肿瘤抗原是目前最常用的肿瘤免疫诊断方法。

二、肿瘤的免疫治疗

肿瘤的免疫治疗是通过激发和增强机体的免疫功能，以达到控制和杀伤肿瘤细胞的目的，包括主动免疫治疗和被动免疫治疗。

1. 肿瘤的主动免疫治疗 主要是利用肿瘤抗原的免疫原性，采用各种有效的免疫手段，使宿主免疫系统产生针对肿瘤抗原的抗肿瘤免疫应答。具体是给荷瘤宿主注射具有免疫原性的瘤苗。

2. 肿瘤的被动免疫治疗 是给机体输注外源性的免疫效应物质，包括抗体、细胞因子、免疫效应细胞等，由这些外源性的免疫效应物质在宿主体内发挥抗肿瘤作用。

三、对病原体所致肿瘤的预防

已知多种高发的肿瘤与病原体感染有关，如 HBV 或 HCV 感染与原发性肝癌，HPV 感染与宫颈癌，EBV 感染与鼻咽癌等。制备相关的病原体疫苗或探索新的干预方式将可能降低这些肿瘤的发生。

【测 试 题】

一、名词解释

1. 肿瘤抗原（tumor antigen）

2. 肿瘤特异性抗原（tumor specific antigen，TSA）

3. 肿瘤相关抗原（tumor-associated antigen，TAA）

4. 胚胎抗原（embryonic antigen）

5. 增强抗体（enhancing antibody）

6. 抗原调变（antigenic modulation）

7. "漏逸"（sneaking through）

二、选择题

A 型题

1. 下列与肿瘤特异性抗原无关的是：

A. 是肿瘤细胞特有的抗原

B. 能诱导特异性肿瘤免疫应答

C. 又称为肿瘤特异性移植抗原

D. 能被特异性 CTL 所识别

E. 肿瘤细胞和正常细胞组织均可表达

2. 关于胚胎抗原错误的是：

A. 是由胚胎组织产生的正常成分

B. 出生后逐渐消失或仅存极微量

C. 可用于肿瘤的免疫诊断

D. 能被特异性 CTL 所识别

E. 易引起宿主免疫系统对肿瘤细胞的杀伤效应

3. 与原发性肝细胞癌有关的肿瘤抗原是:

A. CEA　　　B. PSA　　　C. AFP　　　D. CA199　　　E. MAGE-1

4. 下列哪种不属于肿瘤的起源:

A. 化学性　　B. 病毒性　　C. 自发性　　D. 细菌性　　E. 胚胎性

5. 机体抗肿瘤免疫的主要效应细胞是:

A. CD4$^+$Th1　B. CD4$^+$Th2　C. CD8$^+$CTL　D. NK 细胞　　E. 巨噬细胞

6. 关于肿瘤抗原错误的描述是:

A. 肿瘤特异性抗原诱导的主要是 T 细胞免疫

B. 胚胎性抗原是肿瘤相关抗原的典型代表

C. 化学致癌剂诱发的肿瘤抗原特异性高

D. 同一病毒诱发的不同类型肿瘤各自具有独特的抗原性

E. 自发性肿瘤细胞表面具有肿瘤特异性抗原

7. 下列能特异性杀伤肿瘤细胞的免疫细胞是:

A. γδT 细胞　　　　　　B. 细胞毒性 T 细胞　　　　　C. NK 细胞

D. 巨噬细胞　　　　　　E. 中性粒细胞

8. 下列与肿瘤的免疫逃逸无关的是:

A. 肿瘤细胞的抗原缺失　　B. 肿瘤细胞缺乏共刺激信号　C. 抗原调变

D. 肿瘤细胞凋亡　　　　　E. 宿主抗原提呈细胞功能低下

9. 已检出肿瘤特异性抗原的肿瘤细胞是:

A. 肝癌　　　　　　　　B. 白血病　　　　　　　　C. 胃癌

D. 鼻咽癌细胞　　　　　E. 黑色素瘤细胞

10. 下列哪种物质可用于肿瘤的主动免疫治疗:

A. 减毒或灭活的瘤苗　　　B. 肿瘤特异性单克隆抗体

C. 肿瘤浸润性淋巴细胞　　D. 细胞因子诱导的杀伤细胞

E. 肿瘤抗原特异的 CTL

11. CA199 的检测有助于下列哪种疾病的诊断:

A. 胰腺癌　　B. 前列腺癌　C. 黑色素瘤　D. 结肠癌　　E. 鼻咽癌

X 型题

1. 参与抗肿瘤作用的细胞有:

A. CTL　　　　B. NK 细胞　　C. γδT 细胞　　D. 巨噬细胞　　E. Th 细胞

2. 对于机体肿瘤免疫,正确的论述是:

A. NK 细胞是抗肿瘤的第一道防线

B. 体液免疫仅在某些情况下起协同作用

C. 非特异性免疫对免疫原性弱的肿瘤意义十分重要

D. 细胞免疫是抗肿瘤免疫的主力军

E. γδT 细胞也参与抗肿瘤作用

三、问答题

1. 简述肿瘤抗原的分类方法以及各类肿瘤抗原的主要特点。
2. 机体抗肿瘤免疫效应机制有哪些？
3. 肿瘤的免疫逃逸机制有哪些？
4. 简述肿瘤的免疫治疗方法。

【参 考 答 案】

一、名词解释

1. 肿瘤抗原：是指细胞癌变过程中出现的新抗原、肿瘤细胞异常或过度表达的抗原物质的总称。

2. 肿瘤特异性抗原：指肿瘤细胞特有的或只存在于某种肿瘤细胞而不存在于正常细胞的新抗原。

3. 肿瘤相关抗原：是指肿瘤细胞和正常细胞组织均表达的抗原，只是其含量在细胞癌变时明显增高。

4. 胚胎抗原：是指在胚胎发育阶段由胚胎组织产生的正常成分，在胚胎后期减少，出生后消失，或仅存留极微量。但当细胞癌变时，此类抗原可重新合成而大量表达。

5. 增强抗体：在某些情况下，肿瘤特异性抗体非但不能杀伤肿瘤细胞，反而会干扰特异性细胞免疫应答对肿瘤细胞的杀伤作用，这种具有促进肿瘤生长作用的抗体被称为增强抗体。

6. 抗原调变：是指肿瘤细胞表面抗原表位减少或丢失，从而使肿瘤细胞避免宿主免疫系统的杀伤。

7. "漏逸"：指由于肿瘤细胞的迅速生长超越了机体抗肿瘤免疫效应的限度，致使宿主不能有效地清除大量生长的肿瘤细胞。

二、选择题

A 型题

1. E　2. E　3. C　4. D　5. C　6. D　7. B　8. D　9. E　10. A　11. A

X 型题

1. ABCDE　2. ABCDE

三、问答题

1. 答：肿瘤抗原的分类方法以及各类肿瘤抗原的主要特点如下。

（1）根据肿瘤抗原特异性的分类。①肿瘤特异性抗原：肿瘤细胞特有的或只存在于某种肿瘤细胞而不存在于正常细胞的新抗原；②肿瘤相关抗原：肿瘤细胞和正常细胞组织均表达的抗原，只是其含量在细胞癌变时明显增高。

（2）根据肿瘤发生情况的分类。①化学或物理因素诱发的肿瘤抗原：特异性高而抗原性弱，常表现出明显的异质性；②病毒诱发的肿瘤抗原：同一种病毒诱发的不同类型肿瘤均可表达相同的抗原且抗原性较强；③自发性肿瘤的抗原：特点是某些自发性肿瘤抗原类似于化学诱导的肿瘤，具有各自独特的抗原性，很少或几乎没有交叉反应；而另一些自发性肿瘤则类似于病毒诱发的肿瘤，具有共同的抗原性；④胚胎抗原或分化抗原：胚胎组织产生的正常成分，出生后逐渐消失，或仅存留极微量。但当细胞癌变时，此类抗原可重新合成而大量表达。此类抗原抗原性均很弱。

2. 答：机体抗肿瘤免疫效应机制包括体液免疫和细胞免疫两个方面，一般认为细胞免疫是抗肿瘤的主力，体液免疫通常仅在某些情况下起协同作用。对于大多数免疫原性强的肿瘤，特异性免疫应答是主要的，而对于免疫原性弱的肿瘤，非特异性免疫应答可能具有更重要的意义。

（1）在控制具有免疫原性肿瘤细胞的生长中，$CD8^+$ CTL 介导的细胞免疫应答起最重要的作用，是抗肿瘤免疫的主要效应细胞。$CD4^+$ Th 细胞通过分泌各种细胞因子及辅助诱导和激活 $CD8^+$ CTL，在抗肿瘤免疫应答中也起重要作用。

（2）尽管肿瘤抗原可以诱导机体产生特异性抗体，并可通过激活补体系统、抗体依赖性细胞介导的细胞毒作用等方式发挥抗肿瘤作用，但并不是抗肿瘤免疫的重要效应因素。

（3）固有免疫应答细胞（包括 NK 细胞、巨噬细胞和 $\gamma_s \delta T$ 细胞等）参与了机体的抗肿瘤作用。

3. 答：肿瘤的免疫逃逸机制有：①肿瘤细胞的抗原缺失和抗原调变；②肿瘤细胞 MHC I 类分子表达低下；③肿瘤细胞缺乏共刺激信号；④肿瘤细胞导致的免疫抑制；⑤肿瘤细胞的"漏逸"；⑥肿瘤细胞的凋亡抵抗作用。

4. 答：肿瘤的免疫治疗主要包括主动免疫治疗和被动免疫治疗两大类。

（1）肿瘤的主动免疫治疗：主要是利用肿瘤抗原的免疫原性，采用各种有效的免疫手段使宿主免疫系统产生针对肿瘤抗原的抗肿瘤免疫应答。具体是给荷瘤宿主注射具有免疫原性的瘤苗，如灭活的瘤苗、异构的瘤苗、抗独特型抗体瘤苗。

（2）肿瘤的被动免疫治疗：给机体输注外源性的免疫效应物质包括抗体、细胞因子、免疫效应细胞等，由这些外源性的免疫效应物质在宿主体内发挥抗肿瘤作用。

（李春霞　张　惠）

第二十一章 移植免疫

【教材精要与重点提示】

移植（transplantation）指应用异体（或自体）正常细胞、组织、器官置换病变的或功能缺损的细胞、组织、器官，以维持和重建机体生理功能。

根据移植物的来源及遗传背景不同，可将移植分为 4 类：自体移植（autologous transplantation）、同系移植（syngeneic transplantation）、同种异体移植（allogeneic transplantation）、异种移植（xenogeneic transplantation）。目前临床主要进行同种异体移植。

第一节 同种异体器官移植排斥的机制

一、介导同种移植排斥反应的抗原

引起移植排斥反应的抗原称为移植抗原或组织相容性抗原。

（一）主要组织相容性抗原

主要组织相容性抗原指能引起强烈排斥反应的移植抗原，在人类最重要者为 HLA 抗原。本质上，供、受者间 HLA 型别差异是发生急性移植排斥反应的主要原因。

（二）次要组织相容性抗原

次要组织相容性抗原（minor histocompatibility antigen，mH 抗原）表达于机体组织细胞表面。HLA 完全相同的供、受者间进行移植所发生的排斥反应（尤其是 GVHR）主要由 mH 抗原所致。

（三）其他参与排斥反应发生的抗原

其他参与排斥反应发生的抗原包括人类 ABO 血型抗原和组织特异性抗原。

二、T 细胞识别同种抗原的机制

（一）直接识别

直接识别（direct recognition）指受者的同种反应性 T 细胞直接识别供者 APC 表面抗原肽-供者的同种 MHC 分子复合物（pMHC），并产生免疫应答。直接识别机制在移植早期急性排斥反应中起重要作用。

（二）间接识别

间接识别（indirect recognition）指供者移植物的脱落细胞或 MHC 抗原经受者 APC 摄取、加工、处理，以供者 MHC 来源的抗原肽-受者 MHC 分子复合物的形式提呈给受者 T 细胞，使其识别并活化。间接识别在急性排斥反应中晚期和慢性排斥反应中起重要作用。

三、移植排斥反应的效应机制

（一）针对移植物的细胞免疫应答效应

T 细胞介导的细胞免疫应答在移植排斥反应的效应机制中发挥关键作用。尤其在同种异体急性排斥反应中，CD4$^+$Th1 细胞是主要的效应细胞。CD8$^+$CTL 在移植物的损伤机制中也发挥重要作用。

（二）针对移植物的体液免疫应答效应

移植抗原特异性抗体可发挥激活补体、调理作用、免疫黏附、ADCC 等，参与排斥反应。但除超急性排斥反应外，抗体在急性移植排斥反应中不起重要作用。

（三）参与移植排斥反应的非特异性效应机制

同种移植物首先引发固有免疫应答，导致移植物炎症反应及相应组织损伤，随后才发生特异性免疫排斥反应。

第二节　移植排斥反应的类型

一、宿主抗移植物反应

宿主抗移植物反应（host versus graft reaction，HVGR）乃宿主免疫系统对移植物发动攻击，导致移植物被排斥。

（一）超急性排斥反应

超急性排斥反应（hyperacute rejection）指移植器官与受者血管接通后数分钟至 24h 内发生的排斥反应。该反应是由于移植前受者体内已经存在的天然抗体与移植抗原结合，激活补体系统和凝血系统。主要病理变化为血管内凝血。免疫抑制药物对治疗此类排斥反应效果不佳。

（二）急性排斥反应

急性排斥反应（acute rejection）一般在移植术后数天至 2 周左右出现。细胞免疫应答在急性排斥反应中发挥主要作用，病理学检查可见移植物组织出现大量巨噬细胞和淋巴细胞浸润。及早给予适当的免疫抑制剂治疗，此类排斥反应大多可获缓解。

（三）慢性排斥反应

慢性排斥反应（chronic rejection）发生于移植后数周、数月、甚至数年，以血管慢性排斥（CVR）为主要形式，表现为血管内皮细胞（VEC）损伤；还与组织器官退行性变有关。慢性排斥对免疫抑制疗法不敏感，从而成为影响抑制物长期存活的主要原因。

二、移植物抗宿主反应

移植物抗宿主反应（graft versus host reaction，GVHR）常见于骨髓移植后，是由移植物中抗原特异性淋巴细胞识别宿主组织抗原所致的排斥反应，发生后一般难以逆转，不仅导致移植失败，还可能威胁受者生命。GVHR 发生与下列因素有关：①受者与供者间 HLA 型别不符；②移植物中含有足够数量免疫细胞，尤其是成熟的 T 细胞；③移植受者处于免疫无能或免疫功能极度低下的状态（被抑制或免疫缺陷）。

第三节　移植排斥反应防治原则

器官移植术成败在很大程度上取决于移植排斥反应的防治，其主要原则是严格选择供者、抑制受者免疫应答、诱导移植免疫耐受及移植后免疫监测等。

一、供者的选择

根据红细胞血型、受者血清中预存的细胞毒性抗 HLA 抗体、HLA 型别匹配程度等的检查、交叉配型进行供者的选择。

二、移植物和受者的预处理

1. 移植物预处理　实质脏器移植时，尽可能清除移植物中过路细胞。同种骨髓移植时，可预先清除骨髓移植物中的 T 细胞。

2. 受者预处理　术前给受者输注供者特异性血小板；借助血浆置换术去除受者体内天然抗 A 或抗 B 凝集素；受者脾切除等。

三、免疫抑制疗法

1. 免疫抑制药物的应用　防治移植排斥反应最有效的措施是给予免疫抑制药。①化学类免疫抑制药：包括糖皮质激素、大环内酯类药物（如环孢素 A、FK506、雷帕霉素）、环磷酰胺等。②生物制剂：如抗 CD3、CD4、CD8 单抗。③中草药类免疫抑制剂。

2. 清除预存抗体　移植前进行血浆置换。

3. 其他免疫抑制方法　临床应用受者脾切除、放射照射移植物或受者淋巴结、血浆置换和淋巴细胞置换等技术防治排斥反应，均取得一定疗效。

四、移植后的免疫检测

临床上常用的免疫学检测指标包括：①淋巴细胞亚群百分比和功能测定；②免疫分子水平测定，如血清中细胞因子、抗体、补体等。

第四节　器官移植相关的免疫学问题

一、诱导同种移植耐受

在理论上，诱导受者产生针对移植物的免疫耐受是彻底克服移植排斥反应的理想策略。

（1）封闭同种反应性 TCR；

（2）阻断共刺激信号；

（3）供者特异性输血；

（4）过继输注 Treg 细胞；

（5）过继输注或诱导未成熟 DC；

（6）定向调控 Th 细胞亚群分化；

（7）阻断效应细胞向移植物局部浸润。

上述策略目前多处于实验研究阶段，离临床应用尚有相当距离。

二、排斥反应的特殊情况

机体某些解剖部位易于接受同种乃至异种组织器官移植，而不发生或仅发生轻微排斥反应。这些部位称为免疫豁免区（immunologically privileged site），包括角膜、眼前房、软骨、脑、胎盘滋养层、某些内分泌腺等。

三、异种移植的实验研究

一般认为，猪是为人类提供异种移植物的最理想动物。在猪→人异种移植中，超急性排斥反应是首要障碍。

四、造血干细胞移植

理论上，造血干细胞移植（hematopoietic stem cell transplantation，HSCT）可同时导致 HVGR 和 GVHR，但由于受者多伴严重免疫缺陷，故主要表现为 GVHR。GVHR 一旦发生，一般难以逆转。因此，移植术前须进行严格 HLA 配型，或预先清除移植物中成熟 T 细胞。

【测 试 题】

一、名词解释

1. 宿主抗移植物反应（host versus graft reaction，HVGR）

2. 同种异体移植（allogeneic transplantation）

3. 直接识别（direct recognition）

4. 间接识别（indirect recognition）

5. 次要组织相容性抗原（minor histocompatibility antigen）

二、选择题

A 型题

1. 能引起强烈排斥反应的移植抗原是：

A. Rh 血型抗原　　　　　　B. mH 抗原　　　　　　C. 异嗜性抗原

D. HLA 抗原　　　　　　　E. 超抗原

2. 对移植物起排斥反应的细胞主要是：

A. B 细胞 B. NK 细胞 C. 过客白细胞

D. 中性粒细胞 E. 浆细胞

3. 超急性排斥反应发生的机制不包括：

A. 受者体内有针对供者的抗体

B. 迅速激活补体系统

C. 抗体的类别主要是 IgM 类

D. CTL 迅速发挥细胞毒作用

E. 常见于供、受者 ABO 血型不合

4. 影响移植物长期存活的主要障碍是：

A. 急性体液排斥反应 B. 超急性排斥反应 C. 慢性排斥反应

D. 移植物抗宿主反应 E. 急性细胞性排斥反应

5. 受者免疫细胞对同种异型抗原的直接识别是：

A. 受者的 APC 吞噬、处理移植物抗原

B. 受者的 T 细胞识别供者 APC 提呈的 MHC-Ag 肽

C. 受者的 B 细胞识别供者 APC 表达的 MHC 分子

D. 受者的 T 细胞识别移植物脱落的、游离的 MHC 分子

E. 受者的 B 细胞识别供者 APC 提呈的 MHC-Ag 肽

6. 受者免疫细胞对同种异型抗原的间接识别是：

A. 受者的 APC 摄取移植物脱落的 MHC 分子，并提呈给 T 细胞

B. 受者的 T 细胞识别移植物细胞表面的 MHC 分子

C. 受者的 T 细胞识别移植物组织内部的抗原

D. 受者的 B 细胞识别移植物细胞表面的 MHC 分子

E. 受者的 APC 摄取移植物脱落的 MHC 分子，并提呈给 B 细胞

7. GVHR 主要见于：

A. 肾移植 B. 心脏移植 C. 肺移植 D. 脾移植 E. 骨髓移植

8. 骨髓移植后，引起 GVHR 的主要效应细胞是骨髓中的：

A. T 淋巴细胞 B. B 淋巴细胞 C. 基质细胞

D. 造血干细胞 E. 巨核干细胞

9. 临床上最常见的移植类型是：

A. 自体移植 B. 同种同基因移植 C. 同种异基因移植

D. 异种移植 E. 以上均不是

10. 超急性排斥反应的主要原因是：

A. 移植物供血不足 B. 细胞毒性 T 淋巴细胞

C. 中性粒细胞 D. 抗同种异型 MHC 分子的抗体

E. ABO 血型抗体或抗 HLA-Ⅰ类分子的抗体

11. 过客白细胞是指：

A. 供者的中性粒细胞 B. 供者的 APC

C. 供者的免疫活性细胞　　　D. 供者的 NK 细胞

E. 供者的肥大细胞

12. 根据移植物来源，哪种肾移植存活率最高？

A. 同卵双胞胎供体肾　　　B. 亲属供体肾　　　　C. 异种供体肾

D. 父母亲的肾　　　　　　E. 同种供体肾

13. 急性排斥反应的效应细胞是：

A. 嗜碱性粒细胞　　　　　B. B 细胞　　　　　　C. 肥大细胞

D. CD8$^+$CTL 细胞　　　　E. 以上都不对

X 型题

1. 引起移植排斥反应的抗原有：

A. HLA 分子　　　　　　　B. 血型抗原　　　　　C. MHC 复合体

D. HLA 复合体　　　　　　E. 次要组织相容性抗原

2. 不可能发生移植排斥反应的是：

A. 自体移植　　　　　　　B. 异种移植

C. 同卵双生个体间的移植　D. 同种异体间的移植

E. 多胞胎个体间的移植

3. 参与移植排斥反应的免疫细胞有：

A. Th 细胞　　　　　　　　B. CTL　　　　　　　　C. NK 细胞

D. 过客白细胞　　　　　　E. 巨噬细胞

4. 免疫细胞如何在移植物排斥中发挥作用：

A. APC 摄取、处理并提呈抗原

B. CTL 直接杀伤靶细胞

C. NK 细胞参与杀伤靶细胞

D. Th2 细胞辅助 B 细胞活化

E. Th1 细胞介导迟发型超敏反应引起靶器官损伤

5. 移植物抗宿主反应发生的前提是：

A. 受者与供者间 HLA 型别不符

B. 供、受者间 ABO 血型不合

C. 移植物中含有足够数量免疫细胞

D. 受者免疫功能低下或无能

E. 供者免疫功能过强

6. 下列哪些抗原是引起人类同种异型移植排斥的靶抗原：

A. 血型抗原　　　　　　　B. 动物的免疫血清　　　C. 病原微生物

D. MHC 分子　　　　　　　E. 次要组织相容性抗原

7. 关于 GVHR 的描述，正确的是：

A. 是宿主抗移植物反应

B. 常见于骨髓移植

C. 同种异型抗原参与移植排斥应答

D. 受者体内预存抗体引起

E. 病理特点为皮肤、肝、肠道上皮细胞坏死

8. 急性排斥反应组织损伤机制包括：

A. 细胞因子介导的免疫病理　B. CTL 的细胞毒作用　　　C. 血管通透性增加

D. 迟发型超敏反应　　　　　E. 浸润的炎症细胞破坏正常组织结构

9. 引发同种异型慢性排斥反应的机制有：

A. CD4$^+$ Th1 细胞、巨噬细胞所导致的慢性炎症

B. 急性排斥细胞坏死延续和结果

C. 抗体或细胞介导的反复内皮损伤、管壁增厚和间质纤维化

D. 移植前已存在的抗体所致的免疫损伤

E. 非免疫因素如缺血时间过长等所诱发的组织器官退行性变

10. 下列说法正确的是：

A. HLA 配合程度影响移植物的存活

B. HLA 配型有助于提高移植物的长期存活率

C. 免疫抑制剂只对急性排斥反应效果好

D. 血液净化可以预防超急性排斥反应

E. 诱导移植物特异性耐受是控制移植排斥最理想的方法

11. 诱导移植耐受可采用：

A. 可定向调控 Th 细胞亚群分化

B. 过继输注 Treg 细胞

C. 过继输注或诱导未成熟 DC

D. 封闭同种反应性 TCR

E. 阻断 CD40 与 CD40L 的结合，抑制协同刺激信号的传递

12. 常用于抑制排斥反应的药物包括：

A. FK506　　　　　　　　　B. 环孢菌素 A　　　　　　C. 环磷酰胺

D. 血管扩张药　　　　　　　E. 糖皮质激素

三、问答题

1. 同种异型移植的直接识别和间接识别有何区别？

2. 简述超急性排斥反应的机制。

3. GVHR 的发生前提和发生机制是什么？

4. 简述同种异型移植排斥的防治原则。

【参 考 答 案】

一、名词解释

1. 宿主抗移植物反应：正常个体接受同种异体移植物后，其免疫系统将会对移植物发动免疫攻击，即宿主抗移植物反应。

2. 同种异体移植：指同种内遗传基因不同的个体间移植。

3. 直接识别：指受者的同种反应性 T 细胞直接识别供者 APC 表面抗原肽-供者的同种 MHC 分子复合物，并产生免疫应答。

4. 间接识别：指供者移植物的脱落细胞或 MHC 抗原经受者 APC 摄取、加工、处理，以供者 MHC 来源的抗原肽-受者 MHC 分子复合物的形式提呈给受者 T 细胞，使其识别并活化。

5. 次要组织相容性抗原：表达于机体组织细胞表面，主要包括两类，一是性别相关的 mH 抗原，即雄性动物所具有的 Y 染色体基因编码产物；二是常染色体编码的 mH 抗原。

二、选择题

A 型题

1. D　2. C　3. D　4. C　5. B　6. A　7. E　8. A　9. C　10. E　11. B
12. A　13. D

X 型题

1. ABE　2. AC　3. ABCDE　4. ABCDE　5. ACD　6. ADE　7. BCE
8. ABCDE　9. ABCE　10. ABCDE　11. ABCDE　12. ABCE

三、问答题

1. 答：（1）直接识别指受者的同种反应性 T 细胞直接识别供者 APC 表面抗原肽-供者的同种 MHC 分子复合物（pMHC），并产生免疫应答。在直接识别过程中，受者同种反应性 T 细胞 TCR 所识别的 pMHC，主要是供者 APC 表面的外来抗原肽-供者 MHC 分子或供者自身肽-供者 MHC 分子。直接识别机制在移植早期急性排斥反应中起重要作用。

（2）间接识别指供者移植物的脱落细胞或 MHC 抗原经受者 APC 摄取、加工、处理，以供者 MHC 来源的抗原肽-受者 MHC 分子复合物的形式提呈给受者 T 细胞，使其识别并活化。间接识别在急性排斥反应中晚期和慢性排斥反应中起重要作用。

2. 答：超急性排斥反应是由于移植前受者体内预先存在抗供者组织抗原的抗体（多为 IgM 类），天然抗体可与移植抗原结合，通过激活补体而直接破坏靶细胞，同时补体激活所产生的活性片段也可引起血管通透性增高和中性粒细胞浸润，导致毛细血管和小血管内皮细胞损伤、纤维蛋白沉积和大量血小板聚集，并形成血栓，从而使移植器官发生不可逆缺血、变性和坏死。

3. 答：GVHR 发生与下列因素有关：①受者与供者间 HLA 型别不符；②移植物中含有足够数量免疫细胞，尤其是成熟的 T 细胞；③移植受者处于免疫无能或免疫功能极度低下的状态（被抑制或免疫缺陷）。GVHR 常见于骨髓移植后。骨髓移植物中成熟 T 细胞被宿主的异型组织相容性抗原激活，增殖分化为效应 T 细胞，并随血循环游走至受者全身，对宿主组织或器官发动免疫攻击。

4. 答：①供者的选择：正确合理的组织配型是移植成功的关键，包括红细胞血型检查、检测受者血清中预存的细胞毒性抗 HLA 抗体、HLA 分型、交叉配型等。②移植物和受者的预处理：实质脏器移植时，尽可能清除移植物中过路细胞。同种骨髓移植中，可预先清除骨髓移植物中 T 细胞；术前可给受者输注供者特异性血小板；借助血浆置换术去除受者体内天然抗 A 或抗 B 凝集素。③免疫抑制疗法：包括免疫抑制药的应用、清除预存抗体及受者脾切除等。④移植后的免疫检测。

（李春霞　胡雪梅）

第二十二章 免疫学检测技术的基本原理

【教材精要与重点提示】

第一节 体外抗原抗体结合反应的特点及影响因素

一、抗原抗体反应的特点

1. 高度特异性 抗原表位与抗体可变区之间的空间构型互补程度越高，结合力越强，抗原抗体结合的特异性越强，亲和力也就越高。

2. 表面化学基团之间的可逆结合 抗原抗体结合主要以氢键、静电引力、范德华力和疏水键等非共价方式结合，易解离，解离后抗原抗体仍具有原有的特性。

3. 适宜的抗原抗体浓度和比例 在反应体系中，如果抗原抗体的浓度和比例适当，则抗原抗体复合物体积大、数量多，出现肉眼可见的反应。

4. 抗原抗体反应的两个阶段 抗原抗体反应可分为两个阶段：第一个阶段是抗原抗体特异性结合阶段；第二阶段为可见反应阶段，是小的抗原抗体复合物之间靠正、负电荷吸引形成较大复合物的过程。

二、抗原抗体反应的影响因素

抗原抗体反应的影响因素包括电解质、温度、酸碱度等。

第二节 检测抗原和抗体的体外试验

1. 凝集反应（agglutination reaction） 细菌、细胞等颗粒性抗原或表面包被抗原的颗粒状物质（如聚苯乙烯乳胶等）与相应的抗体在电解质存在的条件下结合，出现可见的凝集团现象，称为凝集反应。凝集反应分为直接凝集反应和间接凝集反应两种。

2. 沉淀反应（precipitation reaction） 毒素、组织浸液及血清中的蛋白质等可溶性抗原与相应抗体反应后，出现肉眼可见的沉淀物，称为沉淀反应。沉淀反应可在液体中进行，也可以在半固体琼脂凝胶中进行，包括免疫比浊法、单向琼脂扩散、双向琼脂扩散、免疫电泳等。

3. 免疫标记技术（immunolabeling technique） 免疫标记技术是将抗原抗体反应与标记技术相结合，以检测抗原或抗体的一类实验方法。常用的标记物有酶、荧光素、放射性核素、胶体金及化学发光物质等。

（1）免疫酶测定法（enzyme immunoassay，EIA）是一种用酶标记一抗或二抗检测特异性抗原或抗体的方法。用于标记的酶有辣根过氧化物酶（HRP）、碱性磷酸酶（ALP）等。常用的方法有酶联免疫吸附测定（ELISA）和酶免疫组化技术。

（2）免疫荧光技术（immuonfluorescence technique）是用荧光素标记一抗或二抗，检测特异性抗原或抗体的方法。常用的荧光素有异硫氰酸荧光素（FITC）、藻红蛋白（PE）等，这些物质在激发光的作用下，可直接发出荧光，前者发黄绿色荧光，后者发红色荧光。免疫荧光技术可用于鉴定免疫细胞的 CD 分子及检测自身免疫病的抗核抗体等。

（3）放射免疫测定法（radioimmunoassay，RIA）是用放射性核素标记抗原或抗体进行的免疫测定。将同位素的敏感性与抗原抗体结合的特异性结合起来，具有重复性好、准确性高等优点，广泛应用于激素、药物等微量物质的检测，敏感性可高达 pg/ml 水平。常用的放射性核素有 ^{131}I 和 ^{125}I 等。

（4）化学发光免疫技术（chemiluminescence immunoassay，CLIA）是将化学发光分析和免疫反应相结合而建立的一种新的免疫分析技术。将发光物质（如鲁米诺）标记抗体或抗原进行反应，以发光现象作为抗原-抗体反应的指示系统，可定量检测抗原或抗体，包括发光酶免疫分析、化学发光免疫分析和电化学发光分析。

（5）免疫胶体金技术（immunological colloidal gold signature，ICS）是用胶体金颗粒标记抗原或抗体，以检测未知抗原或抗体的方法。氯金酸（$HAuCl_4$）在还原剂的作用下，可聚合成特定大小的金颗粒，形成带负电的疏水胶溶液。

（6）免疫印迹技术（immunoblotting）又称 Western blotting，是将十二烷基磺酸钠（SDS）-聚丙烯酰胺凝胶电泳（PAGE）分离得到的按分子质量大小排列的蛋白质转移到固相载体膜上，再用标记的特异性的抗血清或单克隆抗体对蛋白质进行定性及定量分析的技术，其鉴定蛋白质的敏感性为 1～5ng。

4. 蛋白质芯片技术 蛋白质芯片又称蛋白质微阵列（protein microarray），是指固定于支持介质上的大量蛋白质构成的微阵列。抗原、抗体芯片在微生物感染检测中具有广泛的应用价值。

第三节 免疫细胞功能的检测

一、免疫细胞的分离

（一）外周血单个核细胞的分离

外周血单个核细胞（PBMC）包括淋巴细胞和单核细胞。PBMC 是免疫学实验最常用的细胞，也是进行 T、B 细胞分离纯化过程的第一步。

（二）淋巴细胞及其亚群的分离

淋巴细胞及其亚群的分离有多种方法，如免疫吸附分离法、磁珠分离法（IMB）、荧光激活细胞分选仪分离法（fluorescence activated cell sorting，FACS）、抗原肽-MHC分子四聚体技术等。

二、免疫细胞功能的测定

（一）T 细胞功能测定

（1）T 淋巴细胞增殖试验：T 细胞受到特异性抗原或有丝分裂原（PHA、ConA）刺激后可发生增殖，可通过形态计数法、^{3}H-TdR 或 ^{125}I-UdR 掺入法、MTT 比色法等三种方法检测。

（2）迟发型超敏反应（DTH）的检测：为体内检测细胞免疫功能的简便易行的皮试方法。

（二）B 细胞功能测定

（1）可通过单向琼脂扩散法、ELISA、速率比浊法等测定标本中 IgG、IgA、IgM 等各类 Ig 的含量。

（2）抗体形成细胞测定：常用溶血空斑试验。也可用 ELISPOT 法检测特异性抗体形成细胞。

（三）细胞毒实验

细胞毒实验技术是检测 CTL、NK 等细胞杀伤靶细胞活性的一种细胞学技术，主要用于肿瘤免疫、移植排斥反应和病毒感染等方面的研究，包括 ^{51}Cr 释放法、乳酸脱氧酶释放法、凋亡细胞检测法等。

（四）吞噬功能测定

硝基蓝四氮唑试验可反映中性粒细胞的杀伤功能；巨噬细胞吞噬试验可反映巨噬细胞的吞噬能力。

（五）细胞因子的检测

细胞因子的检测主要有生物活性检测法、免疫学检测法和分子生物学技术检测法。

【测 试 题】

一、名词解释

1. 亲和力（affinity）

2. 凝集反应（agglutination reaction）

3. 间接凝集反应（indirect agglutination reaction）

4. 沉淀反应（precipitation reaction）

5. 免疫电泳（immunoelectrophoresis）

6. 免疫标记技术（immunolabeling techniques）

7. 免疫荧光技术（immunofluorescence technique）

8. 免疫胶体金技术（immunological colloidal gold signature，ICS）

二、选择题

A 型题

1. 抗原抗体结合的特异性取决于：

A. 抗原分子的性质　　　　　B. 抗原抗体的分子比例　　　C. 抗原决定基的种类

D. 抗原抗体结构的互补性　　E. 抗体的含量

2. 抗原抗体结合是否出现肉眼可见的反应取决于：

A. 抗原分子的大小　　　　　B. 抗原抗体的分子比例　　　C. 抗原表位的种类

D. 抗原抗体结构的互补性　　E. 抗体的效价

3. 影响抗原抗体结合的因素不包括：

A. 反应的温度　　　　　　　B. 抗原抗体的分子比例　　　C. 反应的离子强度

D. 抗原抗体结构的互补性　　E. 反应的酸碱度

4. 类风湿因子的测定用下列哪种方法：

A. 胶乳凝集试验　　　　　　B. 试管凝集试验　　　　　　C. 玻片凝集试验

D. 免疫比浊　　　　　　　　E. 抗球蛋白试验

5. 琼脂扩散试验属于：

A. 免疫组化技术　　　　　　B. 间接凝集反应　　　　　　C. 直接凝集反应

D. 沉淀反应　　　　　　　　E. 补体参与的反应

6. 哪种方法不能测可溶性抗原：

A. 直接凝集反应　　　　　　B. 双向免疫扩散　　　　　　C. 单向免疫扩散

D. 免疫比浊　　　　　　　　E. ELISA

7. 库姆斯试验可用于下列哪种细胞产生的细胞因子的测定：

A. 自身变异抗原　　　　　　B. 药物半抗原　　　　　　　C. 完全抗原

D. ABO 血型抗体　　　　　　E. Rh 抗体

8. 分离外周血单个核细胞常用的方法：

A. 流式细胞术　　　　　　　B. 免疫荧光法　　　　　　　C. 磁珠分离法

D. E 花环试验　　　　　　　E. 葡聚糖-泛影葡胺密度梯度离心法

9. 溶血空斑试验用于检测：

A. APC 的数量　　　　　　　B. T 细胞的数量　　　　　　C. B 细胞的功能

D. NK 细胞的活性　　　　　　E. 巨噬细胞的功能

10. 下列哪种标记物不用于酶免疫测定：

A. HRP　　　B. AP　　　C. 藻红蛋白　　D. 胶体金　　E. 过氧化物酶

X 型题

1. 常用于测定血清中 Ig 含量的是：

A. 双向免疫扩散　　　　　　B. 单向免疫扩散　　　　　　C. 免疫荧光法

D. ELISA　　　　　　　　　E. 免疫比浊

2. 下列哪些与抗原抗体结合的亲和力有关：

A. 反应的温度　　　　　　　B. 抗体的效价　　　　　　　C. 抗原决定基的种类

D. 抗原抗体结构的互补性　　E. 抗原分子的抗原决定基的数量

3. ELISPOT 可用于检测下列哪些细胞产生的细胞因子：

A. Th1　　　　B. CTL　　　　C. Th2　　　　D. NK 细胞　　E. B 细胞

4. 检测吞噬细胞的吞噬功能可用：

A. 乳酸脱氢酶释放法　　　　　B. 琼脂糖电泳法　　　　　　　C. 硝基蓝四氮唑试验

D. 过氧化物酶测定法　　　　　E. 荧光标记物试验

5. T 淋巴细胞功能测定试验包括：

A. 趋化功能测定　　　　　　　B. 细胞因子检测　　　　　　　C. 细胞增殖试验

D. 皮肤试验　　　　　　　　　E. 细胞毒试验

6. 能够测定抗原的试验包括：

A. 絮状沉淀试验　　　　　　　B. 间接凝集试验　　　　　　　C. 火箭电泳

D. 酶联免疫吸附测定　　　　　E. 荧光免疫技术

7. 对于 ELISA 说法正确的是：

A. 酶与相应底物作用产生颜色

B. 抗原或抗体可以特异性吸附于固相载体上

C. 可以用酶标测定仪做定量分析

D. 蛋白酶是其标记物

E. 双抗体夹心法可以检测未知抗体

8. 免疫诊断方法重要的评估标准是：

A. 特异性　　B. 敏感性　　　C. 实用性　　　D. 快速性　　　E. 高效性

三、问答题

1. 抗原抗体反应的特点？

2. 简述沉淀反应的类型及用途？

3. 简述 ELISA 的原理及方法？

4. 检测细胞因子可用哪些方法？

5. 哪些方法可以测定吞噬细胞功能？

6. 简述 T 细胞增殖试验的原理及方法？

【参 考 答 案】

一、名词解释

1. 亲和力：指抗体分子单一抗原结合部位与一个相应抗原表位之间互补结合的强度。

2. 凝集反应：细菌、细胞等颗粒性抗原或表面包被抗原的颗粒状物质与相应的抗体在电解质存在的条件下结合，出现可见的凝集团现象，称为凝集反应。

3. 间接凝集反应：将可溶性抗原或抗体先吸附在某些颗粒载体上，形成致敏颗粒，然后再与相应抗体或抗原进行反应产生的凝集现象，称为间接凝集反应。

4. 沉淀反应：毒素、组织浸液及血清中的蛋白质等可溶性抗原与相应抗体反应后，出现肉眼可见的沉淀物，称为沉淀反应。

5. 免疫电泳：是一种对含有多种抗原成分的复合物进行抗原种类分析的方法。

6. 免疫标记技术：是将抗原抗体反应与标记技术相结合，以检测抗原或抗体的一类实验方法。

7. 免疫荧光技术：又称荧光抗体技术，是用荧光素标记一抗或二抗，检测特异性抗原或抗体的方法。

8. 免疫胶体金技术：是用胶体金颗粒标记抗原或抗体，以检测未知抗原或抗体的方法。

二、选择题

A 型题

1. D　2. B　3. B　4. A　5. D　6. A　7. E　8. E　9. C　10. C

X 型题

1. BE　2. AD　3. ABC　4. CE　5. BCDE　6. ABCDE　7. ABCD　8. AB

三、问答题

1. 答：抗原抗体反应的特点如下。①高度特异性：抗原和抗体的结合具有高度特异性。空间构型互补程度越高，抗原表位与抗体可变区之间的结合力越强，抗原抗体结合的特异性越强，亲和力也就越高。②表面化学基团之间的可逆结合：抗原抗体结合主要以氢键、静电引力、范德华力和疏水键等非共价方式，易解离，解离后抗原抗体核抗原仍具有原有的特性。③适宜的抗原抗体浓度和比例：如果抗原与抗体的浓度和比例适当，则抗原抗体复合物体积大、数量多，出现肉眼可见的反应。④抗原抗体反应的两个阶段：抗原抗体特异性结合阶段和可见反应阶段。

2. 答：沉淀反应是指毒素、组织浸液及血清中的蛋白质等可溶性抗原与相应抗体反应后，出现肉眼可见的沉淀物。沉淀反应可在液体中进行，也可以在半固体琼脂凝胶中进行。①免疫比浊法：常用于检测前白蛋白、α 酸性蛋白酶、α2 巨球蛋白、转铁蛋白、尿微量蛋白，以及 IgG、IgM、IgA 和补体。②单向琼脂扩散：为定量试验，可用于血清中免疫球蛋白、C3、AFP 或其他可溶性抗原的含量测定。③双向琼脂扩散：可用于检测可溶性抗原或抗体；对复杂的抗原或抗体成分进行纯度鉴定；稀释免疫血清进行血清的效价测定等。④免疫电泳：常用于血清蛋白的组分分析。

3. 答：酶联免疫吸附测定是利用抗原或抗体可非特异性吸附于聚苯乙烯等固相载体表面的特性，使抗原抗体反应在固相载体表面进行，并通过酶标记抗体对酶底物的显色反应，进行定性、定量的一种免疫学检测法。常用方法有以下几种。①双抗体夹心法：先将已知抗体包被在固相上，洗去未吸附的抗体；加入待检标本，充分作用后，标本中相应的抗原与固相上已知抗体结合，吸取未结合的抗原成分；加入已知的酶标抗体，再洗去未结合的酶标抗体；加底物后，酶分解底物产生呈色反应。包被抗体和酶标抗体一般是针对抗原分子中不同抗原决定簇的单克隆抗体。②间接 ELISA：先将已知的抗原包被于塑料板或微球上，然后加待检标本，如果标本中有相应的特异性抗体

（一抗），即与固相上的抗原结合，形成抗原抗体复合物，然后加酶标记的二抗，洗涤后加底物显色。③BAS-ELISA：生物素与抗生物素蛋白之间有极高的亲和力，利用抗生物素蛋白为桥梁，联合生物素化的抗体及生物素化过氧化物酶，可获得极高的敏感性。④微粒捕获酶免疫分析技术：将已知特异性抗体致敏的免疫微粒与生物素亲和素酶放大系统相结合，最后酶作用于荧光底物，使之发荧光，通过检测荧光强度判断未知抗原的含量。

4. 答：细胞因子的检测主要有生物活性检测法、免疫学检测法和分子生物学技术检测法。

（1）生物活性检测法：根据不同的细胞因子具有的不同的生物学活性，可采取相应的测定方法，包括细胞增殖或增殖抑制法、细胞病变抑制法等。

（2）免疫学检测法：可用双抗体夹心法、胞内细胞因子检测法、酶联免疫斑点试验（ELISPOT）等。

5. 答：吞噬功能测定有以下几种方法。①硝基蓝四氮唑试验：硝基蓝四氮唑（NBT）是一种水溶性的淡黄色染料。由于在杀菌过程中产生反应性氧中间物（ROI），其中超氧阴离子（O_2^-）能使被吞噬进细胞内的 NBT 还原成不溶性蓝黑色甲䐶颗粒，沉积于胞浆中，光镜下计数 NBT 阳性细胞，可反映中性粒细胞的杀伤功能。②巨噬细胞吞噬试验：将待测巨噬细胞与某种可被吞噬又易于计数的颗粒性物质（如鸡红细胞）混合温育后，颗粒物质被巨噬细胞吞噬，根据吞噬百分率即可反映巨噬细胞的吞噬能力。

6. 答：T 细胞受到特异性抗原或有丝分裂原（PHA、ConA）刺激后可发生增殖，可通过以下三种方法检测。①形态计数法：T 淋巴细胞在体外培养时，受到有丝分裂原或特异性抗原刺激后，可出现体积增大、细胞形态不规则、胞质增多、细胞核松散及出现较多核仁等形态学的变化。②^{3}H-TdR 或 ^{125}I-UdR 掺入法：T 细胞在增殖过程中，DNA 和 RNA 合成明显增加，如加入 ^{3}H-TdR 或 ^{125}I-UdR，会被掺入 DNA 分子中。细胞增殖水平越高，掺入的放射性核素越多。③MTT 比色法：T 细胞增殖时，线粒体中的琥珀酸脱氢酶将 MTT 还原为紫褐色的甲䐶颗粒，该颗粒被随后加入的异丙醇或二甲基亚砜所溶解。用酶标仪测定细胞培养的上清液中溶解紫褐色的甲䐶的 OD 值，即反应细胞的增殖水平。

（杨艳丽　胡雪梅）

第二十三章 免疫学防治

【教材精要与重点提示】

第一节 免疫预防

特异性免疫的获得方式有自然免疫和人工免疫两种。自然免疫主要指机体感染病原体后建立的特异性免疫，也包括胎儿或新生儿经胎盘或乳汁从母体获得抗体。人工免疫则是人为地使机体获得特异性免疫，是免疫预防的重要手段，包括人工主动免疫和人工被动免疫。

一、疫苗的基本要求

习惯上将细菌性制剂、病毒性制剂及类毒素等人工主动免疫制剂统称为疫苗。其基本要求是安全、有效、实用。

二、人工主动免疫

人工主动免疫（artificial active immunization）是用疫苗接种机体，使之产生特异性免疫，从而预防感染的措施。

1. 灭活疫苗 是选用免疫原性强的病原体，经人工大量培养后，用理化方法灭活制成。死疫苗主要诱导特异抗体的产生，为维持血清抗体水平，常需多次接种，有时注射局部和全身的反应较重。其免疫效果有一定局限性。

2. 减毒活疫苗 是用减毒或无毒力的活病原微生物制成。活疫苗接种类似隐性感染或轻症感染，病原体在体内有一定的生长繁殖能力，一般只需接种一次。多数活疫苗的免疫效果良好、持久，诱导机体产生体液免疫外，还可产生细胞免疫，经自然感染途径接种还形成黏膜局部免疫。

3. 类毒素 类毒素（toxiod）是用细菌的外毒素经 $0.3\% \sim 0.4\%$ 甲醛处理制成。因其已失去外毒素的毒性，但保留免疫原性，接种后能诱导机体产生抗毒素。

三、人工被动免疫

人工被动免疫（artificial passive immunization）是给人体注射含特异性抗体或细胞因子的制剂，以治疗或紧急预防感染的措施。

（1）抗毒素（antitoxin）是用细菌外毒素或类毒素免疫动物制备的免疫血清，具有中和外毒素毒性的作用。常用的有破伤风抗毒素、白喉抗毒素等。

（2）人免疫球蛋白制剂。人免疫球蛋白制剂是从大量混合血浆或胎盘血中分离制成的免疫球蛋白浓缩剂，主要用于甲型肝炎、丙型肝炎等病毒性疾病的预防。

（3）细胞因子制剂与单抗制剂是近年来研制的新型免疫治疗剂，可望成为肿瘤、艾滋病等的有效治疗手段。

四、佐　剂

佐剂（adjuvant）是一类与抗原合用时能增强抗原免疫效应的物质，主要有ISCOMs、CpG寡核苷酸等。

五、计划免疫

计划免疫是根据某些特定传染病的疫情监测和人群免疫状况分析，有计划地用疫苗进行免疫接种，预防相应的传染病，确保儿童健康成长的重要手段，最终达到控制以至消灭相应传染病的目的而采取的重要措施。

六、新型疫苗及其发展

1. 亚单位疫苗　亚单位疫苗是去除病原体中与激发保护性免疫无关的甚至有害的成分，保留有效免疫原成分制作的疫苗。

2. 结合疫苗　结合疫苗是将细菌荚膜多糖成分化学连接于白喉类毒素，为细菌荚膜多糖提供了蛋白质载体，使其成为T细胞依赖性抗原。

3. 合成肽疫苗　合成肽疫苗是根据有效免疫原的氨基酸序列，设计和合成的免疫原性多肽，以期用最小的免疫原性肽来激发有效的特异性免疫应答。

4. 基因工程疫苗　主要有重组抗原疫苗、重组载体疫苗、DNA疫苗、转基因植物疫苗等。

七、疫苗的应用

1. 抗感染　抗感染仍是未来应用疫苗的首要任务。

2. 抗肿瘤　一些病毒的感染与肿瘤的发生密切相关，这些病毒的疫苗可被看成是肿瘤疫苗。

3. 计划生育　避孕疫苗也是近年来活跃的研究领域，目前正在研制中的几种疫苗均有一定的抗生育效果。

4. 防止免疫病理损伤　某些慢性感染导致的免疫病理损伤与免疫应答的类型有关，通过调整免疫功能有可能防止或减轻病理损伤。

第二节　免疫治疗

免疫治疗（immunotherapy）是指利用免疫学原理，针对疾病的发生机制，人为地调整机体的免疫功能、达到治疗目的所采取的措施。

一、分子治疗

分子治疗指给机体输入分子制剂，以调节机体的特异性免疫应答，如使用抗体、细胞因子及微生物制剂等。

（一）分　子　疫　苗

合成肽疫苗、重组载体疫苗和 DNA 疫苗可作为肿瘤和感染性疾病的治疗性疫苗。

（二）抗　　　体

1. 多克隆抗体　用传统方法免疫动物制备的血清制剂，包括抗感染的免疫血清和抗淋巴细胞丙种球蛋白等。

2. 单克隆抗体与基因工程抗体　单克隆抗体在临床的应用，已从体外实验诊断发展到体内影像诊断和治疗，包括抗细胞表面分子的单抗、抗细胞因子的单抗、抗体靶向治疗等。

（三）细　胞　因　子

1. 外源性细胞因子治疗　重组细胞因子已用于肿瘤、感染、造血障碍等疾病的治疗。

2. 细胞因子拮抗疗法　该法的原理是通过抑制细胞因子的产生、阻止细胞因子与相应受体结合或阻断结合后的信号转导，阻止细胞因子发挥生物学效应。

（四）微生物抗原疫苗

人类的许多肿瘤与微生物感染有关。例如，EB 病毒与鼻咽癌，人乳头瘤病毒与宫颈癌，乙型肝炎病毒与肝癌，幽门螺杆菌与胃癌等。正常机体受微生物感染后通过免疫系统可阻止感染扩散并清除病原体，当免疫功能受损时，某些微生物可致肿瘤的发生。

二、细 胞 治 疗

细胞治疗指给机体输入细胞制剂，以激活或增强机体的特异性免疫应答，如使用细胞疫苗、干细胞移植、过继免疫治疗等。

（一）细　胞　疫　苗

1. 肿瘤细胞疫苗　包括灭活瘤苗、异构瘤苗等。

2. 基因修饰的瘤苗　将肿瘤细胞用基因修饰方法改变其遗传性状，降低致瘤性，增强免疫原性。

3. 树突状细胞疫苗　树突状细胞是人体内最有效的抗原提呈细胞，近年来已成为肿瘤生物治疗中备受关注的热点。使用肿瘤提取物抗原或肿瘤抗原多肽等体外刺激树突状细胞，或用携带肿瘤相关抗原基因的病毒载体转染树突状细胞，再回输给患者，可有效激活特异性抗肿瘤免疫应答。

（二）过继免疫治疗

取自体淋巴细胞经体外激活、增殖后回输患者，直接杀伤肿瘤或激发机体抗肿瘤免疫效应，此为过继免疫治疗。

（三）造血干细胞移植

干细胞是具有多种分化潜能，自我更新能力很强的细胞，在适当条件下可被诱导分化为多种细胞组织。造血干细胞移植已经成为癌症、造血系统疾病、自身免疫性疾病等的重要治疗手段。移植所用的干细胞来自于 HLA 型别相同的供者，可采集骨髓、外周血或脐血，分离 $CD34^+$ 干/祖细胞；也可进行自体造血干细胞移植。

三、生物应答调节剂与免疫抑制剂

（一）生物应答调节剂

生物应答调节剂（biological response modifier，BRM）指具有促进或调节免疫功能的制剂，通常对免疫功能正常者无影响，而对免疫功能异常，特别是免疫功能低下者有促进或调节作用。其包括微生物制剂，如卡介苗、短小棒状杆菌、丙酸杆菌等，具有佐剂作用或免疫促进作用；胸腺肽是从小牛或猪胸腺提取的可溶性多肽混合物，包括胸腺素、胸腺生成素等，对胸腺内 T 细胞的发育有辅助作用。

（二）免疫抑制剂

免疫抑制剂能抑制机体的免疫功能，常用于防止移植排斥反应的发生和自身免疫病的治疗。

（1）化学合成药物：主要有糖皮质激素、环磷酰胺、硫唑嘌呤等。

（2）微生物制剂：主要有环孢菌素 A（CsA）、FK-506、麦考酚酸酯（MMF）、雷帕霉素等。

【测　试　题】

一、名词解释

1. 自然免疫（natural immunity）

2. 灭活疫苗（inactivated vaccine）

3. 人工被动免疫（artificial passive immunization）

4. 佐剂（adjuvant）

5. 亚单位疫苗（subunit vaccine）

6. 合成肽疫苗（synthetic peptide vaccine）

7. 重组抗原疫苗（recombinant antigen vaccine）

8. 重组载体疫苗（recombinant vector vaccine）

9. DNA 疫苗（DNA vaccine）

二、选择题

A 型题

1. 下列属于人工主动免疫的是：

A. 患传染病后获得的免疫　　B. 接种抗毒素得到的免疫

C. 接种类毒素得到的免疫　　D. 通过胎盘或初乳得到的免疫

E. 注射丙种球蛋白得到的免疫

2. 下列属于人工被动免疫的是：

A. 通过胎盘或初乳得到的免疫

B. 接种卡介苗获得的免疫

C. 注射细胞因子得到的免疫

D. 隐性感染获得的免疫

E. 接种破伤风类毒素得到的免疫

3. 对于灭活疫苗说法不正确的是：

A. 易于保存

B. 主要诱导细胞免疫应答

C. 用免疫原性强的病原体灭活制成

D. 主要诱导特异性抗体产生

E. 需多次接种，注射局部和全身反应较重

4. 通过胎盘或初乳得到的免疫称为：

A. 自然主动免疫　　　　B. 自然被动免疫　　　　C. 人工主动免疫

D. 人工被动免疫　　　　E. 被动免疫

5. 下列可用于人工主动免疫的生物制剂是：

A. 白喉类毒素　　　　B. 干扰素　　　　C. 卡介苗

D. A＋B　　　　E. A＋C

6. 减毒活疫苗所不具备的作用特点是：

A. 能诱导机体产生细胞和体液免疫应答

B. 一般只需接种一次

C. 安全性优于死疫苗

D. 保存条件比死疫苗高

E. 免疫效果好，作用时间长

7. 减毒活疫苗被用于哪两种疾病的预防：

A. 破伤风和白喉　　　　B. 百日咳和乙肝　　　　C. 白喉和脊髓灰质炎

D. 结核病和麻疹　　　　E. 伤寒和狂犬病

8. 不属于免疫抑制药的药物是：

A. 烷化剂　　　　B. FK506　　　　C. 环孢菌素 A

D. 激素　　　　E. 左旋咪唑

9. 不属于免疫增强药的药物是：

A. 左旋咪唑　　　　B. 多聚核苷酸　　　　C. 环孢菌素 A

D. 卡介苗　　　　E. 短小棒状杆菌

10. 下列属于过继免疫治疗的是：

A. 注射抗毒素　　　　B. 注射细胞因子　　　　C. 抗体靶向治疗

D. 接种肿瘤细胞疫苗　　　　E. 输入肿瘤浸润淋巴细胞

X 型题

1. 死疫苗具有的特点是：

A. 需多次接种　　　　　　B. 主要诱导体液免疫应答

C. 主要诱导细胞免疫应答　D. 易于保存

E. 安全性高，免疫效果好、持久

2. 减毒活疫苗具有的特点是：

A. 一般只需接种一次　　　B. 接种量少，副反应较小　　C. 免疫效果好、持久

D. 保存条件高　　　　　　E. 安全性不如死疫苗

3. 脐血的特点：

A. 来源方便，采集容易　　B. 对供者无任何伤害

C. 干细胞含量比骨髓高　　D. 干细胞含量与骨髓相近

E. HLA 表达水平较低，移植物抗宿主病的发生率低

4. 新型佐剂 CpG 的特点：

A. 为二十面体对称结构

B. 能诱导细胞因子产生

C. 可活化 B 细胞、NK 细胞等

D. 对蛋白疫苗和核酸疫苗均有明显的佐剂活性

E. 是人工合成的一段含非甲基化 CpG 二核苷酸的核酸序列

5. 中华人民共和国卫生部统一规定的儿童计划免疫用疫苗包括：

A. 卡介苗　　　　　　　　B. 乙脑疫苗　　　　　　　　C. 小儿麻痹疫苗

D. 麻疹活疫苗　　　　　　E. 百白破三联疫苗

6. 基因工程抗体包括：

A. 单克隆抗体　　　　　　B. 人源化抗体　　　　　　　C. 多克隆抗体

D. 嵌合抗体　　　　　　　E. 单链抗体

7. 基因工程疫苗包括：

A. 亚单位疫苗　　　　　　B. DNA 疫苗　　　　　　　　C. 重组抗原疫苗

D. 重组载体疫苗　　　　　E. 结合疫苗

8. 器官移植时可用：

A. 左旋咪唑　　　　　　　B. 环孢菌素 A　　　　　　　C. 西咪替丁

D. FK-506　　　　　　　　E. 硫唑嘌呤

9. 免疫功能低下时可用：

A. 糖皮质激素　　　　　　B. 左旋咪唑　　　　　　　　C. 香菇多糖

D. 环磷酰胺　　　　　　　E. 胸腺肽

10. 生物应答调节药包括：

A. 造血干细胞和胸腺

B. 肿瘤疫苗

C. 细胞因子及其活化的免疫细胞

D. 肿瘤基因治疗

E. 单克隆抗体与导向药物

三、问答题

1. 简述常用的人工免疫制剂。
2. 何谓生物应答调节剂？主要包括哪些制剂？
3. 什么叫过继免疫治疗？
4. 简述疫苗的应用。

【参 考 答 案】

一、名词解释

1. 自然免疫：主要指机体感染病原体后建立的特异性免疫，也包括胎儿或新生儿经胎盘或乳汁从母体获得抗体。

2. 灭活疫苗：又称死疫苗，是选用免疫原性强的病原体，经人工大量培养后，用理化方法灭活制成，主要诱导机体产生特异性抗体。

3. 人工被动免疫：是给人体注射含特异性抗体或细胞因子的制剂，以治疗或紧急预防感染的措施。

4. 佐剂：是一类与抗原合用时能增强抗原免疫效应的物质。

5. 亚单位疫苗：是去除病原体中与激发保护性免疫无关的甚至有害的成分，保留有效免疫原成分制作的疫苗。

6. 合成肽疫苗：是根据有效免疫原的氨基酸序列，设计和合成的免疫原性多肽，以期用最小的免疫原性肽来激发有效的特异性免疫应答。

7. 重组抗原疫苗：是利用 DNA 重组技术制备的只含保护性抗原的纯化疫苗。目前获准使用的有乙型肝炎疫苗（重组乙型肝炎病毒表面抗原）、口蹄疫疫苗和莱姆病疫苗等。

8. 重组载体疫苗：是将编码病原体有效免疫原的基因插入载体（减毒的病毒或细菌）基因组中，接种后，随疫苗株在体内的增殖，大量所需的抗原得以表达。

9. DNA 疫苗：用编码病原体有效免疫原的基因与细菌质粒构建成重组体，经注射等途径进入机体，重组质粒可转染宿主细胞，使其表达保护性蛋白抗原，从而诱导机体产生特异性免疫。

二、选择题

A 型题

1. C 2. C 3. B 4. B 5. E 6. C 7. D 8. E 9. C 10. E

X 型题

1. ABD 2. ABCDE 3. ABDE 4. BCDE 5. ACDE 6. BDE 7. BCD 8. BDE
9. BCE 10. BCDE

三、问答题

1. 答：人工免疫包括人工主动免疫和人工被动免疫。

（1）人工主动免疫是用疫苗接种机体，使之产生特异性免疫，从而预防感染的措施，包括灭活疫苗、减毒活疫苗、类毒素等

（2）人工被动免疫是给人体注射含特异性抗体或细胞因子的制剂，以治疗或紧急预防感染的措施，主要有抗毒素、人免疫球蛋白制剂、细胞因子制剂与单抗制剂等。

2. 答：生物应答调节剂：指具有促进或调节免疫功能的制剂，通常对免疫功能正常者无影响，而对免疫功能异常，特别是免疫功能低下者有促进或调节作用；已广泛用于肿瘤、感染、自身免疫病、免疫缺陷病等的治疗。制剂包括治疗性疫苗、单克隆抗体、细胞因子、微生物及其产物、人工合成分子等。

3. 答：取自体淋巴细胞经体外激活、增殖后回输患者，直接杀伤肿瘤或激发机体抗肿瘤免疫效应，此为过继免疫治疗。例如，肿瘤浸润淋巴细胞是从实体肿瘤组织中分离、体外经 IL-2 诱导培养后的淋巴细胞；细胞因子诱导的杀伤细胞则是外周血淋巴细胞体外经 PHA＋IL-2＋IL-1 等多种细胞因子诱导培养后的淋巴细胞。这些细胞能直接杀伤肿瘤细胞，与 IL-2 联合治疗某些晚期肿瘤，有一定的疗效。

4. 答：①抗感染：仍是未来应用疫苗的首要任务。②抗肿瘤：一些病毒的感染与肿瘤的发生密切相关，这些病毒的疫苗可被看成是肿瘤疫苗。③计划生育：避孕疫苗也是近年来活跃的研究领域。④防止免疫病理损伤：某些慢性感染导致的免疫病理损伤与免疫应答的类型有关，通过调整免疫功能有可能防止或减轻病理损伤。

（杨艳丽　胡雪梅）